増刊 レジデントノート

Vol.17-No.2

新・日常診療での 薬の選び方・使い方

日頃の疑問をズバッと解決！

本村和久，徳田安春，岸本暢将，堀之内秀仁，本田 仁／編

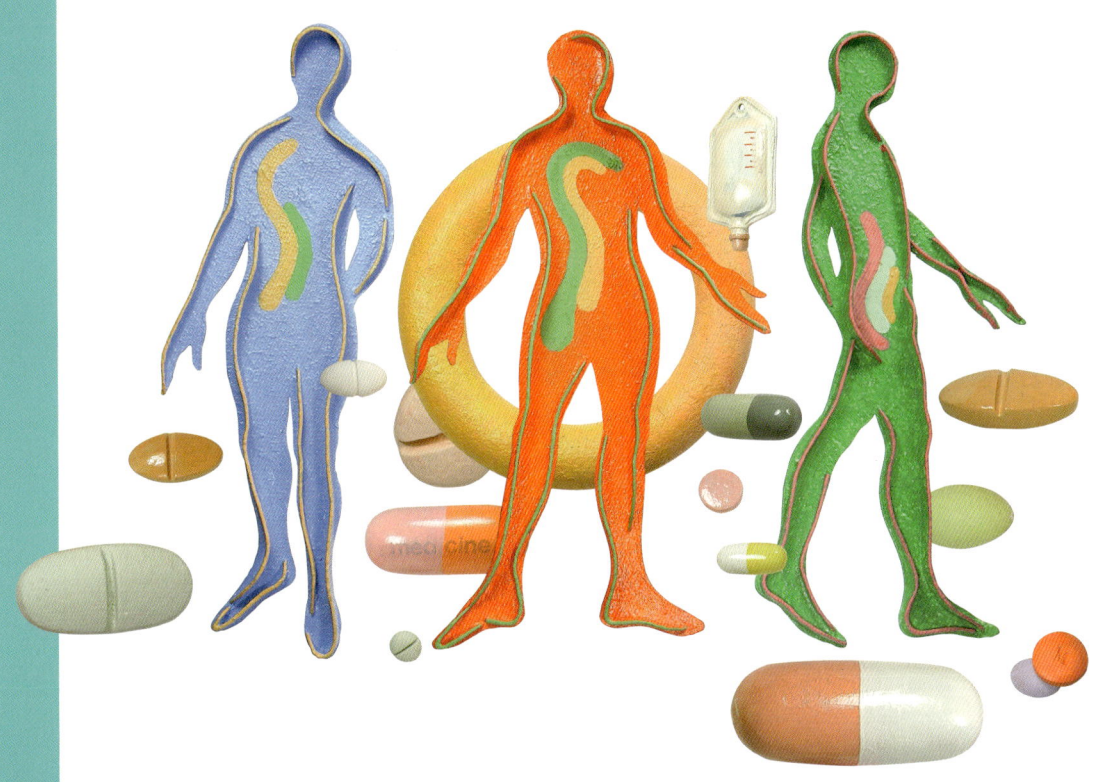

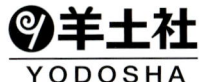

謹告

　本書に記載されている診断法・治療法に関しては，発行時点における最新の情報に基づき，正確を期するよう，著者ならびに出版社はそれぞれ最善の努力を払っております．しかし，医学，医療の進歩により，記載された内容が正確かつ完全ではなくなる場合もございます．

　したがって，実際の診断法・治療法で，熟知していない，あるいは汎用されていない新薬をはじめとする医薬品の使用，検査の実施および判読にあたっては，まず医薬品添付文書や機器および試薬の説明書で確認され，また診療技術に関しては十分考慮されたうえで，常に細心の注意を払われるようお願いいたします．

　本書記載の診断法・治療法・医薬品・検査法・疾患への適応などが，その後の医学研究ならびに医療の進歩により本書発行後に変更された場合，その診断法・治療法・医薬品・検査法・疾患への適応などによる不測の事故に対して，著者ならびに出版社はその責を負いかねますのでご了承ください．

序

　言うまでもないことだが，医学・医療は，日進月歩で変化している．よりよい医療を患者さんのため提供するには，新しい知見に基づいた薬剤の使い方に習熟する必要がある．新薬の情報や，新しい研究結果，ガイドラインを常にチェックできればよいが，他にも研修すべきことが山ほどある研修医が効率よく学ぶためにはどのような書籍がよいのか．

　そんなニーズに応えるべく2009年に発行されたレジデントノート増刊「日常診療での薬の選び方・使い方～日頃の疑問に答えます～」であるが，上梓後，高評価をいただいたと伺った．しかし，発行以来5年半が経ち，新薬が出て，さまざまなガイドライン改訂などアップデートが必要となってきた．今回，僭越ながら総編集の大役を引き受けることとなったが，前回と同様，研修医指導の経験が豊富な日本を代表する総合診療や各分野のエキスパートによる，経験の少ない研修医のために，読んですぐに処方できるようなわかりやすく使えるコツを明示した内容にまとまっている．新しい情報もしっかり取り入れているが，「新薬」＝「良薬」とは限らない．「新薬に飛びつかないけど新しい情報（update）はしっかり」という点も今回の編集にあたっての基本コンセプトとした．

　内容は，情報の羅列ではなく，現場感覚・実践を重視したものであり，経験豊富な医師の思考プロセスがわかるよう処方に至る考え方がわかるものとしている．また，疾患の治療だけでなく，同じような臨床効果をもつ薬の使い分け（NSAIDsとCOX-2阻害薬の使い分けや降圧薬，経口血糖降下薬の使い分けなど）や患者さんの症状に対する処方（咳や消化器症状に対する処方）など研修医が現場で特に困ることがあるが，ガイドラインなどではよくわからないことにも配慮した内容となっている．研修医指導を日頃行っている医師だからこそ書くことのできるコツ・知恵も随所にみることができると思う．

　今回俎上に載せた対象疾患は，多岐にわたっており章立ては呼吸器，循環器，消化器，腎・内分泌・代謝，血液・腫瘍，皮膚・リウマチ，精神神経疾患，抗菌薬に大きくは分かれる．さらにこの分野を疾患，症状ごとに分けて解説している．また，基本的な薬剤だけでなく，後期研修医では必要な知識の1つになりうる専門性の高い薬も一部取り上げている．

　また，今回取り上げたテーマは，外来，入院，救急といった診療場所によって異なる薬剤の使い方についても言及している．例えば，呼吸器疾患で代表的な慢性疾患である慢性閉塞性肺疾患については，外来診療を中心とした薬剤の使い方を取り上げ，気管支喘息については，外来のみならず入院管理についても，また，軽症であるが対処療法の

ニーズの高い「咳」に関しては，よく使われている漢方薬の使い方も含め，解説している．循環器領域では，外来診療が大きなウエイトをもつ高血圧症に対する薬物療法から，不整脈の対応やカテコラミンの使用方法といった入院管理で重要かつ，緊急性を要する事例に対して読んですぐに使えるような内容となっている．救急の分野では，急性期の疼痛管理から気道管理での鎮痛目的まで幅広く使われるようになったフェンタニルについて，実際のケースを想定して解説，また，外傷に対する感染症対策では，抗菌薬のみならず，破傷風予防に関しても Advanced Lecture として解説されている．感染症の分野では，入院適応となりうる疾患に対して経静脈的に使用する抗菌薬のみならず，外来で必要となる経口抗菌薬についても解説がある．これも病院での研修では入院管理での抗菌薬投与に関する知識に偏りがちな研修医のニーズに応えるものと思う．

　幅広い診療をカバーする欲張った内容の本著であるが，構成を統一しながらも，著者の診療に対するこだわりが存分に味わえる実践的なテキストになっていると私は実感している．研修医対象がコンセプトであるが，上級医でも楽しめる内容も豊富であると思う．さまざまなテーマを取り扱っている「レジデントノート」であるが，この「増刊」での内容が，毎月のレジデントノートを購読されている読者の皆様のニーズを捉え，ご意見を十分に反映したものになっていることを期待しており，読者の臨床実践がよりよい患者ケアにつながるものと思っている．

　最後に，多忙な臨床のなか，原稿執筆を快く引き受けていただいた著者・編者の皆様，頼りない総編集者をサポートいただいた羊土社の皆様に感謝申し上げます．

2015年2月

編者を代表して
沖縄県立中部病院プライマリケア・総合内科
本村和久

増刊 レジデントノート
Vol.17-No.2

新・日常診療での薬の選び方・使い方
日頃の疑問をズバッと解決！

序 ………………………………………………………………… 本村和久　3　(183)

Color Atlas ……………………………………………………………… 11　(191)

執筆者一覧 ……………………………………………………………… 12　(192)

第1章　呼吸器系

1. COPDの薬の使い方を教えてください ……… 須田理香，堀之内秀仁　14　(194)
　1. COPD増悪　2. COPDの安定期の評価と治療　● Advanced Lecture：ECLIPSE study

2. 喘息の薬の使い方を教えてください ……… 須田理香，堀之内秀仁　20　(200)
　1. 気管支喘息発作の治療（救急外来編）　2. 気管支喘息発作の治療（入院編）　3. 気管支喘息の長期管理（外来編）　● Advanced Lecture：SMART療法

3. 気管支喘息の患者さんへの処方で注意することは何ですか？
　……………………………………………………… 須田理香，堀之内秀仁　27　(207)
　1. アスピリン喘息　2. β遮断薬　● Advanced Lecture：運動誘発喘息

4. 慢性咳嗽の鑑別と咳止めの使い方を教えてください
　……………………………………………………… 須田理香，堀之内秀仁　32　(212)
　1. 慢性咳嗽の鑑別診断の進め方　2. 慢性咳嗽の主な原因とその特徴と処方例　3. 中枢性鎮咳薬はいつ使う？　● Advanced Lecture：漢方薬の使い分け

第2章　循環器系

1. カルシウム拮抗薬，ACE阻害薬，ARBの使い分けを教えてください
仲里信彦　38　(218)
1. カルシウム拮抗薬の分類と使い分け　2. ACE阻害薬とARBの使い分け　● Advanced Lecture：降圧薬配合剤の使い方

2. 静注で使用する降圧薬の使い分けを教えてください
北川　泉，梶波康二　45　(225)
1. 高血圧性脳性における使い分け　2. 高血圧性急性左心不全における使い分け　3. 代表的疾患における降圧目標　4. 各種薬剤の特徴

3. 抗不整脈薬の使い方を教えてください
松下達彦　53　(233)
1. バイタルの確認　2. 病歴聴取と心エコー　3. 薬物による除細動　4. アミオダロンとリドカイン使用時の注意点　● Advanced Lecture：リズムコントロール vs レートコントロール〜慢性心房細動のリズムコントロールにエビデンスができている

4. 静注で使用するカテコラミンの使い分けを教えてください
若竹春明，藤谷茂樹　59　(239)
1. 各受容体の生理学　2. 各薬剤の特徴，使用方法　3. 起こりうる合併症　4. 実際の使用方法

5. 心不全に対するフロセミドとカルペリチドの使い方を教えてください
谷川徹也　67　(247)
1. 心不全の病態生理　2. フロセミドを使うときの考え方　3. カルペリチドを使うときの考え方　● Advanced Lecture：心不全の新しい治療薬について

6. 抗凝固薬と抗血小板薬の中断と再開のタイミングを教えてください
田所　浩　73　(253)
1. 抗血栓薬（抗凝固薬・抗血小板薬）の種類　2. 抗血栓薬（抗凝固薬・抗血小板薬）の用量調整　3. 新ガイドライン活用上の要点

第3章　消化器系

1. プロトンポンプ阻害薬のエビデンス
蛭子洋介　80　(260)
1. 消化性潰瘍に対するエビデンス　2. 胃食道逆流症に対するエビデンス　● Advanced Lecture　1. 意外と見落としやすい胃薬の作用　2. プロトンポンプ阻害薬が効かない疾患

2. PPIの使い分けを教えてください
蛭子洋介　84　(264)
1. 潰瘍の治療　2. NSAIDsによる潰瘍形成の一次予防　3. 胃食道逆流症の治療　● Advanced Lecture　1. 現時点でのピロリ菌除菌対象の考え方　2. H2RAとPPIの副作用　3. PPIの効果の違いと薬物相互作用

3. 下剤の使い分けを教えてください
山藤栄一郎　92　(272)
1. 便秘のred flag sign（警告症状）がないか確認　2. 二次性便秘の除外　3. 機能性便秘のRome Ⅲ診断基準　4. 生活様式/食事の改善　5. 薬物治療

4. 制吐薬や整腸剤の使い方を教えてください（胃腸炎に対して）
　　　　　　　　　　　　　　　　　　　　　　　　　　　　　　　　　　　佐藤暁幸　98　(278)
　　　1. 制吐薬を使うときに考えること　2. 整腸剤を使うときに考えること　3. その他〜漢方薬の使用

5. 慢性ウイルス性肝炎の治療薬について，専門家の意見を教えてください
　　　　　　　　　　　　　　　　　　　　　　　　　　　　　　　　　　　大路　剛　103　(283)
　　　1. C型肝炎の治療薬　2. B型肝炎の治療薬

第4章　腎・内分泌・代謝系

1. 腎不全の患者さんに対する投与量の注意点や禁忌を教えてください
　　　　　　　　　　　　　　　　　　　　　　　　　　　　　　　　　　　耒田善彦　111　(291)
　　　1. 慢性腎臓病（CKD）・急性腎障害（AKI）の有無をしっかり認識する　2. 薬剤自体の腎毒性および腎機能障害時に副作用の出る薬を把握する　3. 薬剤性高カリウム血症に関して　4. 腎機能障害のあるときの薬の投与量および禁忌を知る　5. 腎機能障害のある患者のCT造影検査・MRI造影検査に関して

2. 脂質異常症治療薬の使い分け　　　　　　　　　　　　　　　　　　　　本村和久　119　(299)
　　　Q1. 脂質異常症治療薬とは？ どんなものがあるの？　Q2. 誰に薬が必要なの？ リスク評価はどうするの？　Q3. 治療目標は？ LDLの目標値は？　Q4. 脂質異常症治療薬に効果の差はあるの？　Q5. スタチンの有用性って？ 二次予防だけ？ 一次予防も？　Q6. どのスタチンがよいの？ 適切な投与量は？　Q7. スタチンが使えないときは？

3. インスリンの使い方を教えてください　　　　　　　　　　　　　　　　比嘉康志　129　(309)
　　　1. 健常人のインスリン分泌とインスリン製剤の用い方　2. 目標血糖値について―起床時血糖の重要性　3. 各種インスリン製剤について　4. インスリン導入と調整の実際　5. インスリン以外の注射製剤―GLP-1受容体作動薬について　● Advanced Lecture：CSII（持続皮下インスリン注入療法）

4. 経口血糖降下薬（OHA）の使い方を教えてください　　　　　　　　　　比嘉康志　140　(320)
　　　1. インスリン分泌と糖代謝の流れとOHA　2. 7種類のOHAの特徴と使用法　3. インスリン vs インスリン分泌刺激薬OHA（SU薬・IS薬・DPP4阻害薬）の選択にはCPR indexを指標に！　4. OHAは何からはじめるのか？ どう追加したらよいか？　5. 目標HbA1cについて　● Advanced Lecture：BOT療法

5. 骨粗鬆症治療薬の適応と使い分けを教えてください　　　　　　　　　　金城光代　150　(330)
　　　Q1. 骨粗鬆症性骨折を起こすリスクが高いのはどんな患者さん？　Q2. 骨密度はいつ誰に測る？　Q3. どの部位を検査するのがいい？　Q4. 骨密度をどのように読む？　Q5. 骨粗鬆症薬の使い分けはどうするの？　● Advanced Lecture：ビスホスホネートが使用できないとき，または，ビスホスホネート使用後も脆弱骨折を起こすときは？　Q6. いつまでビスホスホネートを飲まなくてはいけないの？　Q7. ビスホスホネートの副作用 顎骨壊死について教えてください

第5章　血液・腫瘍系

1. 外来化学療法について教えてください …………………堀之内秀仁　161　(341)
1. 外来化学療法の適応　2. 外来化学療法の実際の流れ　3. 抗がん剤投与当日の有害事象　4. 帰宅後に起こりうる有害事象　● Advanced Lecture：シスプラチンのショートハイドレーションを用いた外来投与

2. 抗がん剤の作用機序と，代表的な副作用について教えてください
　　………………………………………………………………………………堀之内秀仁　166　(346)
1. アルキル化剤　2. プラチナ製剤　3. 代謝拮抗薬　4. 微小管阻害薬　5. トポイソメラーゼ阻害薬　6. 抗腫瘍性抗生物質　● Advanced Lecture：がんの免疫療法

3. 抗がん剤の吐き気止めの使い方について具体的に教えてください
　　………………………………………………………………………………堀之内秀仁　172　(352)
1. 時間による分類　2. 嘔気・嘔吐の機序による分類　3. リスクグループによる分類　4. 発症時期に関連した対応　● Advanced Lecture：高リスク催吐性抗がん剤投与時のアプレピタントを含む併用制吐療法

4. 疼痛コントロールの薬剤について具体的に教えてください
　　………………………………………………………………………………堀之内秀仁　178　(358)
1. 痛みの評価　2. WHO方式がん疼痛治療法の5原則　3. レスキュー　4. WHO 3段階除痛ラダー　5. オピオイドの副作用とオピオイドローテーション　● Advanced Lecture：オピオイドの嘔気対策

5. 血液製剤の適応，注意すべき点，合併症を起こしたときの対応は？
　　………………………………………………………………………………堀之内秀仁　186　(366)
1. 赤血球輸血　2. 血小板輸血　3. 輸血の副作用　● Advanced Lecture：輸血関連急性肺障害（TRALI）

6. 分子標的薬の種類と使用上の注意について教えてください
　　………………………………………………………………………………堀之内秀仁　192　(372)
1. 分子標的薬とは　2. 分子標的薬の名前からみる分類　3. 代表的な分子標的薬とその副作用　● Advanced Lecture：分子標的薬の耐性機序

第6章　皮膚疾患・骨関節疾患・リウマチ・ステロイド系

1. 軟膏（特にステロイド）の使い分けが知りたいです
　　…………………………………………………………………中野敏明, 衛藤　光　197　(377)
1. ステロイド外用薬について　2. ステロイド外用薬の適応について　3. 外用薬の選び方　4. ステロイド外用薬の実際の使用方法　5. 効果的な外用薬の使い方　6. ステロイド外用薬の副作用について

2. 蕁麻疹に対する抗ヒスタミン薬の使い方とその種類を教えてください
　　…………………………………………………………………中野敏明, 衛藤　光　204　(384)
1. 蕁麻疹の治療ガイドライン　2. 蕁麻疹の機序・治療の道筋　3. 抗ヒスタミン薬の種類　4. 薬剤の使い分けと選択について　5. 抗ヒスタミン薬の選択についての考え方　6. 抗ヒスタミン薬の使用上の注意いろいろ　7. ヒスタミンH_1受容体拮抗薬とヒスタミンH_2受容体拮抗薬の併用について

3. NSAIDs/COX-2選択的阻害薬の使い分け ……… 吉田和樹, 岸本暢将　211　(391)
　　1. 基礎知識　2. 使い分け　● Advanced Lecture：NSAIDsと心血管リスク

4. 鎮痛薬としてのオピオイドの適応と使い方を教えてください
　………………………………………………………………………… 関根龍一　217　(397)
　　1. いつオピオイドの使用を検討するか？　2. オピオイド開始時の注意点　3. ほかのオピオイド系薬剤は処方できるか？　4. オピオイド処方に関する基礎的注意事項　5. 非癌性疼痛治療をどう考えるか？

5. ステロイド注射や経口薬は，どう使い分けるのか詳しく知りたいです
　……………………………………………………………………………… 宇都宮雅子　224　(404)
　　1. ステロイドの種類とその使い分け　2. ステロイドの投与法・減量方法など　3. ステロイドの副作用と注意点　4. こんなときどうする？

6. リウマチ治療薬の使用上の注意点を教えてください
　………………………………………………………… 土師陽一郎, 岸本暢将　233　(413)
　　1. 患者について知る　2. 経口DMARDsを使うときに考えること　3. 症例へのアプローチ
　　4. 生物学的製剤を使うときに考えること　● Advanced Lecture：治療中のRA患者の感染症やその他の疾患の発症リスクについて

第7章　精神疾患・神経疾患系

1. 高齢者への抗不安薬・睡眠薬の使用方法 ……… 西平賀政, 親富祖勝己　240　(420)
　　1. 高齢者の不眠へのアプローチ　2. 高齢者の不安に対するアプローチ

2. SSRI・SNRIおよびその他の代表的新規抗うつ薬の使い方
　……………………………………………………………… 西平賀政, 親富祖勝己　248　(428)
　　1. SSRI・SNRIについての総論　2. 4つのSSRI，2つのSNRIについて　3. プライマリケアで重要と考えるその他の薬剤　4. 疾患各論　5. その他知っておくべき有害事象

3. フェンタニルの使い分け，投与量，実際の希釈量を教えてください
　……………………………………………………………………………… 宜保光一郎　255　(435)
　　Q1. この症例の病態と診断は？　Q2. どのような気道確保を行うか？　またオプションは？
　　Q3. 気管支ファイバー挿管の際の鎮痛鎮静はどのように行う？　Q4. フェンタニルの薬理を述べよ．また同じオピオイドであるモルヒネとの比較は？　Q5. フェンタニルを使用するときの注意点は？　Q6. フェンタニルを中止する際に気をつけることは？　Q7. オピオイドを使用する際の法的問題について述べよ

4. 抗てんかん薬の使い分け …………………………………………… 本村和久　260　(440)
　　Q1. 抗てんかん薬の適応は？　Q2. 患者さんへの説明で注意することは？　Q3. 抗痙攣薬の種類は？　Q4. 第一選択薬はなに？　Q5. 血中濃度はいつ測る？　Q6. 患者さんが高齢者の場合，気をつけることは？

第8章　抗菌薬

1. 主な市中感染症で第一選択の抗菌薬として何を使うべきか教えてください
··本田　仁 266 (446)
1. 市中感染症における抗菌薬選択までの論理的思考の原則　2. 症例を検討する　3. 抗菌薬選択に対する議論

2. ERで抗菌薬を開始すべき感染症とその選択について教えてください
··柳　秀高 272 (452)
1. 敗血症　2. 市中肺炎　3. 院内肺炎，医療施設関連肺炎　4. 腎盂腎炎　5. 髄膜脳炎　6. 壊死性筋膜炎　7. カテーテル関連血流感染　8. 胆管炎　9. 脾機能低下患者における敗血症　10. 発熱性好中球減少症

3. 経口抗菌薬について臨床的に効果を得るためには，どう使えばよいのか教えてください··谷口俊文 281 (461)
1. 各抗菌薬の特徴を学ぶ　2. 経口抗菌薬を実際に臨床的効果のあるように使う　3. 感受性を考えながら使う

4. 静脈注射で使用している抗菌薬の内服への移行のしかたを教えてください
··中村　造 287 (467)
1. 感染症診療の原則を踏まえる　2. この症例で選択した内服抗菌薬は　3. 内服の抗菌薬へ変更するタイミング　4. 経口の抗菌薬の対象疾患とは　5. 経口抗菌薬に変更できる患者とは？　6. 経口抗菌薬選択のポイント　●Advanced Lecture　1. 経口のβラクタム系抗菌薬について　2. 経口のニューキノロン系抗菌薬について

5. けがの患者さんへの予防的抗菌薬投与の基準について教えてください
··林　寛之 294 (474)
1. そもそも抗菌薬をしておけば創感染が防げるか　2. 感染を起こしやすい創とはどんな創？
●Advanced Lecture：破傷風ご用心～どんな小さい傷でも破傷風予防を！～

付表　第8章で掲載されている抗菌薬一覧··301 (481)

● **索引**··302 (482)

Column

Onco-nephrologyと抗癌剤による腎障害	117	インペアード・パフォーマンスについて	210
ステロイド外用薬の混合について	201	冷湿布と温湿布の使い分け	216
皮膚科専門医へのコンサルト	202	サンフォードを見て処方したら保険適用外といわれた	279

Color Atlas

第6章1 (❶, ❷)

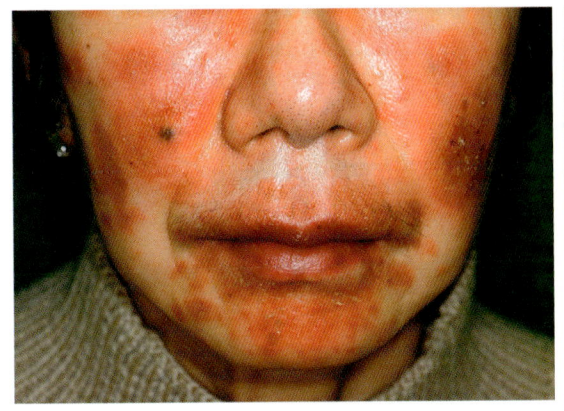

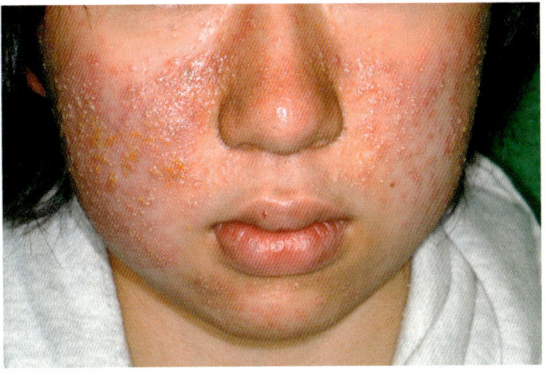

❶ 接触皮膚炎の症例
67歳女性．化粧品による接触皮膚炎．滲出液を伴う漿液性丘疹と鮮紅色の紅斑を顔面に左右対称性に認める（p. 198, 図1参照）

❷ ステロイド外用薬による副作用の症例
16際女性．ステロイドざ瘡の典型例．ストロングのステロイド外用薬を長期外用した結果，顔面に膿疱と丘疹が多発し，びまん性潮紅を認める（p. 201, 図2参照）

第6章2 (❸)

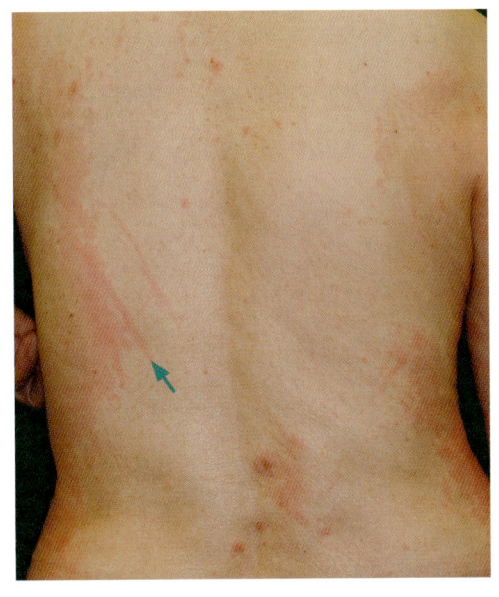

❸ 蕁麻疹の臨床像
dermography（皮膚描記症）を伴う膨疹（→）が腰背部を中心に多発する
（p. 205, 図1参照）

第7章3 (❹)

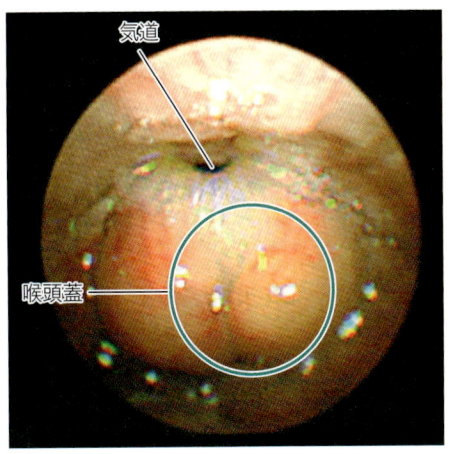

❹ 症例の診断：喉頭蓋炎
自験例より（p. 256, 図参照）

執筆者一覧

■総編集

本村和久	沖縄県立中部病院プライマリケア・総合内科

■章編集

本村和久	沖縄県立中部病院プライマリケア・総合内科	（第4章，第7章）
徳田安春	独立行政法人地域医療機能推進機構（JCHO）	（第2章）
岸本暢将	聖路加国際病院 Immuno-Rheumatology Center	（第3章，第6章）
堀之内秀仁	独立行政法人国立がん研究センター中央病院呼吸器内科	（第1章，第5章）
本田　仁	東京都立多摩総合医療センター感染症科	（第8章）

■執筆（掲載順）

須田理香	千葉大学大学院医学研究院呼吸器内科学
堀之内秀仁	独立行政法人国立がん研究センター中央病院呼吸器内科
仲里信彦	沖縄県立南部医療センター・こども医療センター　内科
北川　泉	湘南鎌倉総合病院総合内科
梶波康二	金沢医科大学病院循環器内科学
松下達彦	済生会滋賀県病院総合内科
若竹春明	聖マリアンナ医科大学救急医学
藤谷茂樹	東京ベイ浦安市川医療センター
谷川徹也	湘南鎌倉総合病院救急総合診療部
田所　浩	海老名総合病院総合診療科
蛭子洋介	ニューメキシコ大学感染症科
山藤栄一郎	亀田総合病院総合内科
佐藤暁幸	亀田総合病院総合内科
大路　剛	神戸大学大学院医学研究科微生物感染症学講座感染治療学分野
末田善彦	沖縄県立中部病院腎臓内科
本村和久	沖縄県立中部病院プライマリケア・総合内科
比嘉康志	沖縄県立中部病院腎臓内科
金城光代	沖縄県立中部病院総合内科
中野敏明	聖路加国際病院皮膚科
衛藤　光	聖路加国際病院皮膚科
吉田和樹	ハーバード大学公衆衛生大学院
岸本暢将	聖路加国際病院 Immuno-Rheumatology Center
関根龍一	亀田総合病院疼痛・緩和ケア科
宇都宮雅子	武蔵野赤十字病院膠原病・リウマチ内科
土師陽一郎	大同病院膠原病・リウマチ内科
西平賀政	沖縄県立中部病院精神神経科
親富祖勝己	沖縄県立中部病院精神神経科
宜保光一郎	沖縄県立中部病院ER，救急
本田　仁	東京都立多摩総合医療センター感染症科
柳　秀高	東海大学総合内科
谷口俊文	千葉大学医学部附属病院・感染症管理治療部／国際医療センター
中村　造	東京医科大学病院感染制御部・感染症科
林　寛之	福井大学医学部附属病院救急総合診療部

増刊 レジデントノート

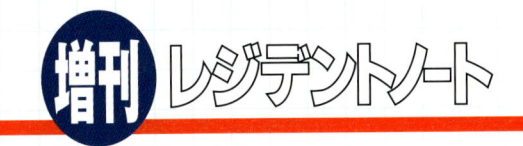

新・日常診療での薬の選び方・使い方

日頃の疑問をズバッと解決！

第1章 呼吸器系

1. COPDの薬の使い方を教えてください

須田理香, 堀之内秀仁

Point

- COPDの管理は, 予防, 治療, リハビリテーションなどを含めた総合的な関与が必要
- 急性期治療では, 呼吸管理と全身ステロイド投与が重要である
- 慢性期治療では, 吸入気管支拡張薬を主とした重症度に応じた薬物療法と予防的介入を行う

はじめに

慢性閉塞性肺疾患（chronic obstructive pulmonary disease：COPD）は, 有害物質を長期に吸入曝露することで生じた肺の炎症性疾患で, 進行性で持続する気流制限を伴う. 日本ではほとんどが喫煙によるもので, 重喫煙歴のある中高年に発症する呼吸器領域の生活習慣病である. 吸入薬を中心とした薬物療法は, 症状緩和と増悪の頻度と重症度を軽減させ, 運動耐容能を改善させる. 禁煙, ワクチン接種, 呼吸リハビリテーションなどの非薬物療法も重要である. COPD治療管理の世界的なスタンダードであるGOLD（global initiative for chronic obstructive lung disease）の指針[1]をもとに, 増悪時と安定期の治療を解説する.

症例

重喫煙歴のある72歳男性が, 1週間前より発熱と咽頭痛が出現し, 徐々に喀痰増加, 呼吸困難を認めるようになり救急外来を受診した. バイタルサインは血圧112/78 mmHg, 心拍数110回/分, 呼吸数20回/分, 体温38.9℃, SpO_2 92％（鼻カニューレO_2 2 L/分）, 身体所見上両側肺野にwheezeを聴取し, 胸部X線写真では肺の過膨張はあるも浸潤影は認めなかった. COPD増悪の診断で同日入院した.
安定期の気管支拡張薬吸入後の肺機能検査では, 1秒率（FEV_1/FVC）は65％と低下し, 1秒量の％予想値は72％であった.
Q1. この患者の急性期治療をどうするか？
Q2. この患者が増悪を乗り切り退院となった. 慢性期治療をどうするか？
Q3. 今後の増悪予防のために必要なことは？

重喫煙歴があり, 慢性咳嗽や喀痰, 労作時呼吸困難を認める患者ではCOPDを疑い, 気管支拡張薬吸入後の肺機能検査で閉塞性障害を確認する. 気管支喘息, うっ血性心不全, 気管支拡張症,

結核，閉塞性気管支炎，びまん性汎細気管支炎などとの鑑別が必要であり，特に喘息との鑑別は困難なことがある．

1. COPD増悪

　COPD増悪とは，急性に呼吸困難，咳嗽，喀痰といった症状が日内変動を超えて増悪し，薬物療法の変更が必要なものと定義される．気道感染が最多の原因であるが，1/3は原因不明である．増悪時には，後述する安定期の治療薬に加え，**酸素投与（SpO_2 90％を目標に），短時間作用型気管支拡張薬の定期吸入，全身ステロイド投与**を行い，必要に応じて抗菌薬を投与する．症状の著明な増悪，重症COPD，新たな身体所見の出現，増悪の初期治療に反応しない，重症の併存疾患あり，頻回の増悪，高齢，家庭のサポートが不十分などの場合には入院を検討する．

　薬物療法に反応しない高度の呼吸困難や，呼吸性アシドーシスを認める場合には，非侵襲的陽圧換気（non-invasive positive pressure ventilation：NPPV）による呼吸補助を行う．ただし，意識レベル低下，循環動態が不安定，奇異性呼吸，重度の低酸素血症・高二酸化炭素血症などを認める場合には，早期に挿管・人工呼吸器管理を考慮する．

●処方例1（入院症例）
増悪に対する処方：
　サルブタモール（サルタノール®）1回2吸入　1日3回（症状改善後は頓用とする）
　メチルプレドニゾロン（ソル・メドロール®）1回40 mg　1日2〜4回 点滴静注
定期吸入薬：チオトロピウム（スピリーバ®）1回1カプセル　1日1回吸入

●処方例2（外来症例）
増悪に対する処方：
　プロカテロール（メプチン®）1回2吸入　1日3回（症状改善後は頓用とする）
　プレドニゾロン（プレドニン®）1回30〜40 mg 内服（5日間）1日1回
　レボフロキサシン（クラビット®）500 mg錠　1回1錠（細菌感染が疑われる場合）1日1回
定期吸入薬：インダカテロール（オンブレス®）1回1吸入　1日1回

症例へのアプローチ

A1. COPD増悪によりⅠ型呼吸不全を呈していたが，呼吸補助の必要はなかった．SpO_2 90％を目標に酸素投与を行い，ソル・メドロール®，サルタノール®で治療を行った．3日目には自覚症状が改善し，酸素投与は不要となった．

表1　COPDの気流制限による病期

FEV₁/FVC＜0.70の患者で，気管支拡張薬吸入後のFEV₁を用いる		
GOLD 1	軽度	FEV₁≧80％予測値
GOLD 2	中等度	50％予測値≦FEV₁＜80％予測値
GOLD 3	重度	30％予測値≦FEV₁＜50％予測値
GOLD 4	最重度	FEV₁＜30％予測値

文献1より引用

表2　COPD重症度の総合評価

	特徴	肺機能による分類	1年間の増悪回数	修正MRC*	CAT**
A	低リスクおよび症状レベルが低い	GOLD1-2	≦1	0-1	＜10
B	低リスクおよび症状レベルが高い	GOLD1-2	≦1	≧2	≧10
C	高リスクおよび症状レベルが低い	GOLD3-4	≧2	0-1	＜10
D	高リスクおよび症状レベルが高い	GOLD3-4	≧2	≧2	≧10

各項目のなかで最も重症なカテゴリーに分類する．
*MRC：british medical research council breathlessness scale
**CAT：COPD assessment test
文献1を参考に作成

2. COPDの安定期の評価と治療

1 COPD安定期の総合評価

　COPDの安定期の治療を選択する際には，症状，気流制限の程度，増悪のリスクから総合的に評価を行う．まず表1に従って気流制限による重症度分類を行い，症状の評価（修正MRCスコアやCATスコア）と年間の増悪回数を加味し，表2に従い最も重症なグループに分類する．

2 安定期の治療

　総合評価のグループによって推奨される薬物療法が異なる（表3）．また，COPD患者では心血管疾患，骨粗鬆症，うつ病，筋骨格系障害，メタボリック症候群，肺癌などの合併が多く，COPDの予後に影響するため，併存症に対する適切な介入も重要である．慢性呼吸不全（PaO₂ 55 torr以下もしくは60 torr以下で肺高血圧を合併しているか，睡眠時や労作時に低酸素血症をきたす）を呈する患者では，在宅酸素療法が保険適用となる．PaO₂ 55 torr以下のCOPD患者では，長期酸素療法による死亡率の低下が報告されている．リハビリテーションも運動耐容能の改善と呼吸困難や易疲労感の改善に有用である．

表3　安定期のCOPD重症度別治療薬*

	第一選択	第二選択	代替法**
A	SA抗コリン薬頓用 or SABA頓用	LA抗コリン薬 or LABA or SABA＋SA抗コリン薬	テオフィリン
B	LA抗コリン薬 or LABA	LA抗コリン薬＋LABA	SABA and/or SA抗コリン薬 テオフィリン
C	ICS＋LABA or LA抗コリン薬	LA抗コリン薬＋LABA or LA抗コリン薬＋PDE4阻害薬※ or LABA＋PDE4阻害薬※	SABA and/or SA抗コリン薬 テオフィリン
D	ICS＋LABA and/or LA抗コリン薬	ICS＋LABA＋LA抗コリン薬 or ICS＋LABA＋PDE4阻害薬※ or LA抗コリン薬＋LABA or LA抗コリン薬＋PDE4阻害薬※	カルボシステイン SABA and/or SA抗コリン薬 テオフィリン

*同じ枠内の薬の順番はアルファベット順であり，推奨順ではない．
**代替法のなかの治療薬は単独に用いることもできれば，第一選択や第二選択の枠内の治療薬と併用することもできる．
文献1より引用
SA：short-acting（短時間作用型），LA：long-acting（長時間作用型），
SABA：短時間作用型β_2刺激薬，LABA：長時間作用型β_2刺激薬，ICS：inhaled corticosteroid
※のついた治療薬は本邦未発売

●処方例1
　グリコピロニウム（シーブリ®）50μgカプセル　1回1吸入　1日1回：
　長時間作用型抗コリン薬の吸入薬．前立腺肥大症などによる排尿障害がある患者，閉塞隅角緑内障の患者では禁忌．

●処方例2
　ホルモテロール（オーキシス®）9μg　1回1吸入　1日2回：
　長時間作用型β_2刺激薬の吸入薬．上記抗コリン薬と併用，あるいは前立腺肥大や緑内障など抗コリン薬を使用しにくい患者において使用．

●処方例3
　ツロブテロール（ホクナリン®テープ）2mg/枚　1日1回：
　長時間作用型β_2刺激薬の貼付薬．高齢者など吸入が困難な患者に使用を検討する．

●処方例4
　フルチカゾン・サルメテロール（アドエア®250ディスカス®）1回1吸入　1日2回：
　重症例においては合剤が推奨されるが，肺炎のリスク上昇の報告[1, 2]もある．

第1章　呼吸器系

症例へのアプローチ

A2. 安定期の肺機能検査と表1から，moderate COPD（GOLD stage Ⅱ）であった．修正MRCスコアは1，CATスコアは10点，今回がはじめての増悪であり，表2からカテゴリーBであった．表3より推奨薬のスピリーバ®の定期吸入を外来で継続することとした．呼吸不全の合併はなく在宅酸素療法は不要であった．合併症の検索で骨粗鬆症を認め治療を開始した．

3 増悪予防のための介入

1）禁 煙

喫煙はCOPDの発症原因になるばかりでなく，急性増悪にも影響する．喫煙者は非喫煙者よりも増悪頻度が高く，禁煙により増悪が約1/3に減少する．

2）ワクチン

COPDの予後因子である増悪の約80％は，上・下気道感染が原因であり，その予防が重要である．**インフルエンザワクチンと肺炎球菌ワクチンの接種が推奨**されている．肺炎球菌ワクチンは，肺炎の原因菌の約25％を占める肺炎球菌のうち，頻度の高い23種類の型に対する不活化ワクチンで，重篤な肺炎球菌性肺炎を抑制し，5年間効果が持続する．

症例へのアプローチ

A3. 入院をきっかけに禁煙が可能であった．また，インフルエンザワクチンと肺炎球菌ワクチンの接種を予定した．

Advanced Lecture

■ ECLIPSE study

ECLIPSE study（evaluation of COPD longitudinally to identify predictive surrogate endpoints）[3] は2,000人以上のCOPD外来患者の3年間の経過をみた研究で，頻回に増悪するフェノタイプを明らかにする目的で行われた．COPDの気流制限による病期にかかわらず，過去の増悪経験が最大の増悪因子であることが明らかになり，従来の気流制限による病期分類に症状，増悪状況を加味して総合的に評価を行う分類に変更となった．

おわりに

COPDは，気流制限による重症度分類，症状，増悪状況から総合的に評価を行い，薬物療法を決定する．禁煙やワクチン接種などの増悪予防のための介入も重要である．

文献・参考文献

1) GOLD（Global Initiative for Chronic Obstructive Lung Disease）：http://www.goldcopd.com/（2015年2月閲覧）
2) Kew KM & Seniukovich A：Inhaled steroids and risk of pneumonia for chronic obstructive pulmonary disease. Cochrane Database Syst Rev, 2014 Mar 10；3：CD010115. doi: 10.1002/14651858.CD010115.pub2.
3) Hurst JR, et al：Susceptibility to exacerbation in chronic obstructive pulmonary disease. N Engl J Med, 363：1128-1138, 2010

プロフィール

須田理香（Rika Suda）
千葉大学大学院医学研究院呼吸器内科学
COPD，気管支喘息，慢性咳嗽はいずれも身近な疾患．この機会に基本的な治療をマスターをしましょう！

堀之内秀仁（Hidehito Horinouchi）
独立行政法人国立がん研究センター中央病院呼吸器内科　医長
詳細は第5章-1参照．

第1章　呼吸器系

2. 喘息の薬の使い方を教えてください

須田理香，堀之内秀仁

Point

- 気管支喘息の治療は，吸入ステロイドの出現により劇的に変化した
- 急性期治療では，酸素投与と吸入気管支拡張薬，全身ステロイド投与を行う
- 慢性期治療では，重症度に合わせて吸入ステロイドに気管支拡張薬などの他剤を追加する

はじめに

　気管支喘息は，くり返す喘鳴，息切れ，胸部圧迫感，咳などの呼吸器症状を認め，その症状が時間によって変化し，可逆的な呼気気流制限を伴う疾患と定義されている．長期罹患患者では気道のリモデリングがみられ，非可逆的な気流制限と持続的な気道過敏性の亢進が惹起され難治化する．気道の慢性炎症が特徴であり，**抗炎症療法である吸入ステロイドが治療の中心となってから喘息死は著しく減少した**．

　気管支喘息の薬は，コントローラー（長期管理薬）とレリーバー（発作治療薬）の2種類に分けられる．**コントローラーは，抗炎症薬と長時間作用型気管支拡張薬に分けられ，喘息症状の軽減・消失と呼吸機能の正常化をはかる．レリーバーは，短時間で気道収縮を改善させ症状を改善させる**．処方する際には，コントローラーを継続する重要性と発作時のレリーバーの使用方法の説明を行う．

　気管支喘息治療管理の世界的なスタンダード，GINA（global initiative for asthma）のガイドライン[1]をもとに，状況に応じた処方を解説する．

症例

小児喘息の既往のある40歳女性が，3週間前に急性咽頭炎の診断で近医にて感冒薬を処方された．咽頭痛は改善したが，いまもほぼ毎日夜間や明け方に咳き込んで目が覚めるという．徐々に夜間の呼吸困難を認めるようになり救急外来を受診した．バイタルサインは血圧134/82 mmHg，心拍数93回/分，体温36.3℃，呼吸数28回/分，SpO_2 91％（室内気）であり，身体所見上呼気終末にwheezeを聴取した．初期治療で呼吸状態はやや改善したが，酸素化不良が継続している．気管支喘息発作の診断で同日入院した．

- Q1．気管支喘息発作に対して，救急外来ではどのような初期治療を行うか？
- Q2．この患者の急性期治療をどうするか？
- Q3．入院後呼吸状態が改善し，退院となった．慢性期治療をどうするか？

小児喘息やアレルギー性鼻炎のある患者が，夜間の呼吸苦や咳嗽を主訴に受診した場合には，気管支喘息を疑い聴診でwheezeの有無を確認する．心不全やCOPD増悪でもwheezeを聴取するため，意識して鑑別する必要がある．また，気管支喘息でも安定期，最重症発作ではwheezeを聴取しない場合がある．

1. 気管支喘息発作の治療（救急外来編）

気管支喘息発作の治療目的は，気道狭窄と低酸素血症をすみやかに改善することである．**致死的な発作を示唆する所見**（傾眠，意識混濁，silent chestなど），**重症発作を示唆する所見**（単語単位でしか会話不能，前傾姿勢での座位，身の置き所がない，呼吸回数30回/分以上，呼吸補助筋の使用，心拍数120回/分以上，SpO_2 90％未満など）があった場合は集中治療が必要な可能性があり，迅速な対応が必要である．

● 初期治療処方例
- サルブタモール（ベネトリン®）1回0.5 mg＋生食2 mL　ネブライザー20分おきに3回吸入
- メチルプレドニゾロン（ソル・メドロール®）40 mg点滴静注
  〔アスピリン喘息の可能性があればベタメタゾン（リンデロン®）4 mgを1〜2時間かけて点滴静注〕（第1章-3参照）
- 酸素投与（SpO_2 93〜95％を目標に）

ステロイドの全身投与は改善を速めるため，早期に行うことが望ましい．**1時間以内に初期治療の効果判定を行い，改善が乏しい場合には入院を考慮する**．帰宅可能な場合，経口ステロイド・コントローラーの一段階増量（初回発作の場合には新たに開始）・レリーバーの処方を行い，吸入手技を確認し，数日以内の再診を指示する．また，症状増悪した際には早めに受診するように説明する．コントローラーの選び方については後述する．

- ●帰宅時処方例
  - ・プレドニゾロン（プレドニン®）25〜40 mg（0.5 mg/kg/日）内服（3〜7日間）
    コントローラー：フルチカゾン・サルメテロール（アドエア®250ディスカス®）1回1吸入　1日2回吸入
    レリーバー：サルブタモール（サルタノール®）頓用　1回2吸入

> **症例へのアプローチ**
> A1. 気管支喘息発作に対して酸素投与，ベネトリン®ネブライザーを行い，ソル・メドロール®を投与した．自覚症状は改善したが低酸素血症が持続し，体動で容易に息切れを認めた．

2. 気管支喘息発作の治療（入院編）

　気管支喘息発作の入院後治療は，おおよそ救急外来での初期治療の継続である．薬物療法は，全身ステロイドの投与，短時間作用型の気管支拡張薬の定期吸入，コントローラーの増量を行う．治療不応性の重症例には，マグネシウム製剤（2 gを20分以上かけて投与）やβ2刺激薬皮下投与（ボスミン®0.3 mg　1回皮下投与）も検討する．呼吸療法は，低酸素血症に対しては酸素投与を行い，前述の重症発作の徴候を認める場合には集中治療室で呼吸補助（非侵襲的陽圧換気，挿管・人工呼吸）を考慮する．退院時の処方も救急外来帰宅時の処方に準ずる．

- ●入院時処方例
  - ・メチルプレドニゾロン（ソル・メドロール®）1回40 mg　1日2〜4回　点滴静注
  - ・サルブタモール（ベネトリン®ネブライザー）1回0.5 mL＋生食2 mLを1日4〜6回（4〜6時間ごと）吸入（改善後は症状出現時に頓用で吸入）

> **症例へのアプローチ**
> A2. 重症発作の徴候はなく，入院後一般床で酸素投与と，ソル・メドロール®，ベネトリン®ネブライザーの治療を行った．3日目には酸素を中止でき，wheezeも聴取されず，自覚症状も改善した．

3. 気管支喘息の長期管理（外来編）

　気管支喘息の長期治療目標は，①症状コントロールを良好に保ち，通常の活動レベルを維持すること，②将来の増悪リスク，気流制限の固定化，薬物療法に伴う副作用を最小限にすることである．コントロール良好とは，直近の4週間に①日中の症状が週2回以下，②喘息症状による夜間の覚醒がない，③レリーバーの使用が週2回以下，④活動制限がない，のすべてに該当する状態である．後述するように**重症度に応じて治療を開始し，コントロール良好な状態が3カ月持続すれば後述する治療のSTEPを下げ，コントロール不十分であればSTEPを上げる．**

表1 喘息の治療STEP

	STEP1	STEP2	STEP3	STEP4	STEP5
コントローラー第一選択薬		低用量ICS	低用量ICS＋LABA	中から高用量ICS＋LABA	追加治療のため専門医に紹介（抗IgE抗体など）
他のコントローラーの選択肢	低用量ICSを考慮	・ロイコトリエン受容体拮抗薬 ・低用量テオフィリン	・中から高用量ICS ・低用量ICS＋ロイコトリエン受容体拮抗薬またはテオフィリン	高用量ICS＋ロイコトリエン受容体拮抗薬またはテオフィリン	低用量経口ステロイドを追加
レリーバー		SABA頓用	SABA頓用または低用量ICS/ホルモテロール		

SABA：short-acting β-agonist（短時間作用型β刺激薬）
ICS：inhaled corticosteroids（吸入ステロイド）
LABA：long-acting β-agonist（短時間作用型β刺激薬）
文献1を参考に作成

表2 治療前の症状に応じたコントローラーの選び方

症状	開始する治療
月に2回以下の症状またはSABA使用 1カ月間夜間の覚醒なし 増悪のリスク因子なし 昨年1年間増悪なし	コントローラーなし（STEP1）
喘息症状の頻度は低いが，増悪のリスク因子がある	低用量ICS（STEP2）
月に2回から週に2回の症状またはSABAの使用 または，月1回以上の夜間の覚醒	低用量ICS（STEP2）
週に2回以上の症状またはSABAの使用	低用量ICSまたはロイコトリエン受容体拮抗薬またはテオフィリン（STEP2）
ほぼ毎日の困難な喘息症状 または，週1回以上の夜間の覚醒（特に増悪因子が1つでもある場合）	中/高用量ICSまたは低用量ICS＋LABA（STEP3）
重度のコントロール不良症状 または，急性増悪	ステロイド短期間内服に加え 高用量ICSまたは中用量ICS＋LABA（STEP4）

SABA：short-acting β-agonist（短時間作用型β刺激薬）
ICS：inhaled corticosteroids（吸入ステロイド）
LABA：long-acting β-agonist（短時間作用型β刺激薬）
文献1を参考に作成

1 治療開始時の薬の選択

　GINAのガイドラインでは治療はSTEP1〜5までの5段階に分類されている（表1）．治療開始時の症状と，増悪のリスクファクターの有無，増悪の状況などに応じて推奨される開始のSTEPが異なる（表2）．ステロイドの低/中/高用量は薬物により異なるため，開始時や薬を変更するときには，力価表を参考にする（表3）．

表3　各吸入ステロイドの1日あたりの用量

	吸入回数/日	低用量（μg）	中用量（μg）	高用量（μg）
ベクロメタゾンプロピオン酸エステル-HFA（キュバール®）MDI	2回	100〜200	>200〜400	>400
ブデソニド（パルミコート®，シムビコート®）DPI	2回	200〜400	>400〜800	>800
シクレソニド（オルベスコ®）MDI	1回 高用量は2回	80〜160	>160〜320	>320
フルチカゾンプロピオン酸エステル（フルタイド®，アドエア®）DPI（ディスカス®），MDI（エアゾール）	2回	100〜250	>250〜500	>500
モメタゾンフランカルボン酸エステル（アズマネックス®）DPI	2回	110〜220	>220〜440	>440

文献1を参考に作成
MDI：定量噴霧式吸入器
DPI：ドライパウダー吸入器

※増悪のリスクファクター
- コントロール不良の喘息症状
- 短時間作用型β_2刺激薬の過剰使用（200吸入を月1本以上の使用）
- 不適切な吸入ステロイド（吸入ステロイドが未処方，アドヒアランス不良，不適切な吸入手技）
- 低1秒量，特に予測値の60％未満
- 深刻な心理学的問題，社会経済的問題
- 喫煙曝露，感作されたアレルゲン曝露
- 併存症（肥満，副鼻腔炎，食物アレルギー）
- 妊娠
- 喘息による挿管歴または集中治療室入室歴
- 1年以内の重度の増悪

　同じ力価の薬のなかから一剤を選ぶ際考慮することは，①吸入薬の剤型　②副作用　③アドヒアランスである．ロイコトリエン受容体拮抗薬は運動誘発喘息，副鼻腔炎，鼻ポリープのある患者では著効することがある．

1）吸入薬の剤型
　吸入薬には，1回分の薬液がエアゾールになって噴出し，吸気に合わせて吸入するMDI（定量噴霧式吸入器：metered dose inhaler）と，乾燥粉末を吸い上げて吸入するDPI（ドライパウダー吸入器：dry powder inhaler）がある．**MDIは噴霧と吸気を同調させたうえで，薬剤を多く沈着させるために5〜10秒程度息止めをする必要がある**．同調の苦手な高齢者や小児ではスペーサーの使用が望ましい．**DPIは吸気でエアゾール化するため，適切な吸入速度が必要であり，吸気力の少ない高齢者や重症患者には適さない**．各薬剤の剤型は表3に併記した．

2）吸入薬ステロイドの副作用
　吸入ステロイドの全身副作用はごくわずかである．**局所の副作用としては嗄声や口腔内カンジダがあり，DPI製剤，高用量，吸入手技不良の場合に頻度が多くなる．嗄声はMDI製剤の場合はスペーサーの使用により，カンジダ症は丁寧なうがいにより減らすことができる．**

3) アドヒアランスを高める処方

合剤や1日の吸入回数が少ないもの，吸入手技が安定しているものなど，アドヒアランスを維持できる工夫が必要である（用法は**表3**を参照）．

●処方例　SMART療法（Advanced lecture 参照）
・ブデソニド・ホルモテロール（シムビコート®）
　コントローラーとして1回2吸入　1日2回吸入，レリーバーとして発作時1回1吸入

■症例へのアプローチ

A3. 退院時シムビコート®とサルタノール®を処方した．2週間後の再診時には症状は完全に消失し良好な経過であった．

2 注意すべき合併症

1) one airway one disease

気管支喘息はアレルギー性鼻炎や慢性副鼻腔炎の合併が多く，これらの治療で喘息自体のコントロールも良好となる．アレルギー性鼻炎では，抗原回避と抗ヒスタミン薬，点鼻ステロイドの投与を，慢性副鼻腔炎では耳鼻科に相談し，内服治療や手術適応を検討する．

2) その他の合併症

肥満，逆流性食道炎もコントロール不良の喘息の一因であり，注意が必要である．

3 患者指導

すべての喘息患者に以下の指導を行うことが推奨されている．
① 吸入手技
② 症状が改善しても，コントローラーのアドヒアランスを維持する
③ 喘息の自己管理（症状のセルフモニタリング，発作時の対応，治療薬の把握など）

また，増悪リスクのある患者には，吸入ステロイドの定期吸入を含む処方を行い，喫煙などの増悪因子の認識を指導し，より頻回に上記指導を行うことが重要である．

Advanced Lecture

■ SMART療法

STEP3以上の治療薬のレリーバーの選択肢には低用量ICS/ホルモテロールがあげられている（**表1**参照）．これは長時間作用型β2刺激薬のホルモテロールが短時間で効果発現することを利用して，コントローラーとレリーバーを同一薬剤で行うSMART（symbicort maintenance and reliever therapy）療法と呼ばれている処方であり，アドヒアランスを考慮すると選択肢の1つとなる．

おわりに

気管支喘息の治療はコントローラーとレリーバーがあり，コントローラーのアドヒアランス維持と，発作時のレリーバーの使用方法の指導が重要である．

文献・参考文献

1) GINA（Global Initiative for Asthma）：http://www.ginasthma.com/（2015年2月閲覧）

プロフィール

須田理香（Rika Suda）
千葉大学大学院医学研究院呼吸器内科学
詳細は第1章–1参照．

堀之内秀仁（Hidehito Horinouchi）
独立行政法人国立がん研究センター中央病院呼吸器内科　医長
詳細は第5章–1参照．

第1章 呼吸器系

3. 気管支喘息の患者さんへの処方で注意することは何ですか？

須田理香，堀之内秀仁

● Point ●

- アスピリン喘息は急激に重篤な発作を起こすことがあり，潜在患者の診断，発作誘発物質の回避，迅速な発作対応が重要である
- アスピリン喘息の発作時にはステロイドの急速静注は禁忌である
- β遮断薬は気管支収縮を誘発し，喘息を増悪させることがある

はじめに

　喘息を増悪させる可能性のある薬剤には，非ステロイド性抗炎症薬（non-steroidal anti-inflammatory drugs：NSAIDs），β遮断薬などがある．

　アスピリン喘息では，NSAIDsのCOX-1阻害作用により喘息症状を主体とする非アレルギー性の過敏反応が誘発される．NSAIDs過敏症は後天的に獲得され，過去の投薬歴からは否定できない．重症喘息が多く，NSAIDs投与により急激に重篤な発作が出現することがあるため，臨床的特徴を把握し，4割にものぼるといわれる潜在患者の診断をつけることが重要である．

　虚血性心疾患や高血圧治療に利用されるβ遮断薬は，内因性カテコールアミンに対してβ受容体を遮断することにより，気管支収縮を誘発する．喘息発作を誘発したり，発作時の治療を困難にすることがあり，注意が必要である．

1. アスピリン喘息

症例

　耳鼻科で鼻ポリープ，嗅覚低下を指摘されている46歳女性が，発熱と湿性咳嗽を主訴に近医を受診した．近医で抗菌薬と解熱薬を処方され帰宅後内服したところ，30分ほどして鼻閉，鼻汁が出現し呼吸困難を生じた．夫が救急車を要請し救急外来を受診した．バイタルサインはSpO$_2$ 91％（室内気），起座呼吸で肺野にwheezeを聴取した．また眼球結膜の充血と，頭頸部の紅潮を認めた．
　Q1．この患者の急性期治療をどうするか？
　Q2．退院時の生活指導で注意することは？

1 アスピリン喘息を疑う所見

アスピリン喘息は，成人喘息の約1割とされるが，重症成人喘息の3割，鼻茸副鼻腔炎を有する喘息患者の半数を占めるといわれている．発症のピークは30～40歳代で，女性が1.5から2倍多い．以下にアスピリン喘息を疑う臨床背景を示す．

- 嗅覚障害（約9割で認める）
- 鼻茸や副鼻腔炎の既往もしくは手術歴
- 中等症以上の喘息，特に重症喘息
- 思春期以降に喘息を発症
- アトピー素因が強くない
- 難治性の咳が優位の喘息
- 末梢血好酸球比率が10％以上

2 アスピリン喘息発作時の治療に関する注意点

アスピリン喘息の発作時の治療は，基本的には通常の喘息発作治療と同様であるが，以下の3点に注意が必要である．

① ステロイド急速静注は禁忌（致死的な発作を引き起こすことがある！）
② ブロムヘキシン（ビソルボン®）吸入で悪化することがある
③ 0.1％アドレナリン（ボスミン®）が奏功しやすい

アスピリン喘息では，コハク酸に過敏症をもつ症例が多く，コハク酸エステル型ステロイド（ソル・メドロール®，水溶性プレドニン®，ソル・コーテフ®，サクシゾン®など）の投与は禁忌である．リン酸エステル型ステロイド（デカドロン，リンデロン®，水溶性ハイドロコートンなど）でも添加物に過敏症を起こす場合があり，急速静注は禁忌で，1～2時間以上かけての点滴投与が望ましい．過敏症は後天的に獲得されるため，投与歴は参考にならない．

ビソルボン®の内服薬はアスピリン喘息でも安全に使用できるため，吸入液の添加物に対する過敏症と考えられている．

また，アスピリン喘息では，**アナフィラキシーと同様に，喘息発作の他に上気道，皮下，消化管などの急速な浮腫も出現し，いずれの過敏症状にもボスミン®が奏功する**ことが知られており，治療の第一選択薬である．

鼻閉，顔面紅潮，皮疹を認める症例では抗ヒスタミン薬投与を考慮する．

●処方例
アドレナリン（ボスミン®）　0.1 mL　筋肉内注射
プレドニゾロン（プレドニン®）30 mg　内服
サルブタモール（ベネトリン®）0.5 mL＋生食2 mL　吸入

表1　NSAIDs以外のアスピリン喘息の発作誘発物質

①食品・医薬品添加物
・発作誘発物質として確実なもの タートラジン（食用黄色4号），安息香酸ナトリウム（防腐剤），パラベン（防腐剤），サルファイト（保存料・酸化防止剤）
・発作誘発物質の疑いがあるもの ベンジルアルコール（注射薬の無痛化剤，食品の香料，化粧品），タール系アゾ色素（食用黄色5号，食用赤色2号，食用赤色102号）
②NSAIDs以外の医薬品
・発作誘発物質として確実なもの コハク酸エステル型ステロイド（ソル・メドロール®，水溶性プレドニン®，ソル・コーテフ®，サクシゾン® など）
③環境内のさまざまな化学物質
・発作誘発物質として確実なもの 香水，化粧品，防虫剤，防カビ剤，強い香料の入った石鹸，シャンプー，練り歯磨きなど
④自然界のサリチル酸化合物
・発作誘発物質として確実なもの イチゴ，トマト，キュウリ，柑橘類，メロン，パイナップル，キウイ，ブドウ，プラム，ミント，香辛料，アーモンドなど

症例へのアプローチ

A1. 経過からアスピリン喘息を疑い，ベネトリン®ネブライザーとボスミン®の筋肉内注射を行い，リンデロン®を2時間かけて点滴静注した．また，鼻閉と顔面紅潮を伴っており，ポララミン®も点滴静注した．呼吸状態はやや改善を認めるも，酸素投与が必要であり，同日入院した．入院後5時間後には劇的に改善を認め，酸素の中止も可能であった．

3 アスピリン喘息の患者教育

アスピリン喘息では，NSAIDsの他に食品・医薬品添加物などでも喘息発作を生じることがあり（表1参照），これらの曝露を避けるよう指導が必要である．また，使用可能な解熱鎮痛薬をあらかじめ処方する（表2参照）．発作は急激な経過をとることが多く，発作用の内服ステロイド（プレドニン®）を処方し救急車で来院するよう伝えておく．

●処方例
チアラミド（ソランタール®）1回100 mg　1日3回　発熱時
プレドニゾロン（プレドニン®）30 mg　発作時頓用
サルブタモール（サルタノール®）1回2吸入　発作時頓用

症例へのアプローチ

A2. 病歴聴取でボルタレン®内服後に発作を生じたことが判明し，アスピリン喘息と診断した．発作を誘発する可能性がある医薬品や食品添加物などの一覧を渡し，注意を促した．解熱鎮痛薬としてソランタール®，発作時内服用のプレドニン®を処方し退院した．

表2　アスピリン喘息に対する使用可能な薬剤

①多くのアスピリン喘息で投与可能
ただし喘息症状が不安定なケースで発作が生じることがある（わずかなCOX-1阻害） 特に④〜⑥は安全性が高い 　①PL顆粒＊（アセトアミノフェンなどを含有） 　②アセトアミノフェン＊（カロナール®）1回300 mg以下 　③NSAIDsを含まずサリチル酸を主成分とした湿布（MS冷シップ） 　④選択性の高いCOX-2阻害薬　エトドラク＊（ハイペン®），メロキシカム＊（モービック®） 　　（高用量でCOX-1阻害あり） 　⑤選択的COX-2阻害薬　セレコキシブ＊（セレコックス®）（ただし，重症不安定例で悪化の報告あり） 　⑥塩基性消炎薬　塩酸チアラミド＊（ソランタール®）など（ただし，重症不安定例で悪化の報告あり）
②安全
喘息の悪化は認めない（COX-1阻害作用なし） 　①モルヒネ（モルヒネ），ペンタゾシン（ペンタジン®） 　②非エステル型ステロイド（内服ステロイド）（プレドニン®） 　③漢方薬（地黄，葛根湯など） 　④その他，鎮痙薬，抗菌薬，局所麻酔薬など，添加物のない一般薬はすべて使用可能

＊添付文書ではアスピリン喘息において禁忌とされている薬剤
文献1より改変して転載

2. β遮断薬

　虚血性心疾患や高血圧，不整脈診療などで処方される**β遮断薬**は，内因性カテコールアミンに対してβ受容体を遮断することにより，**気管支収縮を誘発する**．喘息の誘発や増悪いずれにも作用するといわれており，また発作時に短時間作用型β刺激薬が奏功せず治療に難渋する．気管支喘息の診療中に，感染，気候変動など明らかな誘因なく症状が悪化した場合には，薬歴聴取が重要である．β遮断薬中止にあたっては，**基礎疾患増悪の可能性と喘息発作のリスクを天秤にかけ，可能であれば他剤に変更する**．

Advanced Lecture

■ 運動誘発喘息

　運動により喘息発作や気管支収縮が誘発される場合に，運動誘発喘息あるいは運動誘発気管支収縮と呼ぶ．運動数分後から一過性の気管支収縮をきたし，10から15分でピークに達し，60分以内に自然にあるいは治療により回復する．回復後4時間程度は不応期となり，再発作は起こりにくくなる．

　運動を避けるのではなく，喘息のコントロールが良好になるよう治療を十分に行うことが重要である．運動15〜20分前のβ刺激薬の吸入（サルタノール®，メプチン®）±クロモグリク酸ナトリウムの吸入（インタール®），2〜12時間前のロイコトリエン受容体拮抗薬の内服（シングレア®，キプレス®）は運動誘発喘息の予防に有効である．しかし，**運動誘発喘息の長期管理と発作時の治療は，気管支喘息治療（第1章-2参照）と同様**であり，運動前の予防投薬のみの治療は望ましくない．**成人で運動誘発喘息を認める場合は，喘息のコントロールが不良であることを意味し，喘息治療のStep Upが必要である**．

おわりに

NSAIDsやβ遮断薬は気管支喘息を増悪させることがあり，市販薬も含めた内服薬・外用薬を把握する必要がある．

文献・参考文献

1) 「喘息予防・管理ガイドライン2012」(「喘息予防・管理ガイドライン2012」作成委員/作成，一般社団法人日本アレルギー学会 喘息ガイドライン専門部会/監)，協和企画，2012
2) Paul M O' Byrne：Exercise-induced bronchoconstriction.：UpToDate, 2014

プロフィール

須田理香（Rika Suda）
千葉大学大学院医学研究院呼吸器内科学
詳細は第1章-1参照．

堀之内秀仁（Hidehito Horinouchi）
独立行政法人国立がん研究センター中央病院呼吸器内科　医長
詳細は第5章-1参照．

第1章　呼吸器系

4. 慢性咳嗽の鑑別と咳止めの使い方を教えてください

須田理香，堀之内秀仁

Point

・慢性咳嗽の原因として多いのは，咳喘息，アトピー咳嗽，副鼻腔気管支症候群などの良性疾患である

・肺癌や肺結核などの重篤な疾患を見落とさないよう注意する

はじめに

慢性咳嗽の定義は**8週間以上持続する咳嗽**である．**日本では咳喘息が最も多く，アトピー咳嗽，副鼻腔気管支症候群，COPD，感染後咳嗽などの頻度が高い**．欧米における慢性咳嗽の3大原因は，咳喘息，胃食道逆流症，後鼻漏であり，日本とは異なる．

症例

2カ月以上続く夜間の咳嗽を主訴に受診した30歳女性．3カ月前に近医で急性上気道炎と診断され治療を受けた．発熱や咽頭痛は改善したが咳だけが続き，いまも夜間や明け方に咳き込んで目が覚めることがある．胸部X線写真では明らかな異常なく，胸部聴診上呼吸音は正常である．診察中も話し出すと咳が誘発され，頑固である．近医でメジコン®やコデインなど鎮咳薬を処方されたが効果がみられなかった．
Q．この患者の咳嗽の原因は？鑑別診断をどのように進めるか？

■ 咳嗽の分類

一般的に咳嗽は持続期間により急性咳嗽（3週間未満），遷延性咳嗽（3〜8週間），慢性咳嗽（8週間以上）の3つに分類される．**急性咳嗽は，かぜ症候群を含む呼吸器感染症が主な原因で，**遷延性咳嗽・慢性咳嗽と**咳嗽の持続期間が長くなるに伴い，**感染後咳嗽や咳喘息，副鼻腔気管支症候群，アトピー咳嗽などの**非感染性疾患を原因とするものが増えてくる**．

また喀痰の有無により湿性咳嗽と乾性咳嗽に分類される．湿性咳嗽は，咳嗽のたびに喀痰を伴い，その喀痰を喀出するために生じ，治療対象は気道の過分泌の減少である．副鼻腔気管支症候群と慢性気管支炎は湿性咳嗽のことが多い．その他の疾患は，喀痰を伴わないか少量の喀痰のみの乾性咳嗽のことが多く，治療対象は咳嗽そのものである．

1. 慢性咳嗽の鑑別診断の進め方

ステップ1：重篤な疾患を見逃さない
　肺癌，肺結核，肺炎，胸膜炎，間質性肺炎，肺塞栓症，心不全など．
　バイタルサイン，身体所見，胸部X線写真を撮影し，上記疾患が隠れていないかを確認する．中枢気道の狭窄も注意深く読影する必要がある．通常の方法で主要な疾患が除外された慢性咳嗽や血痰を伴う喫煙者では胸部CTや気管支鏡検査も考慮する．改善がない場合は専門医（呼吸器内科，耳鼻科，消化器内科）への紹介を検討する．

ステップ2：気管支喘息をピックアップする
- 病歴聴取：深夜，早朝の喘鳴の有無
- 身体診察：強制呼出時の呼気終末 wheeze の有無

　喘鳴があれば気管支喘息の可能性が高い．COPDの増悪や心不全でも wheeze を伴うことがあり，鑑別診断を行う必要がある．

ステップ3：慢性咳嗽の鑑別診断を行う
　いよいよ本題．下記アプローチを参考に，診断に迫る．

■ 慢性咳嗽へのアプローチ

　図1に診断のフローチャートを示す．病態的診断は困難なことが多く，診断的治療を行い，しっかりと効果を判定する必要がある．

1）病歴聴取
　咳嗽の持続期間や痰の有無に加え，各疾患に特徴的な病歴（表1）の聴取が重要である．

2）身体診察
　頭頸部：耳鼻咽喉科的な診察（特に後鼻漏のチェック）を可能な限り心がける．
　呼吸器：喘鳴の有無，呼吸音の左右差などを聴取する．

3）胸部・副鼻腔X線写真
　肺癌や肺結核症，その他の下気道感染，副鼻腔気管支症候群の評価を行う．

4）血液検査
　咳喘息では好酸球数高値を示すことがある．また，咳喘息やアトピー咳嗽で総IgE値の上昇や特異的IgE抗体をしばしば認める．慢性咳嗽はほとんどが非感染性であり，感染症の血清学的診断は必ずしも必要ではない．

5）喀痰検査
　抗酸菌塗抹・培養，細胞診は胸部X線写真が陰性の気管・気管支結核や肺癌の鑑別に重要である．炎症性気道疾患の診断・治療評価のために細胞分画を算定する．

2. 慢性咳嗽の主な原因とその特徴と処方例

　表2に咳嗽治療薬の一覧を示す．

❶ 咳喘息（cough variant asthma：CVA）

　喘鳴や呼吸困難を伴わない慢性咳嗽が唯一の症状，呼吸機能ほぼ正常，気道過敏性軽度亢進，

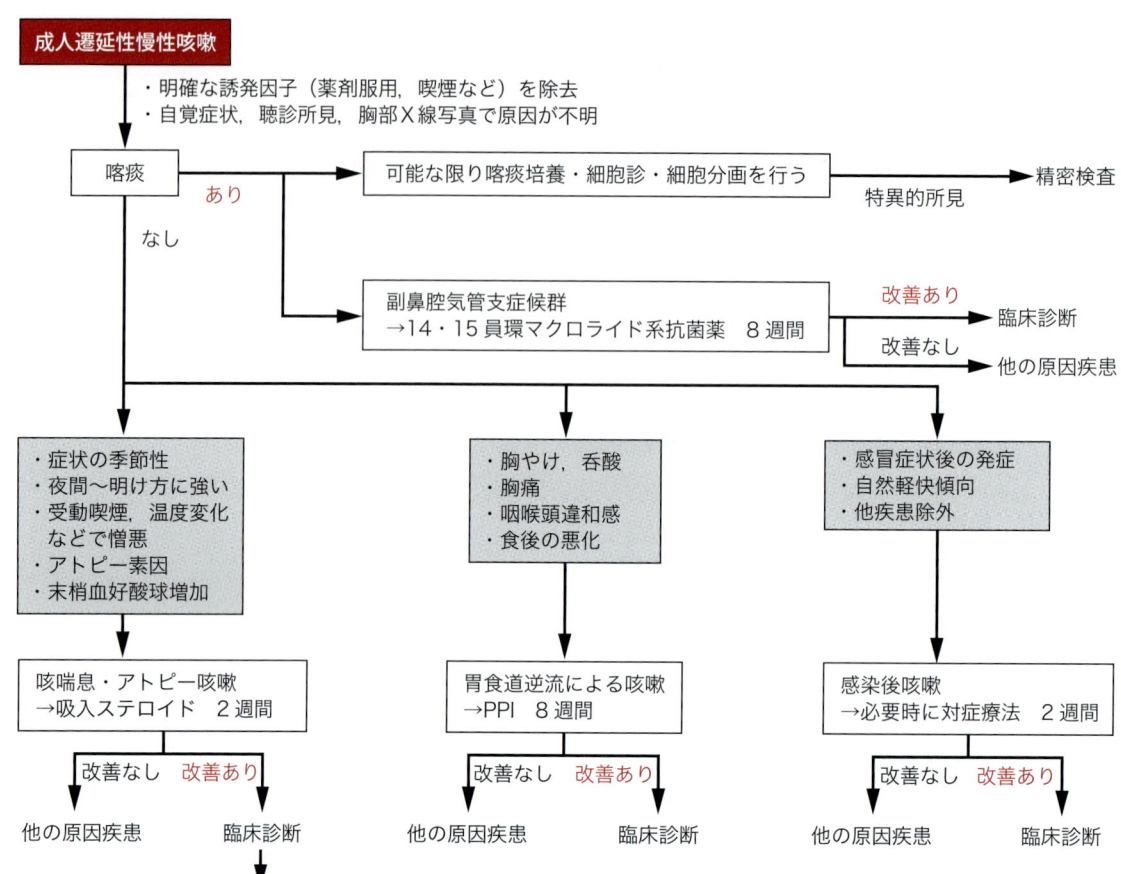

図1 成人の遷延性慢性咳嗽の診断
文献1より改変して転載

表1 慢性咳嗽の各原因疾患に特徴的な病歴と特異的治療薬

疾患	病歴	特異的治療薬
咳喘息	夜間〜早朝の悪化（特に眠れないほどの咳や起坐呼吸），症状の季節性・変動性	気管支拡張薬
アトピー咳嗽	症状の季節性，咽喉頭のイガイガ感や瘙痒感，アレルギー疾患の合併（特に花粉症）	ヒスタミンH_1受容体拮抗薬
副鼻腔気管支症候群	慢性副鼻腔炎の既往・症状，膿性痰の存在	マクロライド系抗菌薬
胃食道逆流症	食道症状の存在，会話時・食後・起床直後・上半身前屈時の悪化，体重増加に伴う悪化，亀背の存在	PPIまたはヒスタミンH_2受容体拮抗薬
感染後咳嗽	上気道炎が先行，徐々にでも自然軽快傾向（持続時間が短いほど感染後咳嗽の可能性が高くなる）	通常自然軽快
慢性気管支炎	現喫煙者の湿性咳嗽	禁煙
ACE阻害薬による咳	服薬開始後の咳	薬剤中止

文献1より改変して転載

表2　成人の咳嗽治療薬

分類		代表的薬剤（すべて商品名で記載）	特異的に使用される疾患
中枢性鎮咳薬	麻薬性	リン酸コデイン	非特異的
	非麻薬性	アスベリン®，メジコン®，トクレス®	
気管支拡張薬	テオフィリン薬	テオドール®，テオロング®，ユニフィル®，ユニコン®	咳喘息
	β₂刺激薬	メプチン®（吸入），サルタノール®（吸入），ホクナリン®テープ（貼付）	
ステロイド		プレドニン®（経口），フルタイド®（吸入），パルミコート®（吸入），キュバール®（吸入），オルベスコ®（吸入），アズマネックス®（吸入）	咳喘息，アトピー咳嗽
吸入用ステロイド・β₂刺激薬合剤		アドエア®（吸入），シムビコート®（吸入）	咳喘息
抗菌薬	14・15員環マクロライド	エリスロシン®，クラリス®，クラリシッド®，ルリッド®，ジスロマック®	副鼻腔気管支症候群
去痰薬		ビソルボン®（粘液溶解薬），ムコダイン®（粘液修復薬），ムコソルバン®（粘膜潤滑薬），クリアナール®（分泌細胞正常化薬），スペリア®（分泌細胞正常化薬）	各種湿性咳嗽
漢方薬		麦門冬湯，小青竜湯	非特異的
抗アレルギー薬	ヒスタミンH₁受容体拮抗薬	アゼプチン®，アレロック®，ジルテック®，セルテクト®，アレジオン®，アレグラ®，クラリチン®，エバステル®，レミカット®，ダレン®，タリオン®，ザイザル®	アトピー咳嗽
	ロイコトリエン受容体拮抗薬	オノン®，アコレート®，シングレア®，キプレス®	咳喘息
消化性潰瘍治療薬	PPI	タケプロン®，オメプラール®，オメプラゾン®，パリエット®，ネキシウム®	胃食道逆流による咳嗽

文献1より改変して転載

気管支拡張薬が有効で定義される**喘息の亜型**で，**慢性咳嗽の最多の原因**である．上気道炎，冷気，運動，喫煙，雨天，湿度の上昇，花粉や黄砂の飛散などが増悪因子である．長期観察により成人では30〜40％に喘鳴が出現し，典型的喘息に移行する．**治療方針は喘息と同様**である（第1章-2参照）．

●処方例
　ブデソニド（パルミコート®）200μg　1回2吸入　1日2回

2 アトピー咳嗽（atopic cough）

①喘鳴や呼吸困難を伴わない乾性咳嗽が3週間以上持続，②気管支拡張薬が無効，③アトピー素因を示唆する所見または誘発喀痰中好酸球増加の1つ以上を認める，④ヒスタミンH₁受容体拮抗薬または/およびステロイドにて咳嗽発作が消失，のすべてを満たすことで診断される．中年女性に多く，咽喉頭の瘙痒感を伴い，就寝時，深夜から早朝，起床時に咳嗽が多い．咳嗽の誘因として，エアコン，たばこの煙，会話，電話，運動，精神的緊張などがいわれている．**抗ヒスタミン薬が約60％で有効で，ときにステロイドが必要である**．咳喘息と類似点も多いが，気管支拡張薬の効果がないことにより鑑別可能である．

> ●処方例
> レボセチリジン（ザイザル®）5 mg　1日1回

3 副鼻腔気管支症候群（sinobronchial syndrome：SBS）

慢性湿性咳嗽を呈する代表的疾患で，慢性反復性の好中球性気道炎症を上気道と下気道に合併した病態と定義される．後鼻漏や鼻汁など副鼻腔炎症状を伴うことがある．**14・15員環マクロライド系抗菌薬が治療の第一選択薬で，カルボシステインが有効な場合がある**．

> ●処方例
> エリスロマイシン（エリスロシン®）1回200 mg　1日3回
> カルボシステイン（ムコダイン®）1回500 mg　1日3回

4 後鼻漏（post nasal drip：PND）

後鼻漏は湿性咳嗽で，原因として副鼻腔炎，アレルギー性鼻炎などがある．鼻汁が喉に落下し，その刺激で引き起こされるが，発生機序には不明な点が残る．**治療は，鼻汁の原因疾患に対する治療**であり，慢性副鼻腔炎にはマクロライド系抗菌薬，アレルギー性鼻炎には抗アレルギー薬を投与する．

5 胃食道逆流症（gastroesophageal reflux disease：GERD）

逆流内容が直接刺激となる咳は夜間に好発し食道症状も多い．一方で，逆流による迷走神経受容体の刺激が下気道の迷走神経遠心路に伝わった咳は，昼間に多く食道症状も乏しい．咳は会話，起床，食事などで悪化し，咳払いや嗄声などの咽喉頭逆流症状，胸やけは過半数で認められる．**治療は，プロトンポンプ阻害薬（PPI）と生活指導**（肥満，喫煙，激しい運動，飲酒，カフェイン，チョコレート，高脂肪食，炭酸，柑橘類，トマト製品などのGERDのリスク因子の回避）である．PPIにより，食道症状は数日で改善するが，**咳の改善には数カ月かかる場合がある**．

> ●処方例
> ラベプラゾール（パリエット®）10 mg　1日1回

6 その他の疾患

頻度は下がるが，肺結核，肺非結核性抗酸菌症，百日咳，心不全，COPD，びまん性汎細気管支炎，間質性肺炎，肺癌，気管癌，気道内異物などにより咳嗽を呈することもある．

喫煙者で長引く咳をみたときは禁煙を指導する．

薬剤性では，**ACE阻害薬による咳嗽**が有名である．内服数時間以内に起きることが多いが，数カ月後に出現することもある．ACE阻害薬の中止により通常約1〜4週間で消失する．

以上のような疾患群を想定した検査で，**いずれの疾患にも該当しないときには，心因性咳嗽の可能性も考慮する**．心因性咳嗽は睡眠中に消失することが多い．

3. 中枢性鎮咳薬はいつ使う？

　慢性咳嗽では中枢性鎮咳薬の効果が得られないことが多く，先述のように診断に対して特異的な治療を考慮すべきである．初診時からの使用は，明らかな上気道炎や感染後咳嗽，胸痛・肋骨骨折・咳失神などの合併症を伴う乾性咳嗽例にとどめることが望ましい．

　中枢性鎮咳薬は麻薬性と非麻薬性に分類される．麻薬性では便秘，眠気，排尿障害などの副作用があり，非麻薬性でも軽度ながらこれらの副作用がみられる．脳血管障害の合併が多い高齢者では誤嚥のリスクを高めるため，特に注意が必要である．

症例へのアプローチ

A. 受診時咳嗽を認めたため，気管支拡張薬の吸入（ベネトリン®ネブライザー）を行った．吸入にて咳嗽は改善し，咳喘息と診断した．アドエア®250ディスカス®を処方し，2週間後の外来受診時に症状はほぼ消失していた．

Advanced Lecture

■ 漢方薬の使い分け

　咳嗽に対する漢方薬には麦門冬湯（ばくもんどうとう），小青竜湯（しょうせいりゅうとう），清肺湯（せいはいとう），竹筎温胆湯（ちくじょうんたんとう）などがある．乾性咳嗽には麦門冬湯を，湿性咳嗽の際には残りの3剤を検討する．湿性咳嗽のうち，アレルギー性鼻炎を合併している際には小青竜湯を，慢性気道感染が基礎疾患にあり咳嗽・喀痰が多い症例には清肺湯を，慢性気道感染が基礎疾患にあり弱々しい咳嗽・去痰困難がある症例には竹筎温胆湯を処方する．

おわりに

　慢性咳嗽では病態的診断は困難なことが多く，診断的治療を行い，しっかりと効果を判定することが重要である．

文献・参考文献

1) 「咳嗽に関するガイドライン第2版」（咳嗽に関するガイドライン第2版 作成委員会／編），日本呼吸器学会，2012
2) 「EBMによる呼吸器領域の漢方の使い方＜ポケット版＞」（巽 浩一郎／執筆，永井厚志／監）ライフ・サイエンス，2010

プロフィール

須田理香（Rika Suda）
千葉大学大学院医学研究院呼吸器内科学
詳細は第1章-1参照．

堀之内秀仁（Hidehito Horinouchi）
独立行政法人国立がん研究センター中央病院呼吸器内科　医長
詳細は第5章-1参照．

第2章 循環器系

1. カルシウム拮抗薬，ACE阻害薬，ARBの使い分けを教えてください

仲里信彦

● Point ●

- カルシウム拮抗薬の選択は長時間作用型のジヒドロピリジン系の薬剤が降圧作用に優れている．しかし，降圧効果の安定までには2週間ほどかかるので注意する
- ACE阻害薬とARBの効果の差はほとんどなく，しっかりとした降圧を行いながら，糖尿病性腎症などの合併症や薬剤の副作用を考慮して使い分ける

はじめに

日本人の高血圧患者は約4,300万人といわれ，30歳以上の人のうち男性は約50％，女性は40％が高血圧とされる[1]．高血圧といわれた人で継続的に降圧薬を服用している治療率は60歳代男女で50％以上，70歳代男女で60％以上となっている[1]．境界領域にいる人への生活習慣に対する集団的アプローチが全体の高血圧合併症を効率よく減らす[1, 2]．しかし，われわれのような臨床医としては集団的アプローチのみではなく目の前のハイリスク患者の血圧管理にも注意を払い，高血圧による臓器障害を防ぐために努力したいものである．

1. カルシウム拮抗薬の分類と使い分け

症例1

65歳男性．喫煙歴と境界型糖尿病の患者で，最近では社内検診で血圧が高めなことを指摘されていた．疲労が重なり，本日の夕方から軽度の頭痛と全身倦怠のため当院救急室受診．受診時の血圧が180/110 mmHgであった．身体所見，血液・尿検査および画像検査からは急速な臓器障害の進行はみられず，内服治療と判断．早期の降圧効果を狙ってニフェジピン（アダラート®）を使用し，外来フォローにて対応とした．上級医から，安静とストレスへの指導を行いながら，中～長時間作用型のカルシウム拮抗薬を処方し，外来フォローが望ましいことを指導された．

1 カルシウム拮抗薬による降圧治療

一般的な降圧治療の薬剤選択について図1に示すようにカルシウム拮抗薬，ACE（angiotensin

```
心血管疾患・CKD・糖尿病などのいわゆる
積極的降圧治療以外の降圧治療の手順
          ↓
Step1    A, C, Dのいずれか*1
          ↓
Step2    A+C, A+D, C+Dのいずれか
          ↓
Step3    A+C+D
          ↓
Step4  （治療抵抗性高血圧*2）
       A+C+D+βもしくはα遮断薬, アルドステロン拮抗薬,
       さらに他の種類の降圧薬
```

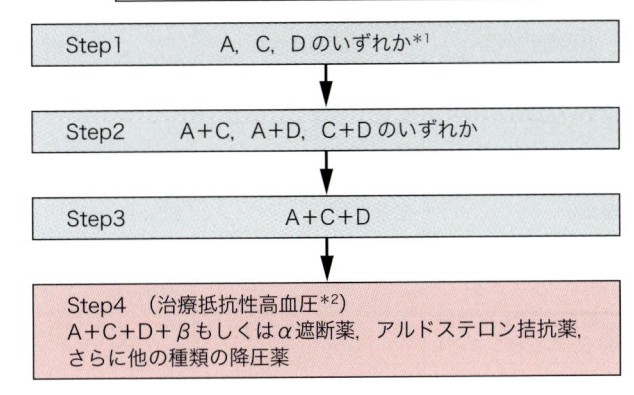

図1　高血圧治療の進め方
第一選択薬：A：ARB・ACE阻害薬, C：カルシウム拮抗薬, D：サイアザイド系利尿薬・サイアザイド類似薬
＊1 高齢者では常用量の1/2から開始, 1〜3カ月の間隔で増量
＊2 治療抵抗性高血圧は二次性高血圧や他の疾患の合併も考えられるため専門医へ紹介を考慮
文献1より改変して転載

converting enzyme：アンジオテンシン変換酵素）阻害薬, ARB（angiotensin II receptor blockers：アンジオテンシンII受容体拮抗薬), 降圧利尿薬の単剤使用が選択される[1]. カルシウム拮抗薬は投与量と過度な降圧に注意すれば, 他の降圧薬の副作用を考えると, 高齢者の高血圧治療薬のファーストラインとして使用しやすい降圧薬である. 2002年の史上最大規模ともいわれるALLHAT介入試験において1次エンドポイント"冠動脈疾患死および非致死的心筋梗塞"で利尿薬, カルシウム拮抗薬, ACE阻害薬に差がみられず, また2次エンドポイントの"脳卒中"に対してはカルシウム拮抗薬の有用性も示唆された[3]. また, 主なカルシウム拮抗薬の分類とその作用などについて表1に示す.

2 カルシウム拮抗薬の使い方の実際

表1に示したようにカルシウム拮抗薬はジヒドロピリジン系と非ジヒドロピリジン系に分けられる. 非ジヒドロピリジン系は主に上室性の頻拍性不整脈の心拍数コントロールや安定型狭心症で使用され, 降圧薬のために使用されることは少ない. ジヒドロピリジン系のカルシウム拮抗薬においても, 短時間作用型の薬剤は, 高血圧合併症に対するイベント抑制効果が低いこと, さらには頻回服用というアドヒアランスの面, 反射性交感神経刺激作用などの病態生理的な面からも降圧薬としてファーストラインではない. カルシウム拮抗薬の降圧薬としては, 長期作用型のジヒドロピリジン系薬剤の使用が望ましく, 心疾患, 脳血管障害, 慢性腎臓病（chronic kidney disease：CKD）のイベント抑制に関するエビデンスも集まりはじめている[4,5]. ところで, 実際の薬剤投与の際に, **これらの降圧効果が安定するのは2週間ほどかかる**ことも忘れないようにしたい. ジヒドロピリジン系の副作用として火照り感や浮腫にも注意する.

表1　カルシウム拮抗薬の分類とその作用

構造による分類	ジヒドロピリジン系		非ジヒドロピリジン系	
	長時間作用型	短時間作用型	ベンゾチアゼピン系	フェニルアルキルアミン系
降圧作用	強力	強力	中程度	中程度
心拍数	軽度↑〜影響なし	軽度↑（反射性交感神経刺激により↑↑目立つことあり）	低下	低下
房室伝導	影響なし	影響なし	抑制＋	抑制＋＋
その他の作用や副作用	浮腫 一部薬剤に腎保護作用（シルニジピンなど） 一部薬剤に冠攣縮抑制作用（ベニジピンなど）	動悸　火照り感 浮腫	心収縮の抑制＋ 安定型狭心症への適応の可能性	心収縮力の抑制＋＋ 安定型狭心症への適応の可能性
代表的な薬剤（ ）内は商品名および本邦での使用量	アムロジピン（ノルバスク®, アムロジン®）2.5〜10 mg/日, アゼルニジピン（カルブロック®）8〜16 mg/日, ベニジピン（コニール®）2〜8 mg/日, シルニジピン（アテレック®）5〜20 mg/日 など	ニフェジピン（アダラート®）1回10 mg 1日3回, ニカルジピン（ペルジピン®）1回10〜20 mg 1日3回 など	ジルチアゼム（ヘルベッサー®）1回30〜60 mg 1日3回（基本的には降圧薬として用いられることは少ない）	ベラパミル（ワソラン®）1回40〜80 mg 1日3回（基本的には降圧薬としては用いない）

●処方例

合併症の少ない高血圧：アムロジン® 2.5〜10 mg/日（高齢者は少量より），

腎機能低下でACE阻害薬が使いにくいような高血圧：アテレック® 5〜20 mg/日

2. ACE阻害薬とARBの使い分け

症例2

55歳男性．糖尿病治療中で，軽度尿タンパクを認め血清Cre値が1.1 mg/dL（eGFR 55 mL/分/1.73 m²）と中等度腎障害を認めていた．血糖コントロールは経口血糖降下薬でコントロールされていた．血圧もエナラプリル5 mg/日で130/70 mmHgとコントロールされていた．転勤のために当院を受診し，内科専修医の外来にてフォローとなった．専修医はACE阻害薬よりも最近売り出し中のARBの方が病態生理的にも有効と考え，降圧薬の変更を考慮した．しかし，上級医より，現行通りの薬剤投与でも差し支えないだろうという意見があり，困惑した．

1 ACE阻害薬とARBによる降圧治療

図2に示すようにACE阻害薬はACEによるアンジオテンシンIからアンジオテンシンIIの産生を抑えて降圧作用を生ずる．ARBはアンジオテンシンIIのtype1受容体を遮断して，アンジオテンシンIIの作用に拮抗することで降圧作用を生ずる．この作用により，ACE阻害薬もARBも高血圧に伴った臓器障害（特に心不全や腎不全）の進展を抑制し，有効な降圧薬といわれている．

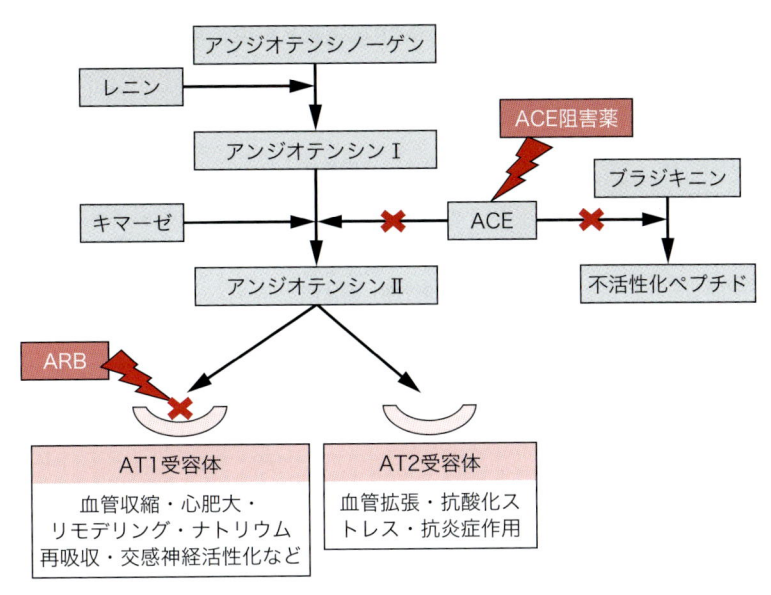

図2 ACE阻害薬とARBの作用部位
AT1受容体：アンジオテンシンⅡ type1受容体，AT2受容体：アンジオテンシンⅡ type2受容体

　メタ解析では，ACE阻害薬とARBの両薬剤とも**降圧作用に関連した脳卒中，冠動脈疾患および心不全のリスク減少**を認め，両薬剤間の効果に有意差はみられなかった[6]．さらに，ACE阻害薬，ARBともに糖尿病性および非糖尿病性腎疾患合併高血圧において，腎保護作用のあるファーストラインの薬剤としても確立している[1, 2]．

2 主なACE阻害薬とARBの種類とその使い分け（ACE阻害薬とARBのガチンコ勝負？）

　病態生理学的には，上述したようにACE阻害薬よりはARBの方がレニン−アンジオテンシン系をより下流で選択的に抑制できるようにみえる．しかし，これまでの多くの大規模臨床試験において，ARBがACE阻害薬を超えた効果を示す結果が出ていないのが現実である．

　ACE阻害薬およびARBのおのおのの検討において，両薬剤とも薬剤種類別の降圧の程度に差は認めていない[7, 8]．表2にACE阻害薬とARBの種類とその特徴を示した．降圧作用以外の薬剤特性もそれぞれ特徴がいわれている（注：ところが，2013年にARBのバルサルタンの心不全や心血管疾患を予防する作用があると結論づけた日本国内の臨床研究において，データ操作疑惑が指摘された事件があった．薬剤を処方する医師として，このような薬剤特性に注意していく必要がある）．

　ACE阻害薬とARBを降圧薬として使用するときは，冠動脈疾患・心不全・糖尿病（糖尿病性腎症など）・腎機能低下を合併した高血圧に使用することが多い．それらに対する薬剤の使い分けに関して，筆者はまずACE阻害薬を使用するが，①ACE阻害薬の咳や血管浮腫などの副作用で使用しづらい場合（ただしARBにも同様な副作用はある），②ACE阻害薬で効果的な降圧が得られなかった場合などにARBを利用することが多い（薬剤変更で降圧作用が変わることもある[9]）．ところで，ACE阻害薬とARBの併用に関しては尿タンパクの減少に効果が認められるが，その

表2　主なACE阻害薬とARBの種類

	薬剤名および本邦での使用量	積極的適応（参考文献1より）	慎重投与	禁忌	薬剤特性（降圧作用に非依存的）
ACE阻害薬	エナラプリル（レニベース®）2.5〜10 mg/日	心不全・心筋梗塞後・冠動脈疾患・腎不全（腎機能や高カリウム血症に注意）・脳血管障害慢性期・糖尿病（糖尿病性腎症）	腎動脈狭窄症（両側の場合は禁忌）など	妊娠・高カリウム血症・血管神経性浮腫など	誤嚥性肺炎の予防
	トランドラプリル（オドリック®）0.5〜2 mg/日				
	リシノプリル（ロンゲス®）5〜20 mg/日				
	テモカプリル（エースコール®）1〜4 mg/日				
ARB	ロサルタン（ニューロタン®）25〜50 mg/日（max 100 mg）	心不全・糖尿病（糖尿病性腎症）・慢性腎不全		妊娠・高カリウム血症など	尿酸排泄・血小板活性低下
	カンデサルタン（ブロプレス®）2〜8 mg/日（max 12 mg）				抗酸化作用
	イルベサルタン（イルベタン®）50〜100 mg/日（max 200 mg）				インスリン抵抗性の改善（PPAR γ 刺激作用）
	オルメサルタン（オルメテック®）5〜20 mg/日（max 40 mg）				心血管に対する抗炎症作用・腎保護作用
	バルサルタン（ディオバン®）40〜80 mg/日（max 160 mg）				糖尿病性腎症のアルブミン尿の減少
	テルミサルタン（ミカルディス®）20〜80 mg/日（max 160 mg）				インスリン抵抗性の改善（PPAR γ 刺激作用）

他の臓器保護に対してメリットが少なく，さらに腎障害・高カリウム血症・低血圧などの副作用により一般的な高血圧治療に対する併用療法としては勧められていない[10]．ACE阻害薬やARBと他剤の併用療法としては，カルシウム拮抗薬もしくは利尿薬との併用による高血圧治療の効果がいわれている（図1）[1, 11]．

> ●処方例
> 糖尿病性腎症や虚血性心疾患を伴った高血圧症患者：レニベース® 5〜10 mg/日など
> ACE阻害薬で空咳が認められた高血圧症患者：ニューロタン® 25〜50 mg/日など

Advanced Lecture

■ 降圧薬配合剤の使い方

　高血圧治療において，降圧目標まで治療するために降圧薬を2種類以上使用することはよく経験される．その際に服用錠数，服用回数を少なくすることはアドヒアランスの向上に有用であると思われる[12]．ただし，その使用の際にはいきなり配合剤から開始するのではなく，まず生活習慣の改善，そして単剤の降圧薬から開始する．さらに降圧目標に達しない場合に追加薬剤の併用を行う．その後，用量を固定した後に，配合剤に切り替えていくのが妥当である．単剤での降圧

表3 主な配合剤

ARB/カルシウム拮抗薬 配合剤

ARB	カンデサルタン8 mg		オルメサルタン20 mg	オルメサルタン10 mg	バルサルタン80 mg	テルミサルタン40 mg
カルシウム拮抗薬	アムロジピン5 mg	アムロジピン2.5 mg	アゼルニジピン16 mg	アゼルニジピン8 mg	アムロジピン5 mg	アムロジピン5 mg
商品名	ユニシア®配合錠HD	ユニシア®配合錠LD	レザルタス®配合錠HD	レザルタス®配合錠LD	エックスフォージ®配合錠	ミカムロ®配合剤

ARB/利尿薬（HCTZ：ヒドロクロロチアジド）配合剤

ARB	カンデサルタン8 mg	カンデサルタン4 mg	バルサルタン80 mg	バルサルタン80 mg	ロサルタン50 mg	テルミサルタン80 mg	テルミサルタン40 mg
利尿薬（HCTZ）	6.25 mg		12.5 mg	6.25 mg	12.5 mg	12.5 mg	12.5 mg
商品名	エカード®配合錠HD	エカード®配合錠LD	コディオ®配合錠EX	コディオ®配合錠MD	プレミネント®配合錠	ミコンビ®配合錠BP	ミコンビ®配合錠AP

　治療が困難な場合は図1でも示したように2剤併用を基本に行っていく．ACE阻害薬やARBの併用薬として心血管イベントハイリスク群はカルシウム拮抗薬，体液貯留群は利尿薬の組合わせが勧められる[13,14]．降圧薬配合剤はARBを基本としてカルシウム拮抗薬やサイアザイド系利尿薬との組合わせられている配合剤であり（表3），ACE阻害薬との組合わせはない．

　当然ながら，配合剤でもそれぞれ単剤の処方で生じる副作用があり，主な副作用としてARBでは高カリウム血症・腎機能悪化，サイアザイド系利尿薬では低ナトリウム血症（低カリウム血症はARBとの合剤の場合は起こりにくい），カルシウム拮抗薬では浮腫・火照りなどが有名である．これら副作用に加えて，肝機能異常，皮疹やアレルギー症状が出た場合に配合剤を最初から使用するとどの薬剤成分で生じたのかがわかりにくいことがある．また，配合剤では高齢者への微調整が難しいこともある．

おわりに

　多くのEBM的研究により，逆にどの治療が有用であるのか悩むことも多い．医師がEBMに操られずにうまく利用するということが重要であろう．利尿薬・β遮断薬・カルシウム拮抗薬・ACE阻害薬・ARBを問わず，**高血圧治療に関して最も大切なのは，適切な降圧目標を達成することである**．臓器障害合併の高血圧に関しては，各専門診療科の意見も受け入れつつ，降圧効果に非依存性の薬剤特性に過剰に振り回されずにいきたいものである．ただし，施設により処方可能な薬剤が限定されることもあり悩みは多い．

文献・参考文献

1) 「高血圧治療ガイドライン2014 (JSH2014)」(日本高血圧学会高血圧治療ガイドライン作成委員会/編)，ライフサイエンス出版，2014
2) Chobanian AV, et al：The Seventh Report of the Joint National Committee on Prevention, Detection, Evaluation, and Treatment of High Blood Pressure：the JNC 7 report. JAMA, 289：2560-2572, 2003

3) ALLHAT Officers and Coordinators for the ALLHAT Collaborative Research Group.：Major outcomes in high-risk hypertensive patients randomized to angiotensin-converting enzyme inhibitor or calcium channel blocker vs diuretic：the Antihypertensive and Lipid Lowering Treatment to Prevent Heart Attack Trial (ALLHAT). JAMA, 288：2981-2997, 2002

4) Kizer JR & Kimmel SE：Epidemiologic review of the calcium channel blocker drugs. An up-to-date perspective on the proposed hazards. Arch Intern Med, 161：1145-1158, 2001

5) Fujita T, et al：Antiproteinuric effect of the calcium channel blocker cilnidipine added to renin-angiotensin inhibition in hypertensive patients with chronic renal disease. Kidney Int, 72：1543-1549, 2007

6) Turnbull F, et al：Blood pressure-dependent and independent effects of agents that inhibit the renin-angiotensin system. J Hypertens, 25：951-958, 2007

7) Heran BS, et al：Blood pressure lowering efficacy of angiotensin converting enzyme (ACE) inhibitors for primary hypertension. Cochrane Database Syst Rev, : CD003823, 2008

8) Heran BS, et al：Blood pressure lowering efficacy of angiotensin receptor blockers for primary hypertension. Cochrane Database Syst Rev, : CD003822, 2008

9) Stergiou GS, et al：Does the antihypertensive response to angiotensin converting enzyme inhibition predict the antihypertensive response to angiotensin receptor antagonism? Am J Hypertens, 14：688-693, 2001

Duplicated

10) Yusuf S, et al：Telmisartan, ramipril, or both in patients at high risk for vascular events. N Engl J Med, 358：1547-1559, 2008

11) Jamerson K, et al：Benazepril plus amlodipine or hydrochlorothiazide for hypertension in high-risk patients. N Engl J Med, 359：2417-2428, 2008

12) Gupta AK, et al：Compliance, safety, and effectiveness of fixed-dose combinations of antihypertensive agents：a meta-analysis. Hypertension, 55：399-407, 2010

13) 日本腎臓学会：CKD診療ガイド2012．日腎会誌，54：1031-1189，2012

14) Weber MA, et al：Effects of body size and hypertension treatments on cardiovascular event rates：subanalysis of the ACCOMPLISH randomised controlled trial. Lancet, 381：537-545, 2013

プロフィール

仲里信彦（Nobuhiko Nakazato）
沖縄県立南部医療センター・こども医療センター 内科
沖縄にも一般内科にも興味のある後期研修医募集中です．一緒に楽しみましょう！ こども医療センターと付いていますが，成人診療が中心です．成人系初期研修医，後期研修医募集しています．

第2章 循環器系

2. 静注で使用する降圧薬の使い分けを教えてください

北川　泉，梶波康二

●Point●

- 直ちに降圧療法をはじめなければいけない病態を知る
- 静注で使用する降圧薬の特徴を知り，それぞれの疾患にあわせた選択を行う

はじめに

　直ちに（数分から1時間以内）降圧療法をはじめなければいけない病態は，**高血圧緊急症（emergency）**である．高血圧緊急症とは，生命に危機をもたらす高血圧で，血圧の高度の上昇（多くは180/120 mmHg以上）によって，脳，心，腎，大血管などの標的臓器に急性の障害が生じ進行した病態である．高度の臓器障害の進行のない場合は，**高血圧切迫症（urgency）**として扱われ，緊急降圧の対象ではなく，数時間以内に降圧を図る．高血圧緊急症として規定された血圧閾値はなく，病態に応じて緊急降圧が必要な血圧レベルが考慮される．血圧レベルのみで緊急症と判断してはいけない．静注で使用する降圧薬の使い分けができるようになるには，その適応（表1）を見極め，薬剤の特徴を知りつつ個々の病態に適した薬剤を選択し（表2），降圧目標レベルへ到達するのに要する時間を決定しなければいけない．

1 治療の原則

　高血圧緊急症では入院治療が原則である．必要以上の急速で過剰な降圧は，臓器灌流圧の低下により，脳梗塞，心筋梗塞，腎機能障害の進行などの虚血障害を引き起こす可能性が高い．したがって薬剤の開始量は少量から開始とし，増量していく．

2 高血圧緊急症における一般的な降圧目標（表3）

　急激で過度な降圧は避ける．基礎疾患によって降圧治療を開始する基準，降圧目標が異なるため，注意を要する．平均血圧とは，拡張期血圧＋（収縮期血圧－拡張期血圧）÷3である．

> **症例1：高血圧性脳症**
> 　61歳女性　6年前から血圧高値を指摘されるも放置．入院5日前からの前頭部頭重感あり，症状改善しないため3日前に近医受診し，鎮痛薬を処方された．症状は軽減していたが，入院当日早朝から落ち着きがなく，意味不明なことを言うようになったことに家族が気づいたため，昼過ぎに救急車にて来院となった．来院時不穏，見当識障害（年齢言えず）あり．

表1 高血圧緊急症をきたす疾患

高血圧緊急症
乳頭浮腫を伴う加速型 – 悪性高血圧
高血圧性脳症
急性の臓器障害を伴う重症高血圧
アテローム血栓性脳梗塞
脳出血
くも膜下出血
頭部外傷
急性大動脈解離
急性左心不全
急性心筋梗塞および急性冠症候群
急性または進行性の腎不全
脳梗塞血栓溶解療法後の重症高血圧
カテコラミンの過剰
褐色細胞腫クリーゼ
モノアミン酸化酵素阻害薬と食品・薬物との相互作用
交感神経作動薬の使用
降圧薬中断による反跳性高血圧
脊髄損傷後の自動性反射亢進
収縮期血圧≧180 mmHgあるいは拡張期血圧≧120 mmHgの妊婦
子癇
手術に関連したもの
緊急手術が必要な患者の重症高血圧
術後の高血圧
血管縫合部からの出血
冠動脈バイパス術後高血圧
重症火傷
重症鼻出血

加速型 – 悪性高血圧，周術期高血圧，反跳性高血圧，火傷，鼻出血などは重症でなければ切迫症の範疇に入りうる
※ここでの「重症高血圧」はJSH2014の血圧レベル分類に一致したものではない．各病態に応じて緊急降圧が必要な血圧レベルが考慮される（文献2，3をもとに作成）
文献1より転載

血圧230/140 mmHg，心拍数82回/分 整，体温36.0℃．四肢麻痺なし．両側Babinski．反射陰性．電解質異常なし．尿での薬物反応所見なし．脳卒中，高血圧性脳症，脳炎，てんかんなどが疑われた．緊急CTでは異常はなかったが，MRIでは両側後頭葉に白質病変を認めた．高血圧性脳症として，直ちにニカルジピンを0.5μg/kg/分から開始し，最終3μg/kg/分で血圧コントロールを行った．血圧安定後腰椎穿刺も施行したが，異常はなかった．降圧開始5時間後から意識は完全に清明となった．

1. 高血圧性脳性における使い分け

1 症例ではこう考える

　高血圧性脳症は，急激あるいは著しい血圧上昇により脳血流の自動調節が破綻し，脳浮腫が生じる状態で最も重篤な緊急症である．症状は，進行する頭痛，悪心・嘔吐，意識障害，痙攣などを伴い巣症状は比較的稀である．長期の高血圧者では，220/110 mmHg以上，正常血圧者では

表2 高血圧緊急症で使用する点滴静注薬

高血圧緊急症に用いられる注射薬（降圧薬）						
薬剤		用法・用量	効果発現	作用持続	副作用・注意点	主な適応
血管拡張薬	ニカルジピン	持続静注 0.5〜6μg/kg/分	5〜10分	60分	頻脈，頭痛，顔面紅潮，局所の静脈炎など	ほとんどの緊急症．頭蓋内圧亢進や急性冠症候群では要注意
	ジルチアゼム	持続注入 5〜15μg/kg/分	5分以内	30分	徐脈，房室ブロック，洞停止など．不安定狭心症では低用量	急性心不全を除くほとんどの緊急性
	ニトログリセリン	持続静注 5〜100μg/分	2〜5分	5〜10分	頭痛，嘔吐，頻脈，メトヘモグロビン血症，耐性が生じやすいなど．遮光が必要	急性冠症候群
	ニトロプルシド・ナトリウム	持続静注 0.25〜2μg/kg/分	瞬時	1〜2分	悪心，嘔吐，頻脈，高濃度・長時間でシアン中毒など．遮光が必要	ほとんどの緊急症．頭蓋内圧亢進や腎障害例では要注意
	ヒドララジン	静注 10〜20 mg	10〜20分	3〜6時間	頻脈，顔面紅潮，頭痛，狭心症の憎悪，持続性の低血圧など	子癇（第一選択薬ではない）
交感神経抑制薬	フェントラミン	静注 1〜10 mg 初回静注後0.5〜2 mg/分で持続投与してもよい	1〜2分	3〜10分	頻脈，頭痛など	褐色細胞腫，カテコラミン過剰
	プロプラノロール	静注 2〜10 mg（1 mg/分）→ 2〜4 mg/4〜6時間ごと			徐脈，房室ブロック，心不全など	他薬による頻脈抑制

肺水腫，心不全や体液の貯留がある場合にはフロセミドやカルペリチドを併用する
文献1より転載

表3 高血圧緊急症における一般的な降圧目標

初めの1時間以内	平均血圧で25%以内の降圧
次の2〜6時間	・160/100〜110 mmHgが目標 ・血圧低下に伴い臓器の虚血症状が出現したら目標血圧に至らなくとも中止
目標血圧到達後	内服薬開始，注射薬漸減・中止

160/100 mmHg以上で発症しやすい．**高血圧性脳症は直ちに降圧治療が必要であるのに対して，脳卒中の急性期は，緊急降圧は通常行わないためそれぞれの鑑別は重要となる．高血圧性脳症はあくまで除外診断であり，CTのみで脳卒中を除外してはいけない．**今回のMRIでの異常所見は，降圧治療にて改善したことから，PRES（reversible posterior leukoencephalopathy syndrome）であったと判断した．

2 薬を選ぶときに考えること

2014年に発行された高血圧治療ガイドライン（JSH2014）では，**高血圧性脳症の降圧薬とし**

てニカルジピン，ジルチアゼム，ニトロプルシドが記載されている．脳卒中が否定され，頭蓋内圧亢進症状がないことを確認後，ほとんどの高血圧緊急症において使用でき，かつジルチアゼムより降圧効果の高いニカルジピンを0.5μg/kg/分から開始し，最初の2～3時間で25％程度の降圧がみられるように投与を調節した．

●処方例
① ジルチアゼム（ヘルベッサー®）5μg/kg/分から持続静注　もしくは
② ニカルジピン（ペルジピン®）0.5μg/kg/分から持続静注

2. 高血圧性急性左心不全における使い分け

症例2：高血圧性急性左心不全

72歳男性　高血圧，脂質代謝異常，陳旧性心筋梗塞（前壁）既往あり．10日前から怠薬をするようになり，1週間前からの咳，5日前から労作時呼吸困難，入院前日には起座呼吸となったため，救急車にて来院．1カ月前の心臓エコーでは，左室駆出率（EF）が52％であった．来院時意識は清明．血圧220/120 mmHg，心拍数110回/分 整，心電図は胸部誘導でQSパターンを示したが，前回から変化はなかった．採血でも心筋逸脱酵素の上昇なかった．頸静脈怒張，肺野にwheezeとcrackles，心音ではⅢ音，Ⅳ音聴取あり，下腿浮腫は認めなかった．怠薬による急性左心不全を伴う高血圧緊急症と判断し，フロセミド20 mgの静注およびニトログリセリン5μg/kg/分から開始した．

■ 薬を選ぶときに考えること

肺水腫を生じた高血圧性急性左心不全は直ちに治療を開始しなければならない．JSH2014では，ニトロプルシド，ニカルジピン，ニトログリセリンが使用される．効果発現が早くかつ後負荷とともに静脈系も拡張させ前負荷を軽減させるニトロプルシドが理論的に好ましいが，添付文書上の適応がなかったことに加え使用経験が少なかったため選択しなかった．ニカルジピンも有用であるが，既往に陳旧性心筋梗塞が合併していたことから，降圧効果はやや弱いものの，虚血性心疾患に伴う場合は有用であるニトログリセリンを選択した．**急性冠症候群に重症高血圧が合併していれば，降圧とともに心筋酸素需要量の減少，冠血流量の増加を図る目的でニトログリセリンは第一選択**となる．肺うっ血が強い場合にはフロセミドに加えてカルペリチド（αHANP製剤）を併用することがある．明確な降圧目標は設定されていないが，症状ならびに肺水腫の推移をみながら，通常収縮期血圧が前値の10～15％程度に低下するよう治療を行う．

●処方例
① ニカルジピン（ペルジピン®）0.5 μg/kg/分から持続静注　単剤もしくは併用
② ニトログリセリン（ミリスロール®）5 μg/kg/分から持続静注
③ ニトロプルシド（ニトプロ®）0.25 μg/kg/分から持続静注
④ ①もしくは②に加えてフロセミド（ラシックス®）20 mgを適宜静注

研修医へのためのちょっとしたコツ
●高血圧，大動脈弁狭窄（AS）を合併した心不全管理について
近年AS合併の心不全が増加しており，心不全では左室収縮機能低下と肺うっ血を伴うことが多い．ASによる急性心不全は狭窄による左室負荷増大に伴う左室駆出率の低下および左室拡張末期圧の上昇に起因しており，薬物治療に限界がある．研修医の先生は，急性心不全・肺水腫→硝酸薬と反射的に使用してしまう節があるが，**心不全をみたら必ずASがないか聴診**し，心臓エコーで再確認を行ってほしい．経験的には，BIPAPを装着して陽圧をかけると，血圧も下がることもあるが降圧が必要なときは，**硝酸薬を少量から慎重に投与**する．理由は，前負荷をとるため急激な血圧低下が起こり，ショックになる可能性があるからである．収縮機能低下の場合は，低用量のドブタミンとともに使用することもある．

●ポイント
・心不全をみたら必ずASがないか聴診し，できれば心臓エコーで再確認し狭窄の程度の評価を行う．
・ASの心不全時に硝酸薬を使用する場合は，必ず少量から慎重に投与する．通常量で開始するとショックになる場合がある．

3. 代表的疾患における降圧目標

① 高血圧性脳症
　最初の2〜3時間で平均血圧が25％程度の降圧を目標とする．
② 肺水腫を伴う高血圧性急性左心不全
　高血圧緊急症の目標レベル160/100 mmHgに準ずる．
③ 重症高血圧を伴う急性冠症候群
　収縮期血圧140 mmHg未満を目標とする．
④ 大動脈解離
　Stanford A型では緊急手術，B型では降圧療法が中心とした内科的治療を行う．収縮期血圧を100〜120 mmHgが一般的目安になる．
⑤ 脳卒中急性期
　脳卒中急性期には，積極的な降圧療法は行わないことが原則である．JSH2014では，超急性期，急性期，慢性期にそれぞれ降圧対象，降圧目標がある（表4）．
⑥ 加速型－悪性高血圧
　最初の24時間の降圧は拡張期血圧100〜110 mmHgまでに留める．

表4 脳血管障害を合併する高血圧の治療

		降圧治療対象	降圧目標	降圧薬
超急性期（発症24時間以内）	脳梗塞 発症4.5時間以内	血栓溶解療法予定患者[*1] SBP＞185 mmHgまたは DBP＞110 mmHg	血栓溶解療法施行中および施行後24時間 ＜180/105 mmHg	ニカルジピン，ジルチアゼム，ニトログリセリンやニトロプルシドの微量点滴静注
	発症24時間以内	血栓溶解療法を行わない患者 SBP＞220 mmHgまたは DBP＞120 mmHg	前値の85〜90％	
	脳出血	SBP＞180 mmHgまたは MBP＞130 mmHg SBP 150〜180 mmHg	前値の80％[*2] SBP 140 mmHg程度	
	くも膜下出血（破裂脳動脈瘤で発症から脳動脈瘤処置まで）	SBP＞160 mmHg	前値の80％[*3]	
急性期（発症2週以内）	脳梗塞	SBP＞220 mmHgまたは DBP＞120 mmHg	前値の85〜90％	ニカルジピン，ジルチアゼム，ニトログリセリンやニトロプルシドの微量点滴静注または経口薬（カルシウム拮抗薬，ACE阻害薬，ARB，利尿薬）
	脳出血	SBP＞180 mmHgまたは MBP＞130 mmHg SBP 150〜180 mmHg	前値の80％[*2] SBP 140 mmHg程度	
亜急性期（発症3〜4週）	脳梗塞	SBP＞220 mmHgまたは DBP＞120 mmHg SBP 180〜220 mmHgで頸動脈または脳主幹動脈に50％以上の狭窄のない患者	前値の85〜90％ 前値の85〜90％	経口薬（カルシウム拮抗薬，ACE阻害薬，ARB，利尿薬）
	脳出血	SBP＞180 mmHg MBP＞130 mmHg SBP 150〜180 mmHg	前値の80％ SBP 140 mmHg程度	
慢性期（発症1カ月以後）	脳梗塞	SBP≧140 mmHg	＜140/90 mmHg[*4]	
	脳出血 くも膜下出血	SBP≧140 mmHg	＜140/90 mmHg[*5]	

SBP：収縮期血圧，DBP：拡張期血圧，MBP：平均動脈圧
*1 血栓回収療法予定患者については，血栓溶解療法に準じる．
*2 重症で頭蓋内圧亢進が予想される症例では血圧低下に伴い脳灌流圧が低下し，症状を悪化させるあるいは急性腎障害を併発する可能性があるので慎重に降圧する
*3 重症で頭蓋内圧亢進が予想される症例，急性期脳梗塞や脳血管攣縮の併発例では血圧低下に伴い脳灌流圧が低下し症状を悪化させる可能性があるので慎重に降圧する
*4 降圧は緩徐に行い，両側頸動脈高度狭窄，脳主幹動脈閉塞の場合には，特に下げすぎに注意する．ラクナ梗塞，抗血栓薬併用時の場合は，さらに低いレベル130/80 mmHg未満をめざす
*5 可能な症例は130/80 mmHg未満をめざす
文献1より転載

4. 各種薬剤の特徴

わが国では，降圧薬としての注射薬としてカルシウム拮抗薬であるニカルジピンとジルチアゼム，ならびに硝酸薬であるニトログリセリンが多く使用されている．

1 ニカルジピン

ほとんどの緊急症に適応があり，降圧目的で使用されるカルシウム拮抗薬のなかでも最もよく使用されている．**主な作用は動脈系を拡張**することである．2011年6月の添付文書改訂で，頭蓋内出血および脳卒中急性期で頭蓋内圧亢進している患者はニカルジピンの使用禁忌から慎重投与に変更されており，改訂前より使用はしやすくなっている．副作用では，血管拡張作用が強いた

表5　第一世代カルシウム拮抗薬の特徴

一般名 (商品名)	ニカルジピン (ペルジピン®)	ジルチアゼム (ヘルベッサー®)	ベラパミル (ワソラン®)
心筋収縮力抑制作用	−	+−	++
血管拡張	++	+	−
洞結節機能抑制	−	+	++
房室伝導抑制	−	+	++

め反射性頻脈（0.1〜5％未満）をきたすことがある．また原液で末梢から投与すると静脈炎（頻度不明）をきたすことがあり，希釈して使用するとよい．

2 ジルチアゼム

　急性心不全を除くほとんどの緊急症に適応がある．**房室伝導抑制作用**をもつことから，添付文書では2度以上の房室ブロック，持続性徐脈（50回/分未満），洞停止，洞房ブロックなどの洞不全症候群では禁忌である．また**重篤なうっ血性心不全には心不全症状を悪化させる可能性**があり禁忌となっており，中〜軽度のうっ血性心不全には慎重投与となっている．

　カルシウム拮抗薬同士の違いは表5を参考にするとわかりやすい．

3 ニトログリセリン

　強力な静脈および冠動脈拡張作用があり，急性冠症候群で有用である．しかし，抵抗血管の拡張作用が弱いことから，**降圧のためには，高用量を要する**．使用上の注意は，塩化ビニル製の輸液セットに吸着するので専用の輸液セットが必要であることである．また連用による薬剤耐性化の問題があるので，不用意に長期連用にしない．

4 ニトロプルシド

　JSH2009と今回改訂になったJSH2014ともにほとんどの緊急症に適応があると記載されているものの，手術時の異常高血圧の緊急処置にしか保険適用がなく，実際の臨床現場ではほとんど使用されていない．

5 ヒドララジン

　適応はほとんど子癇に限られる．作用時間が長く，降圧の予測がつきづらい．副作用に頭蓋内圧を上昇させる問題がある．

おわりに

静注できる降圧薬の使い分けのコツとしては，ガイドラインを理解しつつ，**個々の病態にあった薬剤を選択**することが大事であろう．治療においては，ただ単に異常に高くなった血圧をコントロールすることのみにとらわれることなく，その患者の病態を的確に把握し，**合併症や臓器障害を進行させないように迅速かつ適切に行うことが重要**である．

文献・参考文献

1) 「高血圧治療ガイドライン2014」（日本高血圧学会高血圧治療ガイドライン作成委員会/編），ライフサイエンス出版，2014
2) Kaplan NH：Hypertensive crises.「Clinical Hypertension（9 th ed）」，pp. 311-324, Lippincott Williams & Wilkins, 2006
3) Rosei EA, et al：European Society of Hypertension Scientific Newsletter：treatment of hypertensive urgencies and emergencies. J Hypertens, 24：2482-2485, 2006
4) 「日本高血圧学会専門医取得のための高血圧専門医ガイドブック 改訂第3版」（日本高血圧学会/編），診断と治療社，2014

プロフィール

北川　泉（Izumi Kitagawa）
湘南鎌倉総合病院総合内科　部長
専門：総合内科
もし診断につまずいたら，患者さんのところにくり返し行ってください．答えは必ずベッドサイドにあります．「If you listen carefully, The Patients is telling you the diagnosis」

梶波康二（Kouji Kajinami）
金沢医科大学病院循環器内科学　教授
専門：循環器内科
All for one, and one for allの精神で医療チームを育てたいと考えています．

第2章 循環器系

3. 抗不整脈薬の使い方を教えてください

松下達彦

Point

- 心房細動発症から48時間以内であっても血栓のリスクはあると心得る
- 心房細動の原因を考えることは治療をする意味でも重要である
- 抗不整脈薬の陰性変力を熟知しておくことが重要である
- おのおのの抗不整脈薬の副作用，禁忌を熟知すること

はじめに

抗不整脈薬の使い方はおそらく研修医諸君にとっては苦手な分野だと思う．

その理由として，効果や副作用がダイレクトに出る点．そしてその副作用が致死的にもなりうる点があげられる．

ここでは発作性心房細動という一般医が最も多く遭遇する疾患についてどのように対処すべきか（図）をたどりながら，抗不整脈薬の作用，副作用，使い方を学んでもらうことにする．

症例

救急室にて53歳の男性が動悸で来院．心電図を施行したところ心房細動であった．

1. バイタルの確認

ショックで意識がなければ心房細動であれ，除細動であれカルディオバージョンを行ってよい．ここで迷うことはないだろう．ただ，意識がclearなショックバイタルに関しては，少し考える．末梢が冷たければ，代償により血圧もしくは脳血流を保っているということであるが，カルディオバージョンを行うためにはセデーションを行うということになり，これにより血行動態を悪化させる危険性があるからである．個人的にはプロポフォール（ディプリバン®）が，半減期が短く使いやすいが，保険上許されていない．

しかし，かといって薬物による除細動においても血圧は下がる可能性があり，悩ましいところである．それゆえ，薬剤の半減期を知っていることが重要なのである（表1）．除細動に，どちらを選択するかは，医師の"慣れ"，病院自体としての慣習，なども大きく左右するといえる（個人的には，何度も起こしている心房細動で，24時間以内，梗塞の既往がなく，心房径が40 mm以

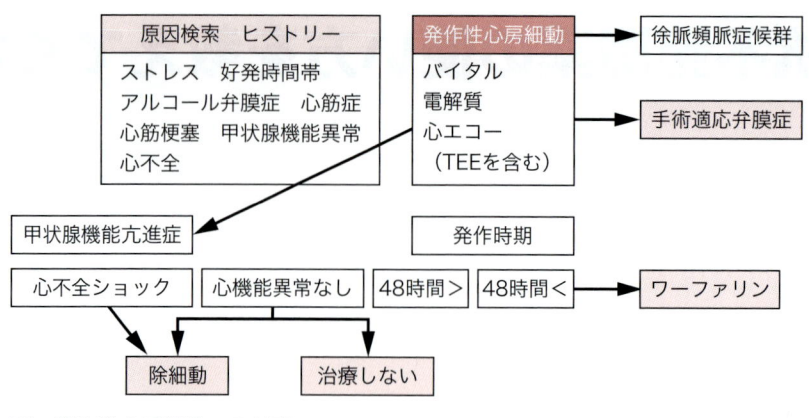

```
                         ┌─────────────┐
原因検索 ヒストリー       発作性心房細動  ──→ 徐脈頻脈症候群
ストレス 好発時間帯       バイタル
アルコール弁膜症 心筋症   電解質
心筋梗塞 甲状腺機能異常   心エコー        ──→ 手術適応弁膜症
心不全                    （TEEを含む）
         ↓
   甲状腺機能亢進症              発作時期
   ↓        ↓         ↓           ↓
心不全ショック 心機能異常なし 48時間＞ 48時間＜ ──→ ワーファリン
   ↓          ↓
  除細動    治療しない
```

図　発作性心房細動への対応
TEE：経食道心エコー

表1　各抗不整脈薬の特徴

抗不整脈薬	排泄経路（%）	半減期(時間)	陰性変力	洞調律への影響	PQ	QRS	その他の心外副作用
プロカインアミド	肝臓40 腎臓60	3〜5	少ない	→	↑	↑	SLE様症状
ジソピラミド	肝臓40 腎臓60	2	あり	→	↑↓	↑	抗コリン作用
シベンゾリン	肝臓20 腎臓80	1.5	あり	→	↑	↑	低血糖
ピルメノール	肝臓30 腎臓70	1.0〜1.5	あり	↑	↑	↑	頭痛・便秘
アプリンジン	肝臓100 腎臓0	2〜4	少ない	→	↑	↑	肝機能障害，振戦
リドカイン	肝臓90 腎臓10	13分	少ない	→			意識障害，痙攣
メキシレチン	肝臓90 腎臓10	8〜16	少ない	→			消化器症状
プロパフェノン	肝臓90 腎臓10	2〜10	あり	↓	↑	↑	ふらつき
ピルシカイニド	肝臓5 腎臓95	4〜5	少ない	→	↑	↑	めまい
フレカイニド	肝臓40 腎臓60	12〜27	あり	→	↑	↑	ふらつき

SLE：systemic lupus erythematosus（全身性エリテマトーデス）
PQ，QRS：心電図所見

下，プレショックの状態で，ジギタリスを飲んでいなければ，カルディオバージョンの方が勝負は早く，副作用も少ないと思う）．

●ポイント
①48時間以内であっても血栓のリスクはあると心得る．
②カルディオバージョンのリスクには薬物による除細動のような催不整脈作用，抗コリン作用，陰性変力がない．

2. 病歴聴取と心エコー

　バイタルが安定していればモニター酸素, ルート, 身体所見をとりながら病歴聴取を行う. 心房細動を起こした原因, リスクを考えるためである. 徐脈頻脈症候群の疑いがあれば後のフォローアップがより重要になる.

　また心エコーも（たとえ夜間でも）行い, 弁膜症, 心筋梗塞の既往, 心筋症などの検索を行う. この場合は陰性変力の強い薬をできる限り避けることにする.

　陰性変力の少ないプロカインアミド（アミサリン®）, ピルシカイニド（サンリズム®）, アプリンジン（アスペノン®）などを使用することができるかもしれない.

●ポイント
① 心房細動の原因を考えることは治療をする意味でも重要である.
② 抗不整脈薬の陰性変力を熟知しておくことが重要である.

3. 薬物による除細動

　では心エコーで問題ない場合はどのように除細動をするだろうか？
　甲状腺疾患ではない自信があれば, レートコントロールをまず行う〔これはジルチアゼムが最も使いやすい〕. これは1対1の心房粗動を起こすのを予防するためと, 抗コリン作用によりさらに心拍数が上昇するのを防ぐためである.

❶ プロカインアミド（アミサリン®）

　その後, アミサリン®, リスモダン®P, シベノール®などを使うことになる.
　個人的にはアミサリン®をよく使う. 切れのよい感じはなく, どうしても止めなければならないのでなければ, 期待せずに投与して, だめでも様子をみるくらいでちょうどよい. 副作用として薬剤性ループスが有名ではあるが1度や2度の静脈投与で起こるものではない.
　200 mgを生理食塩液100 mLに溶解し30分で落として待つが落としている間に洞調律に戻るのは稀.

❷ ジソピラミド（リスモダン®P）

　リスモダン®Pは最もよく使われるが, 陰性変力と抗コリン作用がある. 切れはアミサリン®よりもよい.
　50 mgをゆっくり5分かけて静注する.

❸ シベンゾリン（シベノール®）

　シベノール®は最も切れがよい. 腎臓で排泄されるため腎不全の人には慎重に使う.
　75 mg（1.5 mg/kg）をゆっくり静注しているうちに心房細動が止まる経験をよくする.

表2　ACC/AHA/ESCの心房細動ガイドラインにおけるclass Ⅲの項目

- 発作性心房細動の心拍数調節の治療に関してジギタリスのみを用いるべきではない
- 薬物療法を試みる前に房室結節のカテーテルアブレーションは行うべきでない
- 非代償性心不全と心房細動を有する患者に非ジヒドロピリジン系カルシウム拮抗薬を注射することは心不全の悪化を招くため勧められない
- 心房細動を伴うWPW（Wolff-Parkinson-White）症候群患者にジギタリスおよび非ジヒドロピリジン系カルシウム拮抗薬を静注することは心拍数をかえって増加させるので勧められない
- ジゴキシン，ソタロールを用いて薬理学的除細動は勧められない
- 心房細動の洞調律化目的に外来でキニジン，プロカインアミド，ジソピラミド，ドフェチリドの投与を開始するべきではない
- 抗不整脈薬の予防投与にもかかわらず，電気的除細動を比較的短い時間でくり返すことは勧められない
- ジギタリス中毒もしくは低カリウム血症の患者に対するカルディオバージョンは禁忌である
- 抗不整脈薬による催不整脈作用が懸念される場合はその薬物を長期投与してはならない
- 急性心筋梗塞中の心房細動にⅠc群抗不整脈薬を用いることは勧められない
- 心房細動を呈する閉塞性肺疾患患者にテオフィリンおよびβ遮断薬，ソタロール，プロパフェノンおよびアデノシンを投与することは勧められない

文献1を参考に作成

● ポイント

① おのおのの抗不整脈薬の副作用，禁忌を熟知すること．
② 禁忌事項はしっかり覚えておく（表2）．

4. アミオダロンとリドカイン使用時の注意点

1 アミオダロン（アンカロン®）

　その副作用ゆえ日本では敬遠され気味な抗不整脈薬ではあるが，最近は循環器専門医を中心に使われはじめている．心室性頻拍に対して有効であるが，実は最も除細動の力が強い．
　多くのカリウムイオンチャネル抑制作用に加えてナトリウムイオンチャネル抑制，カルシウムイオンチャネル抑制，αβ受容体抑制作用を有する．
　ほかのⅢ群に比べてTdP（torsades de pointes）の発生が少ない．
　間質性肺炎，甲状腺機能障害，肝機能障害などの心外副作用に注意が必要である．

2 リドカイン（キシロカイン®）

　心室性頻拍と思われるwide QRS tachycardiaがあれば，リドカイン100 mgゆっくり静注で投与してよい．ただしカルディオバージョンを行う場合はこの効果を減少させる．
　また心筋梗塞後に心室性期外収縮が多発するとき，予防的にリドカインを持続投与することもある．実際どれほど効いているかは定かではないが，無難な方法といえる．ただし，持続リドカインで意識障害が起こったりと副作用もあり，注意が必要である．
　カルディオバージョン以外の方法で，心室性頻拍を止めたいのなら副作用を差し引いてもアミオダロンの方が効果あると考える．
　心房細動の除細動も含め，以前は副作用の点で敬遠されてきたアミオダロンも最近は日本でも使われる傾向にあると思われる．

Advanced Lecture

■ リズムコントロール vs レートコントロール
～慢性心房細動のリズムコントロールにエビデンスができている

　リズムコントロールとレートコントロールについての比較試験は多く行われているが，明らかにリズムコントロールがレートコントロールより勝るというエビデンスは出ていない[2〜4]．むしろ副作用のある分，リズムコントロールの方が入院率が多かったという．

　ただし，最新の報告からはリズムコントロールの効果も検討されはじめている[5]．

　リズムコントロールを行うとすれば，以下のようなrecommendがされている[6]．

- 器質的心疾患がなければⅠc，Ⅰa．
- 器質的心疾患がある場合はⅢ，アミオダロン（アンカロン®），もしくはソタロール（ソタコール®）を使う．

おわりに

　抗不整脈薬は多く存在するが，すべての医師がすべての薬を自由にあつかえるわけではない．教科書的な作用副作用を熟知したうえで，最初は上級医とともに，使い，使った感触などを自分のなかに蓄積していく必要がある．また，エビデンスをしっかりと把握したうえで，リスクとベネフィットのバランスを十分検討して使用することが大切である．よって，最終的には，例えば心房細動に関しては，2〜3種類の抗不整脈薬を使えればよいと考えている．

　心房細動は一般医でも多く遭遇する疾患で，広くその対処法が知られるべきものである．また研修医はこの疾患を克服することで，かなり抗不整脈薬に対しての造詣を深めることになると思う．

文献・参考文献

1) ACC/AHA/ESC practice Guidelines. Circulation, 114：700-752, 2006
2) Wyse DG, et al：A comparison of rate control and rhythm control in patients with atrial fibrillation. N Engl J Med, 347：1825-1833, 2002
　↑AFFIRM試験
3) Van Gelder IC, et al：A comparison of rate control and rhythm control in patients with recurrent persistent atrial fibrillation. N Engl J Med, 347：1834-1840, 2002
　↑RACE試験
4) Ogawa S, et al：Optimal treatment strategy for patients with paroxysmal atrial fibrillation：J-RHYTHM Study. Circ J, 73：242-248, 2009
5) Kirchhof P, et al：Short-term versus long-term antiarrhythmic drug treatment after cardioversion of atrial fibrillation（Flec-SL）：a prospective, randomised, open-label, blinded endpoint assessment trial. Lancet, 380：238-246, 2012
6) Lip GY & Tse HF：Management of atrial fibrillation. Lancet, 370：604-618, 2007

プロフィール

松下達彦（Tatsuhiko Matsushita）
済生会滋賀県病院総合内科
ジェネラリズムは患者を思う心と，疑問をもつ心．すなわち探救心によってつくられます．疑問をもったらいつでも連絡ください．

第2章 循環器系

4. 静注で使用するカテコラミンの使い分けを教えてください

若竹春明, 藤谷茂樹

Point

- カテコラミンの種類およびおのおのの薬理作用を理解する
- カテコラミンの合併症を知る
- 敗血症の際のカテコラミン使用方法を把握する

はじめに

　本稿では，カテコラミンに関する一般的薬理作用，各薬剤の特徴，実際の使用方法について解説する．

　医療現場でカテコラミンを使用するケースは，臓器への血流分配不全を起こす低血圧，いわゆる「ショックバイタル」である．その定義は，①通常の収縮期血圧より30 mmHg以上低下，② MAP (mean arterial pressure：平均動脈圧) が60 mmHgを欠く，のいずれかである．これらに対して，適切なカテコラミンを選択する必要性があるとともに，ショックの鑑別を迅速に考え，原因治療を並行して行い，適正な循環血液量を保つことが，何より前提となる．

症例

　35歳 男性，救急外来より敗血症性ショックと診断され，ICUに入室された患者．外来から3L近くの大量輸液を行われているが，MAP 60 mmHg程度と血圧保持が困難な状況．救急外来よりドパミンが10γにて投与されている．
　Q. 今後の輸液，カテコラミン対応の方針は？

1. 各受容体の生理学

　血管収縮に直接関与するアドレナリン受容体はα_1，β_1，β_2受容体が存在し，ほかにドパミン受容体が存在する（表）．

1 αアドレナリン受容体

　αアドレナリン受容体（以下，α_1受容体）は血管壁に存在し，主に血管収縮を発生する．
　α_2受容体はカテコラミンの作用上あまり意義をもたないが，消化管平滑筋を弛緩させる作用を有する．

表 カテコラミンの作用

受容体	α₁	β₁	β₂	ドパミン	臨床作用のまとめ
存在部位	血管	心臓	血管・気管支	腎・内臓血管など	CO：心拍出量
作用	血管収縮	心収縮力増強 心拍数増加	拡張	血管拡張	SVR：末梢血管抵抗
DOA 1〜5γ	−	+	+	++	腎血流増加，尿量増加
5〜10γ	+	++	+	++	CO↑，SVR↑
10γ〜	++	++	+	++	CO↑，SVR↑↑
DOB	+	+++	++	−	CO↑，SVR→or↓
Nor	+++	+	−	−	CO→or↑，SVR↑↑
Epi 低用量	++	+++	++	−	CO↑↑，SVR→
高用量	+++	+++	++	−	CO↑↑，SVR↑
Isopro	−	+++	+++	−	CO↑，SVR↓

DOA：ドパミン，DOB：ドブタミン，Nor：ノルアドレナリン，Epi：エピネフリン，Isopro：イソプロテレノール，CO：cardiac output，SVR：systemic vascular resistance

2 βアドレナリン受容体

βアドレナリン受容体（以下，β₁受容体）は主に心臓に存在し，心陽性変力作用（心収縮力増強）と陽性変時作用（心拍数増加）を有する．

β₂受容体は血管壁や気管支に存在し，ともに拡張作用をもたらす．

3 ドパミン受容体

ドパミン受容体（以下，D受容体）は，腎，内臓，冠動脈，脳のおのおのの血管に存在し，血管拡張を起こす．

2. 各薬剤の特徴，使用方法

1 ドパミン

1）性質

内因性カテコラミンであり，体内では神経伝達物質として働くほか，ノルアドレナリンの前駆物質ともなる．75％はモノアミン酸化物質（MAO）で代謝，25％はノルアドレナリンに変化する．薬理作用は，**用量依存性**にさまざまな受容体を活性化させることで役割が異なる．ゆえに，受容体作用を意識した用量投与を行うことが必要である．

2）用量に応じた作用機序

各作用機序を引き起こす用量設定は厳密には個人差が生じるため，**低用量，中等量，高用量を明確に分けることはできない**．ここに記載した用量は，あくまで概念的な内容であることをご理解いただきたい．

- 低用量〔1〜5γ（μg/kg/分）〕は，腎，内臓，脳血管，冠動脈に存在するD受容体に作用し，各血管を拡張し血流増加を起こす．腎血流量や糸球体濾過量を増加させ尿量を増やすが，臨床的意義は証明されていない．低用量使用下では，血圧低下を起こす可能性もある．

- 中等量（5〜10γ）は，心臓のβ₁受容体を刺激し，心筋収縮力や心拍数を増加する．一方，末梢血管に存在するβ₂受容体を刺激し，血管拡張を起こす．総合的に心拍出量増加が主な作用となる．また，α₁受容体を軽度刺激し，SVR（systemic vascular resistance：末梢血管抵抗）を増加させMAPが上昇する．
- 高用量（10γ以上）では，α₁受容体を刺激し，血管収縮を起こしSVRを増加させる．しかしながら，ドパミンのα₁受容体刺激による血管収縮作用は，ノルアドレナリンと比べると弱い．β₁受容体刺激による心拍出量増加，心拍数増加も発生する．

3）投与量と投与方法

0.1％，0.3％，0.6％製剤のプレフィルドシリンジ製剤，パック製剤と2％アンプル製剤がある．0.3％製剤（例プレドパ® 600 mg/200 mL製剤）が使われることが多く，体重50 kgの低血圧患者に対して3〜5γを目標とし，3〜5 mL/時にて投与を開始する．

4）副作用

多いものは，頻脈性不整脈および血管外漏出の際に発症しやすい組織壊死である．

5）ドパミンの問題点と今後の展望

ドパミンは，健常者や敗血症モデルの動物実験では，腎血流量が選択的に増加することが証明されている．しかしながら，敗血症や他の重症患者での臨床的効果はほとんど証明されておらず，ときには害になるという報告もある[1,2]．現在，急性腎障害や腸管虚血を治療するために低用量ドパミンを決まって使用することは推奨されない．

SSCG（Surviving Sepsis Campaign Guideline）2012[3]でも，ドパミンはごく限定された疾患群（例として頻脈性不整脈の危険性が低い患者や徐脈の患者）でしかノルアドレナリンの代替薬として選択されなくなった．理由は，ドパミンはノルアドレナリンに比べ，頻脈性不整脈を増加させることが問題点とされている．臨床試験でも，心原性ショックでは死亡率が有意に高かったSOAP II trial[4]や，2012年に発表された比較メタ解析[5]でもドパミン使用群で有意な死亡率上昇が報告されている．

以上から，今後ドパミンが使用される機会は臨床実地において激減する可能性が高い．

2 ドブタミン

1）作用機序

合成カテコラミンであり，**血管拡張を起こしながら強心作用を示す薬剤**である．β₁受容体刺激による陽性変力・陽性変時作用を発生し，心拍出量を増加させる．また，α₁やβ₂受容体にも多少作用し，血管拡張を起こす．そのため，心拍出量は増加するが，血管拡張作用により血圧は変動しないか軽度低下する．

重症の難治性心不全や心原性ショックといった心拍出量低下を認める症例が適応となる．低血圧が発生しうるため，敗血症では決まって使用される薬剤ではない．ドパミンと異なり，用量依存性に作用が変化することはない．

2）投与量と投与方法

0.1％，0.3％のパック製剤，0.3％，0.6％のプレフィルドシリンジ製剤，2％アンプル製剤がある．ドパミンと同様，0.3％製剤（例：ドブトレックス® 600 mg/200 mL製剤）を使うことが多く，3〜10γを目標とし，3〜10 mL/時で投与する．

3）副作用

主な副作用は，頻脈と心室性期外収縮である（**3．起こりうる合併症**参照）．また，肥大型心筋症の患者では使用禁忌である．

3 ノルアドレナリン

1）作用機序

内因性カテコラミンであり，α_1とβ_1受容体の両方に作用し，特にα_1作用が強い．そのため，陽性変力・陽性変時作用による**心拍出量増加は軽度ながら，一方で強力な血管収縮作用が生じる**．血管拡張を起こすβ_2受容体刺激作用がなく，血圧上昇は強力である．

本薬剤は，敗血症性ショックでの使用が最も多く，ほかにもアナフィラキシーショックや神経原性ショックでも使用される．

2）投与量と投与方法

本薬剤は 1 mg/mL のアンプル製剤のみ存在する．当院では，5 mg を生理食塩液 45 mL に混注（計 50 mL）し，3 mL ～ 10 mL（0.1 γ ～ 0.3 γ）を目安に初期投与を行う．敗血症性ショックでは 0.1 ～ 0.6 γ が有効な投与速度とされるが，場合によってはさらに高用量の投与量を必要とすることもある[6]．

3）副作用

主に，血管外漏出に伴う局所組織壊死，全身血管収縮に伴う臓器機能悪化があげられる．

4 エピネフリン

1）作用機序

内因性カテコラミンで，強力なβ_1受容体活性と中等度のβ_2，α_1受容体作用を有する．本薬剤の低用量投与は，β_1作用による陽性変力・陽性変時作用により，心拍出量増加を起こす．その一方，α_1作用による血管収縮がβ_2作用による血管拡張を相殺する．α_1作用は用量依存的に働き，より高用量の投与で優位となり，心拍出量増加に加え SVR も増加させる．

臨床上，心肺蘇生やアナフィラキシー治療などで多く使用される．

2）投与量と投与方法

原則的に単発投与が基本で，持続投与は稀である．持続投与では，ボスミン® 10A（10 mg）/5％ブドウ糖溶液 100 mL を 1 ～ 10 mL/時（0.03 ～ 0.3 γ）にて投与する．

3）副作用

頻脈性不整脈や，臓器還流障害，局所組織障害などさまざまな合併症を起こす．

5 バソプレッシン

1）作用機序

本薬剤は，尿崩症や食道静脈瘤の管理に使用される ADH 類似物質である．

臨床上，エピネフリンの代用薬として心肺蘇生の場面で使用される．また，敗血症性ショックに対して，ノルアドレナリンとの併用は生存率に影響しないものの，安全に投与可能であることが 2008 年の VASST 研究でも証明されている[7]．

2）投与量と投与方法

心肺蘇生時は，初回と 2 回目のアドレナリン投与の代わりに，バソプレッシン 40 単位の静脈もしくは骨髄投与が代用することが可能である．

また，敗血症性ショックの際の推奨投与量は，0.01〜0.04単位/分である．われわれの施設では，1A（20単位/mL）を生理食塩液で希釈し計20 mLとし，0.5 mL/時（0.008単位/分）から開始，徐々に投与量を増やし，2 mL/時（0.033単位/分）で使用している．

3）副作用
合併症として，狭心症や腸管虚血，末梢循環不全からの皮膚壊死に注意する．

6 イソプロテレノール
本薬剤は，主に陽性変力・陽性変時作用をもたらす．β_1受容体に作用するが，ドブタミンとは異なり，著明な陽性変時作用をもたらす．一方，β_2受容体に高い親和性を示し，血管拡張を起こし，MAPを減少させる．

その結果，適応は徐脈からくる低血圧患者に限られる．

3. 起こりうる合併症

1 低還流
カテコラミンの過剰投与や不適切な循環血液量持続は，各臓器の還流異常をつくり出す．腎血流量低下による急性腎障害，内臓還流障害での胃・肝障害，腸管虚血，腸管細菌叢の菌交代現象による菌血症，また末梢動脈疾患を有する患者では急性下肢虚血を起こし，四肢末端の壊死発生の危険性が増す．

しかし，臨床上は上記合併症を考慮しながらも，カテコラミンを使用したMAP維持は，MAPが低下するよりも，腎・内臓血流量を維持するのにより効果的と考えられている．

2 催不整脈作用
多くのカテコラミンが，β_1受容体を刺激することにより，強力な陽性変時作用を起こす．洞性頻脈が最も一般的であるが，心房細動やPSVT（paroxysmal supraventricular tachycardia：発作性上室頻拍），心室性不整脈の危険性を高める．これらの脈拍変化が薬剤の最大投与量を規定し，β_1作用の少ない薬剤に変更する必要性がある．強力なβ_1受容体刺激作用を有する，ドパミン，ドブタミンやエピネフリンで発症しやすい．

3 心筋虚血
β_1受容体刺激による陽性変力作用は，心筋酸素消費量を増やす．結果，心筋が相対的虚血状態になり，狭心症や心筋梗塞を発生する可能性もある．

4 局所組織障害
カテコラミンが血管外漏出を起こすと，過剰な局所血管収縮が発生し，組織壊死を起こす．そのため可能な限り，カテコラミンは中心静脈からの投与が望ましい．もし浸潤が発生した場合，フェントラミン（レギチーン®5〜10 mgを生理食塩液10 mLに溶いて）を皮下注入する局所治療がある[8]．

5 高血糖

高血糖はインスリン分泌阻害により発生する．カテコラミンを使用する間，血糖モニタリング施行が望ましい．

6 薬剤相互作用と禁忌

カテコラミンのなかには，病状により使用困難なものがある．例えば，褐色細胞腫を有する患者では，カテコラミン使用が自律神経の過剰刺激を起こす危険性がある．また，ドブタミンは閉塞性肥大型心筋症では禁忌である．MAO阻害薬を投与される患者では，極端にカテコラミンに感受性が高く，非常に少量での投与が必要となる．また，すべてのカテコラミンは，アルカリ環境で不活化するため，炭酸水素ナトリウム（メイロン®など）のような薬剤との混注は禁忌である．

4. 実際の使用方法

1 敗血症性ショックにおける薬剤の選択

現在，カテコラミンにおいて生存率改善を示した比較臨床試験は存在しない．ゆえに，薬剤選択は作用機序をもとに考慮される．

敗血症の状況で腎臓などの臓器を保護する方法として最も効果的なのは，適切な循環血液量の維持の下，MAP 65 mmHg以上（可能であれば，MAP 70 mmHg以上）を目標とし，一方で過剰な血管収縮を避けることである．SEPSISPAM研究[9]は，敗血症性ショックの目標血圧をMAP65〜70 mmHgと80〜85 mmHgで比較している．本研究では両群間での死亡率の差は認めなかった．しかし，高めの血圧群では心房細動や急性心筋梗塞を多く認める一方，慢性高血圧患者において腎代替療法の必要性を少なくするという結果であった．本研究は検出力不足の問題などが指摘されており，目標血圧の見解にはさらなる臨床研究が待たれる．

2001年にRiversらが提唱したEGDT（図）[10]は，敗血症性ショックに対する十分な輸液を推奨した蘇生プロトコールである．近年のProCESS研究[11]やARISE研究[12]において，EGDTはその細部において改定が必要であることが示されている．しかし，敗血症の治療成績を向上させた重要な概念であるため，ここに記す．

SSCG2012では，初期はMAP 65 mmHgを目標として昇圧薬を用いることが推奨されており，昇圧薬のなかではノルアドレナリンが第一選択として推奨されている．目標血圧に到達が不十分な際，バソプレッシンが有効な可能性がある．低心拍出状態が疑われる場合には，ドブタミン投与も考慮する．

2 血行動態モニタリングの解釈について

われわれは，血行動態を前負荷，心収縮力，後負荷の3つの要素に分けて整理する必要がある．おのおのの要素に応じたカテコラミンの使用を常に検討する必要がある．

また血行動態を適正に維持するためには，血管内水分量を適切に評価することが不可欠である．過小および過剰輸液を避けることを意識し，カテコラミンを併用しながら目標血圧を保つというのが，現在推奨されている輸液戦略である．血管内水分量の指標として，血中乳酸値，平均動脈圧（MAP）や脈圧，中心静脈圧〔central venous pressure：CVP（CVPは初期輸液時のみに限

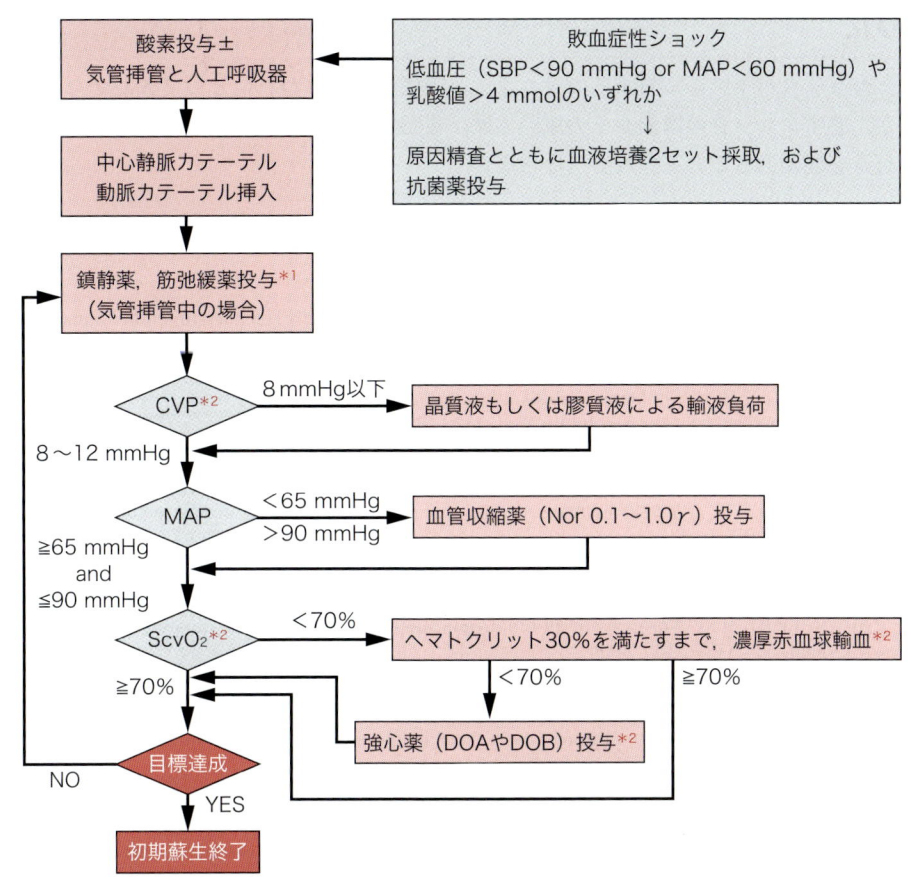

図　救命救急部門で最初の6時間に行う治療（EGDT）
＊1 現在は，筋弛緩薬使用はほとんど行われない
＊2 ProCESS研究，ARISE研究により，CVPやScvO₂といった目標設定，輸血や強心薬といった目標到達方法の有効性については疑問視されている
文献10より引用（ただし，敗血症性ショックに関する記述および注釈は著者により追加）

られる）〕，CO（cardiac output：心拍出量），SVV（stroke volume variation）などを測定し，おのおのの指標にて病態を把握する．

　一般的に，敗血症管理をはじめ末梢血管抵抗を直接的に示すものと考えられているSVRI値を慣習的に重視される施設もあるかもしれない．しかし，SVRやSVRIは計算上SVR＝80（MAP－CVP）/CO，SVRI＝SVR/BSA（body surface area：体表面積）で算出される値である．また，CO＝HR（心拍数）× SV（stroke volume：1回心拍出量）の計算式を踏まえると，SVRやSVRIはあくまでSVやMAP，CVPの数値により成立するものである．

　以上の理由から，われわれがモニタリングで重要視するべき項目は，平均動脈圧（MAP）や尿量，SVの推移，血中乳酸値やScvO₂測定があげられる．SVに関しては，心臓エコーを使用することでvolume statusの評価（適正体液量が保たれているか）が可能となる．

おわりに

　ショックバイタルに対するカテコラミンの使用はわれわれにとって欠かせない治療手段であるが，必ずショックの鑑別やその原因治療，また適正な循環血液量を維持する輸液調整を並行して行う必要があることを忘れてはならない．

文献・参考文献

1) Bellomo R, et al：Low-dose dopamine in patients with early renal dysfunction：a placebo-controlled randomised trial. Australian and New Zealand Intensive Care Society（ANZICS）Clinical Trials Group. Lancet, 356：2139-2143, 2000
2) Friedrich JO, et al：Meta-analysis：low-dose dopamine increases urine output but does not prevent renal dysfunction or death. Ann Intern Med, 142：510-524, 2005
3) Dellinger RP, et al：Surviving sepsis campaign：international guidelines for management of severe sepsis and septic shock：2012. Crit Care Med, 41：580-637, 2013
4) De Backer D, et al：Comparison of dopamine and norepinephrine in the treatment of shock. N Engl J Med, 362：779-789, 2010
5) De Backer D, et al：Dopamine versus norepinephrine in the treatment of septic shock：a meta-analysis＊. Crit Care Med, 40：725-730, 2012
6) Beale RJ, et al：Vasopressor and inotropic support in septic shock：an evidence-based review. Crit Care Med, 32：S455-S465, 2004
7) Russell JA, et al：Vasopressin versus norepinephrine infusion in patients with septic shock. N Engl J Med, 358：877-887, 2008
8) Peters JI & Utset OM：Vasopressors in shock management：Choosing and using wisely. J Crit Illness, : 4, 62, 1989
9) Asfar P, et al：High versus low blood-pressure target in patients with septic shock. N Engl J Med, 370：1583-1593, 2014
10) Rivers E, et al：Early goal-directed therapy in the treatment of severe sepsis and septic shock. N Engl J Med, 345：1368-1377, 2001
11) Yealy DM, et al：A randomized trial of protocol-based care for early septic shock. N Engl J Med, 370：1683-1693, 2014
12) Peake SL, et al：Goal-directed resuscitation for patients with early septic shock. N Engl J Med, 371：1496-1506, 2014

プロフィール

若竹春明（Haruaki Wakatake）
聖マリアンナ医科大学救急医学
2001年 北里大学卒．卒後，沖縄県立中部病院にて初期・後期研修を履修．2008年より，ICU専科研修のため上記施設に所属．

藤谷茂樹（Shigeki Fujitani）
東京ベイ浦安市川医療センター　センター長

第2章 循環器系

5. 心不全に対するフロセミドとカルペリチドの使い方を教えてください

谷川徹也

Point

- フロセミドやカルペリチドは左心不全における前負荷軽減のために使用する
- フロセミドは代表的な利尿薬であり，体液量を減らすことにより前負荷を軽減する
- カルペリチドは利尿作用と血管拡張作用をもち合わせ，2通りの機序で前負荷を軽減する

はじめに

フロセミド（ラシックス®）とカルペリチド（ハンプ®）は急性心不全の治療に頻用されるが，使用するためには病態生理と薬理作用の両者を理解し適切な使用が求められる．ここでは急性心不全の病態と薬理作用について概説し，実際の使い方について説明する．

症例

肥大型心筋症にてNYHA Ⅱ度の心不全を指摘されていた70代女性．アドヒアランスが悪く，内服薬を2カ月前より自己中断していた．来院2週間前より徐々に体重が増加し3日前から呼吸困難が出現したために救急車で来院した．来院時血圧135/73 mmHg，心拍数106回/分（整），体温36.3℃，呼吸数32回/分，SpO₂ 85％（室内気），頸静脈怒張と下腿浮腫を認め，X線では高度の肺うっ血が確認された．

酸素投与を行い，ニトログリセリン持続投与，非侵襲的陽圧換気（NPPV）を開始，さらにフロセミド投与，カルペリチド持続投与を行ったところ，利尿が得られ徐々に症状は改善した．

1. 心不全の病態生理

1 心不全で呼吸困難が出現するのはなぜか

日本循環器学会らが作成する急性心不全治療ガイドラインには「急性心不全とは心臓に器質的および/あるいは機能的異常が生じて急速に心ポンプ機能の代償機転が破綻し，心室拡張末期圧の上昇や主要臓器への灌流不全をきたし，それに基づく症状や症候が急性に出現，あるいは悪化した病態をいう」と定義されている[1]．心機能が低下すると臓器への灌流量が減るとともに，拍

出しきれなかった血液がうっ滞し，左室拡張末期圧が上昇する．このため肺毛細血管静水圧が上昇，結果的に肺水腫を起こし酸素交換ができなくなるため呼吸困難が出現する．

2 どのようなときにフロセミド・カルペリチドを使用するか？

前負荷を軽減し，肺うっ血を改善させるためには，静脈系に血液をプールする血管拡張薬，血管内ボリュームを減少させる利尿薬が有効である．フロセミドやカルペリチドはこの目的で使用される．

当然その適応は**前負荷が上昇しており，肺うっ血をきたしている場合**である．簡単にいえば「体液貯留があり，肺うっ血が強い場合」ということになる．右室梗塞で前負荷が下がっている場合や，すでに血圧が低下している場合などは臓器灌流不全を助長する可能性があり使用は勧められない．

2. フロセミドを使うときの考え方

1 フロセミドの使い方

フロセミドに代表されるループ利尿薬はヘンレのループの太い上行脚におけるNa-K-Cl交換系を阻害することにより強力かつすみやかな利尿作用が得られる．

本邦では静注用製剤（20 mg，100 mg）か内服製剤（20 mg，40 mg，4％細粒）が使用される．うっ血をきたしているときは腸の浮腫のため吸収が不十分になることが多く，初期投与は静脈注射で行い，内服薬に移行するのが一般的である．

初期投与は20 mg，もしくは40 mgから開始する．これで十分な利尿がつかなければ80 mg，160 mgと倍にして投与してよいが，臨床的には200 mg以上投与しても効果がなければ利尿がつかないことが多く，また大量のフロセミドの投与は腎機能の悪化，透析療法への必要性，ICUへの入室，院内死亡率が多いことなども報告されていることから[2]も，注意しながら使用する必要がある．なお，サイアザイド系利尿薬はフロセミドと同時に投与することにより利尿がみられることがある．

2 フロセミドの副作用

フロセミドの副作用としては脱水症，低ナトリウム血症，低カリウム血症，低カルシウム血症，耳毒性などがあげられる．脱水症は臓器灌流量を減らし，多臓器への悪影響を与えるため最も注意する必要がある．長期投与ではビタミンB_1欠乏（尿中への喪失による）もある．このときにはフロセミドの投与量を減らす，補液を行うなどの対処を行う．

低ナトリウム血症はもともと心不全のために起こっていることがあり，水分制限を行いながら治療を行っていく．低カリウム血症に対してはカリウム製剤の投与や，スピロノラクトン（アルダクトン®）の投与が有効である．スピロノラクトンはRALES試験でNYHA Ⅲ，Ⅳ群の患者で長期予後改善効果が認められており[3]，併用は理に適っている．

200 mgを超える高用量のフロセミドでは耳毒性があることも知っておきたい．耳毒性が生じる機序は明らかではないが，不可逆性の副作用であり，このような高用量を使う場合は毎日チェックするなどの配慮が必要である．

3 いつフロセミドを減量，中止するか

　フロセミドの目的は体液貯留の改善にあるので，症状が改善すれば減量を行いつつ，静注から同様量の内服に変更していく．利尿薬はうっ血を改善させるのが目的なので目的を達したら使用を中止したいところだが，実臨床では利尿薬の完全中止は難しいことが多い．また，同時にβ遮断薬，ACE阻害薬，スピロノラクトンなどの薬剤の併用も考慮する．

3. カルペリチドを使うときの考え方

1 カルペリチド（hANP）のもつ2つの作用

　カルペリチドは心房圧上昇の際に心房筋より生理的に分泌される心房性ナトリウム利尿ペプチド（human atrial natriuretic peptide：hANP）を遺伝子組換えにより製剤化したものであり，1993年にわが国で開発され，1995年より臨床使用されている．

　hANPは「ナトリウム利尿ペプチド」の名が示すとおり利尿作用をもち，加えて静脈優位の血管拡張作用をもつ．おのおのの効果はフロセミドや硝酸薬と比べれば弱く，速効性にも欠けるが，2通りの機序で前負荷を軽減するので，急性期に使用する薬剤としては理に適っている．また，カルペリチドには心拍を上昇させないため神経体液性因子を抑制する作用があると考えられており，長期予後を改善する効果が期待されているがこれについては未だ明確なエビデンスが出ていない．

2 カルペリチド（hANP）の評価

　日本循環器学会らの作成する急性不全治療ガイドラインでは肺うっ血を伴う場合の治療薬としてクラスⅡa，レベルBに分類されており，本邦の急性期非代償性心不全を対象にしたATTEND registryによると急性心不全患者の約7割の患者に使用されるなど，すっかり「ルーチン薬剤」としての地位を確立したかのように思われる[4]．しかし，その一方大規模臨床試験がほとんど行われておらず，使用も日本国内に限られているため評価が専門医の間でも分かれている薬剤でもある．

　心筋梗塞患者を対象に行われたJ-WIND-ANP試験（n＝603）では急性期3日間のカルペリチド投与により心筋梗塞巣を平均14.7％縮小し，心臓死および心不全による入院のリスクが73.3％抑制されたが，生存率には差を認めなかったとしている[5]．PROTECT試験（n＝49）では急性心不全患者に3日間のカルペリチドを使用し経過をフォローしたところカルペリチド投与群で18カ月における死亡および再入院の発生率が減少した（11.5％ vs. 34.8％　p＝0.0359）としている[6]．

　なお，米国ではほぼ同じ効果をもつとされるヒトB型ナトリウム利尿ペプチドであるnesiritideが認可されている．こちらは利尿薬単剤よりやや症状は改善させるものの死亡率，再入院率，腎保護作用ともに認められず[7]，クラスⅡbという評価にとどまっている[8]．

3 カルペリチドの使い方

　1アンプルにつき1,000μgのカルペリチドが含まれている．これを注射用水10 mLに溶解し，そのままか，もしくは生理食塩液や5％ブドウ糖で希釈して用いる．容量は0.0125〜0.025μg/kg/分程度の少量から開始する．1時間後に症状の改善と尿量の判定を行い，効果ありと認め

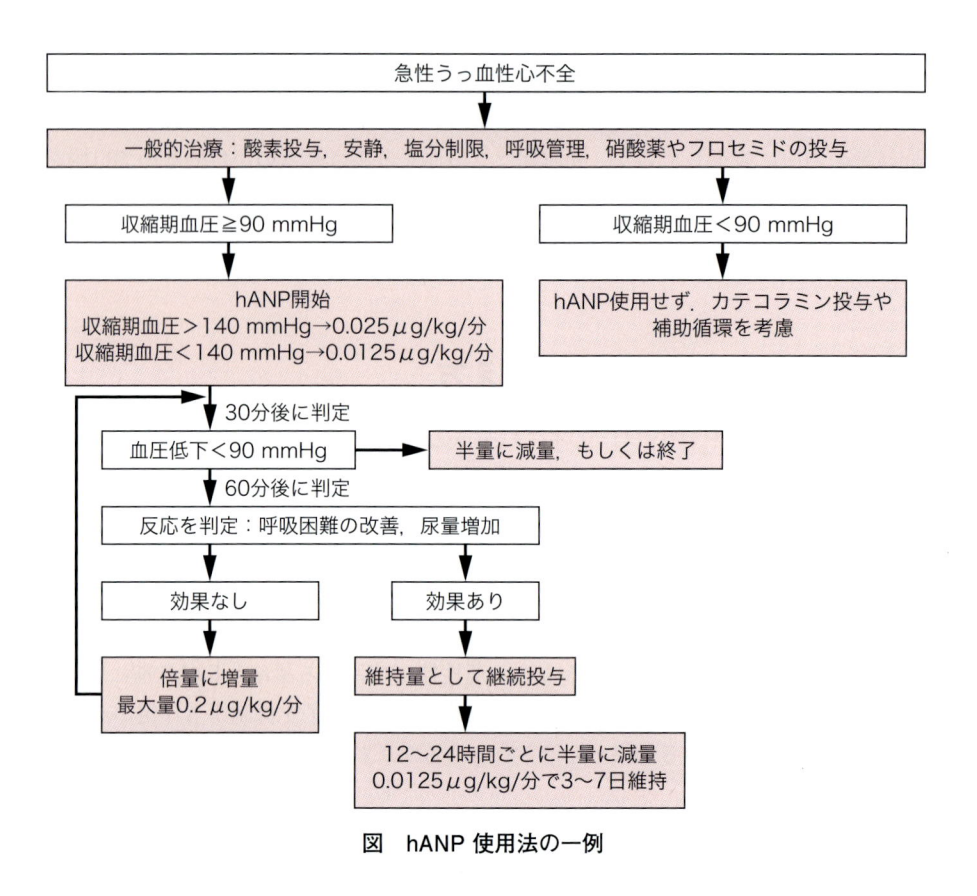

```
急性うっ血性心不全
    ↓
一般的治療：酸素投与，安静，塩分制限，呼吸管理，硝酸薬やフロセミドの投与
    ↓                                    ↓
収縮期血圧≧90 mmHg                収縮期血圧＜90 mmHg
    ↓                                    ↓
hANP開始                          hANP使用せず．カテコラミン投与や
収縮期血圧＞140 mmHg→0.025μg/kg/分    補助循環を考慮
収縮期血圧＜140 mmHg→0.0125μg/kg/分
    ↓ 30分後に判定
血圧低下＜90 mmHg → 半量に減量，もしくは終了
    ↓ 60分後に判定
反応を判定：呼吸困難の改善，尿量増加
    ↓                    ↓
効果なし              効果あり
    ↓                    ↓
倍量に増量            維持量として継続投与
最大量0.2μg/kg/分            ↓
                    12～24時間ごとに半量に減量
                    0.0125μg/kg/分で3～7日維持
```

図　hANP 使用法の一例

られればそのまま維持量とし，効果なしと判定すれば倍量に増やしていく．最大量は0.2μg/kg/分までとなっている（図）．

　投与量の計算が難しいので，筆者は1アンプルを注射用水10 mLで溶解した製剤を（体重×0.06÷4）mL/時の速度で投与した場合0.25μg/kg/分となることを基本として，倍量，もしくは半量の計算をしている（体重60 kgの人ならば60×0.06÷4＝0.9 mL/時が0.25μg/kg/分に相当する）．

4 カルペリチドの副作用

　カルペリチドを使用する場合の注意点は血圧が下がりやすいという点である．血圧の低下は投与開始後30～60分で出現することが多く，この場合はカルペリチドを半量にして使用する．0.0125μg/kg/分程度の少量から投与した場合ほとんど血圧には影響せず安全に使用できる．

5 hANPをいつ中止するか

　症状の改善があれば12～24時間ごとに半量に減量していく．急性心不全の際の治療目標は肺うっ血の改善なので目的が果たせたと判断した時点で中止してよい．

6 コストの問題

　フロセミドの薬価はラシックス®注 20 mgで61円，ラシックス®錠 20 mgで9.6円，カルペ

リチドはハンプ®1,000μgで2,159円となっている．カルペリチドはやや高い薬剤ではあり，漫然と使用をしないようにしたい．

Advanced Lecture

■ 心不全の新しい治療薬について

　心不全の治療薬として新たにバソプレシン受容体拮抗薬としてトルバプタン（サムスカ®）が本邦では2010年より使用できるようになった．心不全でのトルバプタンの適応はループ利尿薬などで体液貯留がコントロールできない場合となっており，腎の集合管での水の再吸収を阻害し利尿を促すという今までの利尿薬とは異なる機序を有していることからその有効性が期待されている．

　まだ歴史の浅い薬剤なのでその評価はまだ十分定まっていない．急性心不全患者を対象にトルバプタンとプラセボを比較したEVEREST試験（n＝4133）では，トルバプタン群で投与1日後の早期から有意な体重減少，呼吸困難感の改善を認めたと報告されている[9]．しかしその後の長期予後（追跡期間中央値9.9カ月）の追跡では死亡率，入院率の抑制効果は認めなかったと報告されており[10]，トルバプタンは短期では有効だが長期ではまだ有効性は認められていないという結果となっている．

　トルバプタンを使用する際は15 mgの経口剤を使用する．急激な自由水の減少による高ナトリウム血症の発症が報告されており入院中は尿量，血清Na値を頻回に測定する，半量の7.5 mgから使用するなど副作用の発症に注意して使用する．体液貯留の改善が目的なので体液貯留が改善すれば内服は終了としてよいが，どうしてもループ利尿薬などで体液貯留がコントロールできず入退院をくり返す場合などには副作用に留意しつつ継続投与とするのも1つの手となるかもしれない．ちなみに薬価はサムスカ®15 mg錠で2597.9円となっており，非常に高価な薬剤である．

おわりに

　フロセミドとカルペリチドの使い方について概説した．特にフロセミドは使用頻度の高い薬剤なので使用方法はマスターしておきたい．カルペリチドに関してはその有効性を疑問視する意見もあるが，本邦で頻用されており使用法については知っておきたい．ほかにも心不全の際には硝酸薬や強心薬なども併用され病態に合わせて使い分ける必要がある．

　心不全の治療には原疾患の治療・短期予後の改善・長期予後の改善の3つの視点が必要となる．1人1人病態が違うため薬剤の選択は容易ではないが，漫然と「心不全だからと」と使用するのではなく，病態を考え，期待する効果を明確にして使用していきたい．

文献・参考文献

1) 「急性心不全治療ガイドライン（2011年改訂版）」（循環器病の診断と治療に関するガイドライン（2010年度合同研究班報告），http://www.j-circ.or.jp/guideline/pdf/JCS2011_izumi_h.pdf（2015年2月閲覧）
2) Abraham WT, et al：In-hospital mortality in patients with acute decompensated heart failure requiring intravenous vasoactive medications：an analysis from the Acute Decompensated Heart Failure National Registry (ADHERE). J Am Coll Cardiol, 46：57-64, 2005
3) Pitt B, et al：The effect of spironolactone on morbidity and mortality in patients with severe heart failure. Randomized Aldactone Evaluation Study Investigators. N Engl J Med, 341：709-717, 1999
4) Sato N, et al：Acute decompensated heart failure syndromes（ATTEND）registry. A prospective observational multicenter cohort study：rationale, design, and preliminary data. Am Heart J, 159：949-955.e1, 2010
5) Kitakaze M, et al：Human atrial natriuretic peptide and nicorandil as adjuncts to reperfusion treatment for acute myocardial infarction（J-WIND）：two randomised trials. Lancet, 370：1483-1493, 2007
6) Hata N, et al：Effects of carperitide on the long-term prognosis of patients with acute decompensated chronic heart failure：the PROTECT multicenter randomized controlled study. Circ J, 72：1787-1793, 2008
7) O'Connor CM, et al：Effect of nesiritide in patients with acute decompensated heart failure. N Engl J Med, 365：32-43, 2011
8) Yancy CW, et al：2013 ACCF/AHA guideline for the management of heart failure：a report of the American College of Cardiology Foundation/American Heart Association Task Force on Practice Guidelines. J Am Coll Cardiol, 62：e147-e239, 2013
9) Gheorghiade M, et al：Short-term clinical effects of tolvaptan, an oral vasopressin antagonist, in patients hospitalized for heart failure：the EVEREST Clinical Status Trials. JAMA, 297：1332-1343, 2007
10) Konstam MA, et al：Effects of oral tolvaptan in patients hospitalized for worsening heart failure：the EVEREST Outcome Trial. JAMA, 297：1319-1331, 2007

プロフィール

谷川徹也（Tetsuya Tanikawa）
湘南鎌倉総合病院救急総合診療部
「名医よりも良医たれ」私の好きな言葉です．理想の医師にはほど遠いですが毎日一歩ずつ頑張っております．

第2章 循環器系

6. 抗凝固薬と抗血小板薬の中断と再開のタイミングを教えてください

田所 浩

● Point ●

- 消化器内視鏡検査・治療を受ける際に抗血栓薬（抗凝固薬・抗血小板薬）を継続するか中断するかの判断は，①抗血栓薬を休薬することに伴う血栓塞栓症のリスクと，②内視鏡検査・治療の出血危険度を考慮したうえで決定する
- 抗血栓薬単剤を服用中に通常の内視鏡検査（観察のみ）や粘膜生検を行う場合，抗血栓薬の休薬は不要である．ただし，ワルファリン服用者の場合，PT-INRが治療域に入っていることを確認する必要がある

はじめに

　近年，脳梗塞，冠動脈疾患，閉塞性動脈硬化症といった動脈硬化性疾患をはじめ，心房細動などの不整脈，深部静脈血栓症や肺血栓塞栓症，弁膜症に対する人工弁置換術後により，抗血栓薬（抗凝固薬・抗血小板薬）を服用している患者を診る機会が多くなった．特に，非弁膜症性心房細動や深部静脈血栓症，肺血栓塞栓症に保険適用を有する新規経口抗凝固薬，いわゆる"NOAC (Novel Oral AntiCoagulant)"といわれる新しい抗凝固薬がここ数年で次々と発売され，すでに多くの患者に汎用されている．この患者が内視鏡検査や手術などの観血的処置を受ける際，上記内服薬の一時中断（中断後の再開）・継続の判断をしなければならない．抗血栓薬の安易な中断はリバウンド現象にもとづく血栓塞栓症を招く恐れもあるが，一方では継続による出血に対する懸念もある．2009年にレジデントノート増刊No11. Suppl.「日常診療での薬の選び方・使い方」で今回と同じタイトルで原稿を書いた際，日本消化器内視鏡学会から出血リスクを重要視した指針，つまり観血的処置を受ける際の薬剤ごとに異なる休薬期間が提示されていた．しかし，2012年に「抗血栓薬服用者に対する消化器内視鏡診療ガイドライン」[1]（以下，新ガイドライン）が発表され，診療現場にはこれまでとは大きく異なる対応が迫られた．今回，新ガイドラインにおいて日常診療に直結する部分を中心に紹介したい．

> **症例1**
> 78歳，女性．心房細動にてワルファリンカリウム（ワーファリン）を服用中．健康診断で上部消化管造影検査を施行したところ胃癌の疑いがあり，上部消化管内視鏡で精査の方針となった．患者から「胃カメラを受ける日の何日前からワーファリンを止めるべきか」と質問された．

> **症例2**
> 65歳，男性．非心原性脳梗塞と心房細動，2型糖尿病にて外来通院し，アスピリンやダビガトラン，経口血糖降下薬を服用中．健康診断で行った便潜血反応検査が陽性となり，下部消化管内視鏡検査（観察のみ）を施行．その結果，大腸ポリペクトミーの適応のあるφ15 mmの腫瘍性病変を指摘された．患者にインフォームド・コンセントをとったうえで入院での大腸ポリペクトミーが計画された．

1. 抗血栓薬（抗凝固薬・抗血小板薬）の種類

まず，どのような薬品が抗血栓薬（抗凝固薬・抗血小板薬）に相当するのかを知る必要がある．以下に代表的な経口の抗血栓薬の薬品をあげる〔一般名，代表的商品名（括弧内）の順〕．ジェネリック医薬品も次々と販売されており覚えるのは厄介ではあるが，臨床現場で頻用される薬剤であり，頭の片隅においてほしい．

1 抗凝固薬

ワルファリンカリウム（ワーファリン），ダビガトラン（プラザキサ®），リバーロキサバン（イグザレルト®），アピキサバン（エリキュース®），エドキサバン（リクシアナ®）

> ※**新規経口抗凝固薬（ダビガトラン，リバーロキサバン，アピキサバン，エドキサバン）**
> この「新規経口抗凝固薬（novel oral antiCoagulant：NOAC）」という呼称や略称には異論がある．今後いつまでもNovel（新しい）とはいえないため，欧州心臓病学会は「Non-vitaminK antagonist oral anticoagulant」（**非ビタミンK阻害経口抗凝固薬**）であるとしようと提言している[2]．
>
> ※**ヘパリン**
> 静注もしくは皮下注の抗凝固薬であるため詳細は割愛するが，ヘパリン静注の半減期は40〜90分であり，短時間で効果発現および消失がみられる．ヘパリン投与中止後3〜6時間で内視鏡的治療開始可能であり，止血確認後にヘパリン投与再開が可能である．

2 抗血小板薬

アスピリン（バイアスピリン®），チクロピジン（パナルジン®），クロピドグレル（プラビックス®），シロスタゾール（プレタール®），イコサペント酸エチル（エパデール），ベラプロストナトリウム（プロサイリン®，ドルナー®），サルポグレラート（アンプラーグ®），ジピリダモール（ペルサンチン®），リマプロスト（オパルモン®，プロレナール®），トラピジル（ロコルナール）

2. 抗血栓薬（抗凝固薬・抗血小板薬）の用量調整

　抗血栓薬服用中の患者がどのように用量調整されているかを知っておく必要がある．抗凝固薬であるワルファリンを服用するときにはPT-INR（international normalized ratio）を測定し，目標PT-INR値に入るように用量調整されている．目標PT-INR値は疾患によりおおむね定まっており，心房細動では2.0〜3.0（ただし，70歳以上では1.6〜2.6）[3]，急性肺血栓塞栓症の治療では1.5〜2.5[4]，急性深部静脈血栓症の治療では1.5〜2.5[4]，肺血栓塞栓症/深部静脈血栓症の予防では1.5〜2.5[4]，抗リン脂質抗体症候群では2.0〜3.0[5]である．一方，同じ抗凝固薬でも新規経口抗凝固薬NOACを服用中にはワルファリンのようにPT-INRでのモニタリングは不要と当初いわれていた．しかし，販売後にブルーレター（安全性速報）が出されたケースもあり，専門家でも意見が分かれてはいるが安全性を考慮するとPT/APTTなどによるモニタリングが一切不要とはいえないかもしれない．

　ワルファリンが確実な効果を得られる用量になっているかを判断するためにPT-INRをモニタリングしているが，NOAC服用患者では副作用が起こりやすい状況になっていないかをモニタリングする必要がある．つまり，NOACは年齢，体重，腎機能，併用薬などにより通常用量よりも減量が必要なことがあり，初回処方時や継続処方の際にはこれらを注意深くフォローする必要がある（表1参照）．

3. 新ガイドライン活用上の要点

　従来のガイドラインは，内視鏡検査・治療に伴う出血予防を重視したものであった．しかし，複数の学会が参加し共同作成された新ガイドラインは，抗血栓薬を継続することによる消化管出血だけではなく，休薬による血栓塞栓症の誘発にも配慮した内容になっている．まず，どのような患者が血栓塞栓症の高リスク群に該当するのか（表2），内視鏡検査・治療による出血リスクがどの程度なのか（表3）を把握しておくことが必要である．そして，新ガイドラインにおいて抗血栓薬の中断・継続についての具体的な内容は表4，5にまとまっている．臨床現場では抗血小板薬2剤を併用する治療法（dual anti-platelet therapy：DAPT）が選択されるケースもあり，これについては特に表5を参照してほしい．この表について理解の助けになるよう若干の解説を加える．

① 観察のみで観血的処置を伴わない通常の内視鏡検査，内視鏡的粘膜生検，および出血低危険度の消化器内視鏡は，アスピリン，アスピリン以外の抗血小板薬，抗凝固薬のいずれも休薬せずに施行可能である．ただし，ワルファリンの場合，いずれの場合においてもPT-INRが通常の治療域であることの確認が必要となる（PT-INR≧3.0では出血コントロール不良となる）．

② 出血高危険度の消化器内視鏡において，血栓塞栓症の発症リスクが高いアスピリン単独服用者では休薬せずに施行してもよく，血栓塞栓症の発症リスクが低い場合，3〜5日間の休薬を考慮する必要がある．一方，アスピリン以外の抗血小板薬単独内服の場合，休薬が原則必要であり，チエノピリジン誘導体（チクロピジン）が5〜7日間，チエノピリジン以外の抗血小板薬は1日間の休薬が必要である．ただし，血栓塞栓症の発症リスクが高い症例では，アスピリンまたはシロスタゾールへの置換を考慮する．ワルファリン単独またはダビガトラン単独投与の場合はヘパリン置換する．静注用未分画ヘパリンで10,000〜20,000単位の持続静注もしくは皮下注用未分画ヘパリン10,000〜15,000単位の12時間ごと皮下注での開始が簡便である．

表1　経口抗凝固薬の特徴

一般名	ワルファリン	ダビガトラン	リバーロキサバン	アピキサバン	エドキサバン
商品名	ワーファリン	プラザキサ®	イグザレルト®	エリキュース®	リクシアナ®
作用機序	ビタミンK依存性凝固因子阻害	直接トロンビン阻害	Xa因子阻害	Xa因子阻害	Xa因子阻害
用量/薬価	0.5 mg・1 mg：9.6円 5 mg：9.9円	75 mg：136.4円 110 mg：239.3円	10 mg：383.0円 15 mg：545.6円	2.5 mg：149.0円 5 mg：272.8円	15 mg：408.8円 30 mg：748.1円 60 mg：758.1円
投与回数	1日1回	1日2回	1日1回	1日2回	1日1回
通常用量と1日薬価	患者ごとに異なる	1回150 mgを2回 545.6円	1回15 mg 545.6円	1回5 mgを2回 545.6円	1回60 mg 758.1円
用量調整上の注意点	PT-INRの検査値に基づいて，至適PT-INRを目指し投与量を調整	以下の場合，1回110 mgを2回に減量 ・CCr30〜50 mL/分 ・P-糖蛋白阻害薬（経口剤）を併用 ・70歳以上 ・消化管出血の既往 禁：CCr＜30 mL/分	以下の場合，1回10 mgに減量 ・CCr30〜49 mL/分 （CCr15〜29 mL/分の場合，投与適否を慎重に検討し10 mg分1） 禁：CCr＜15 mL/分	以下の2つ以上に該当する場合，1回2.5 mgを2回に減量 ・80歳以上 ・60 kg以下 ・Cre≧1.5 禁：CCr＜15 mL/分	以下の場合，30 mgに減量考慮 ・体重60 kg未満 ・腎機能低下 ・併用薬による 禁：CCr＜30 mL/分
モニタリング	PT-INR, Hb	APTT, Hb, Cre	Hb, Cre	体重, Hb, Cre	体重, Hb, Cre
拮抗薬	ビタミンK製剤 プロトロンビン複合体製剤	なし	なし	なし	なし
食事制限	ビタミンK含有食物（納豆，クロレラ，青汁 他）	なし	なし	なし	なし

③ **出血高危険度の消化器内視鏡**において，**アスピリンとアスピリン以外の抗血小板薬併用（DAPT）の場合**，抗血小板薬の休薬が可能となるまで内視鏡検査の延期が好ましい．延期困難な場合には，アスピリンまたはシロスタゾールの単独投与とする．休薬期間はチエノピリジン誘導体が5〜7日間，チエノピリジン誘導体以外の抗血小板薬が1日間を原則とする．**アスピリンとワルファリンまたはダビガトラン併用の場合**，やはり休薬が可能となるまでの延期が好ましいが，延期困難な場合には，アスピリンは継続またはシロスタゾールに置換し，ワルファリンまたはダビガトランはヘパリン置換する．

④ **抗血栓薬休薬後の服薬開始**は，内視鏡的に止血が確認できた時点から，それまでに投与していた抗血栓薬の再開とする．つまり，ワルファリンや抗血小板薬をヘパリン置換して止血を行ったケースでは，止血術が終了次第，直ちにヘパリン投与を再開し，止血が確認できた時点でワルファリンや抗血小板薬の内服に切り替えていく．

なお，新ガイドラインにおいて，NOACに関しては販売時期も影響してダビガトランしか記載がないが，他のNOACにおいてもダビガトラン同様の対応でよい．さらに，抗血小板薬休薬時のヘパリン置換を推奨する記載はなくなっている．当然ではあるがヘパリンは抗凝固薬であるため，非心原性脳梗塞の発症予防には効果が少ないと考えるのが妥当である．

表2 休薬による血栓塞栓症の高発症群

抗血小板薬関連
・冠動脈ステント留置後2カ月
・冠動脈薬剤溶出性ステント留置後12カ月
・脳血行再建術（頸動脈内膜剥離術，ステント留置）後2カ月
・主幹動脈に50％以上の狭窄を伴う脳梗塞または一過性脳虚血発作
・最近発症した虚血性脳卒中または一過性脳虚血発作
・閉塞性動脈硬化症でFontaine3度（安静時疼痛）以上
・頸動脈超音波検査，頭頸部磁気共鳴血管画像で休薬の危険が高いと判断される所見を有する場合

抗凝固薬関連※
・心原性脳塞栓症の既往
・弁膜症を合併する心房細動
・弁膜症を合併していないが脳卒中高リスクの心房細動
・僧房弁の機械弁置換術後
・機械弁置換術後の血栓塞栓症の既往
・人工弁設置
・抗リン脂質抗体症候群
・深部静脈血栓症・肺塞栓症

※ワルファリンなど抗凝固薬療法中の休薬に伴う血栓・塞栓症のリスクはさまざまであるが，一度発症すると重篤であることが多いことから，抗凝固薬療法中の症例は全例，高危険群として対応することが望ましい

文献1より引用

表3 出血危険度による消化器内視鏡の分類

1. 通常消化器内視鏡	4. 出血高危険度の消化器内視鏡
・上部消化管内視鏡（経鼻内視鏡を含む） ・下部消化管内視鏡 ・超音波内視鏡 ・カプセル内視鏡 ・内視鏡的逆行性膵胆管造影	・ポリペクトミー（ポリープ切除術） ・内視鏡的粘膜切除術 ・内視鏡的粘膜下層剥離術 ・内視鏡的乳頭括約筋切開術 ・内視鏡的十二指腸乳頭切除術 ・超音波内視鏡下穿刺吸引術 ・経皮内視鏡的胃瘻造設術 ・内視鏡的食道・胃静脈瘤治療 ・内視鏡的消化管拡張術 ・内視鏡的粘膜焼灼術 ・その他
2. 内視鏡的粘膜生検（超音波内視鏡下穿刺吸引術を除く）	
3. 出血低危険度の消化器内視鏡	
・バルーン内視鏡 ・マーキング（クリップ，高周波，点墨，など） ・消化管，膵管，胆管ステント留置法（事前の切開手技を伴わない） ・内視鏡的乳頭バルーン拡張術	

文献1より引用

おわりに

　残念ながら，新ガイドラインにおいても抗血栓薬（抗凝固薬・抗血小板薬）の中断・継続について十分なエビデンスが確立している訳ではない．しかし，抗血栓薬を**『継続して起こりうるデメリット（出血）』**よりも，**『中断することで起こりうるデメリット（血栓塞栓症）』**の方がより重篤である，という認識が以前にも増して強くなっているのは間違いない．

表4　抗血小板薬・抗凝固薬の休薬：単独投与の場合

単独投与＼内視鏡検査	観察	生検	出血低危険度	出血高危険度
アスピリン	◎	○	○	○／3〜5日休薬
チエノピリジン	◎	○	○	ASA，CLZ置換／5〜7日休薬
チエノピリジン以外の抗血小板薬	◎	○	○	1日休薬
ワルファリン	◎	治療域	治療域	ヘパリン置換
ダビガトラン	◎	○	○	ヘパリン置換

◎：休薬不要，○：休薬不要で可能，／：または，ASA：アスピリン，CLZ：シロスタゾール
投薬の変更は内視鏡検査に伴う一時的なものにとどめる
文献1より引用

表5　抗血小板薬・抗凝固薬の休薬：多剤併用の場合

	アスピリン	チエノピリジン	チエノピリジン以外の抗血小板薬	ワルファリン ダビガトラン
2剤併用	○／CLZ置換	5〜7日休薬		
	○／CLZ置換		1日休薬	
	○／CLZ置換			ヘパリン置換
		ASA置換／CLZ置換	1日休薬	
		ASA置換／CLZ置換		ヘパリン置換
			CLZ継続／1日休薬	ヘパリン置換
3剤併用	○／CLZ置換	5〜7日休薬		ヘパリン置換
	○／CLZ置換		1日休薬	ヘパリン置換
		ASA置換／CLZ置換	1日休薬	ヘパリン置換

○：休薬不要，／：または，ASA：アスピリン，CLZ：シロスタゾール
生検・低危険度の内視鏡：症例に応じて慎重に対応する．
出血高危険度の内視鏡：休薬が可能となるまでは延期が好ましい．投薬の変更は内視鏡検査に伴う一時的なものにとどめる
文献1より引用

　今回のガイドラインを参考にしつつも，やはり重要なのは患者の血栓塞栓症のリスクを把握する主治医と内視鏡検査・治療を行う医師とが十分に協議し，内服の中断・継続の適否を判断することである．そして，新ガイドラインのステートメント1にも強調して書かれていることだが，「原則として患者本人に検査・治療を行うことの必要性・利益と出血などの不利益を説明し，明確な同意の下に消化器内視鏡を行うことを徹底する」ことが重要であることは，ガイドラインの版を重ねても変わらない事実である．

症例1へのアプローチ

　胃粘膜生検が予想される内視鏡検査である．新ガイドラインに準じ，ワルファリンは内服継続したまま上部消化管内視鏡検査を施行可能．ただし，PT-INRが治療域に入っているかの確認が必要であり，当日までワルファリンを継続し，胃カメラを受ける当日に凝固系（PT-INR）の採血を行う旨を患者に説明する．

症例2へのアプローチ

　大腸ポリペクトミーは出血高危険度の消化器内視鏡検査に相当する．また，多剤併用中であり，慎重な対応が必要となる．入院後，アスピリン内服は継続し，ダビガトランの中止とともにヘパリン15,000単位/日を持続静注開始．処置施行予定時間の約6時間前にヘパリン持続静注を中止し，予定通りポリペクトミーを実施．処置に伴う出血トラブルもなく，無事に内視鏡処置を終えた．

文献・参考文献

1) 藤本一眞，他：抗血栓薬服用者に対する消化器内視鏡診療ガイドライン．Gastroenterol Endosc, 54：2073-2102, 2012
2) Husted S, et al：Non-vitamin K antagonist oral anticoagulants（NOACs）：No longer new or novel. Thromb Haemost, 111：781-782, 2014
3) 心房細動治療（薬物）ガイドライン（2013年改訂版）．循環器病の診断と治療に関するガイドライン（2012年度合同研究班報告），http://www.j-circ.or.jp/guideline/pdf/JCS2013_inoue_h.pdf（2015年2月閲覧）
4) 肺血栓塞栓症および深部静脈血栓症の診断，治療，予防に関するガイドライン（2009年改訂版）．循環器病の診断と治療に関するガイドライン（2008年度合同研究班報告），http://www.j-circ.or.jp/guideline/pdf/JCS2009_andoh_h.pdf（2015年2月閲覧）
5) Keeling D, et al：Guidelines on the investigation and management of antiphospholipid syndrome. Br J Haematol, 157：47-58, 2012

プロフィール

田所　浩（Hiroshi Tadokoro）
海老名総合病院総合診療科
　当法人ジャパンメディカルアライアンスは，海老名市に隣接する座間市のキャンプ座間跡地に平成28年4月に座間総合病院を開院します．内科系は総合診療科をメインとした運営を予定であり，興味のある方は当法人ホームページまでアクセスしてください．

第3章 消化器系

1. プロトンポンプ阻害薬のエビデンス

蛭子洋介

●Point●

- 消化性潰瘍に対して，内視鏡施行前はPPIの静注が推奨されている．内視鏡後のPPI投与については，潰瘍が浅く出血や血餅を認めなかった場合は経口投与が考慮される
- 胃食道逆流症へはPPIが第一選択，維持療法でH2RAを考慮
- 機能性ディスペプシア，NERDではPPIに反応しないことが多い

症例

特に既往歴のない55歳男性．3日前から食後に心窩部に不快感と胸焼けを自覚するとのことで外来受診となる．今年の検診で施行した上部消化管造影検査では特に異常を指摘されていなかった．バイタルサインに特に異常はなし．身体所見では上腹部に軽度圧痛を認める以外は所見なし．直腸診で便潜血は陰性であった．
Q．どのような薬を処方するか

プロトンポンプ阻害薬（proton pump inhibitor：PPI）（表）の処方を考えるのは消化性潰瘍，胃食道逆流症ではないだろうか．

1. 消化性潰瘍に対するエビデンス

オメプラゾールの効果は多くの研究で評価されているが，その他のPPI（パントプラゾール，エスモペラゾール）についてのデータは少ない．

PPIの効果[1]のメタアナリシスでは，PPI，H2RA（histamine H2 receptor antagonist：ヒスタミンH2受容体拮抗薬），プラセボの3つの治療効果について評価している．これによれば，PPIのグループでは再出血の頻度と外科処置を要した割合が有意に低いという結果であった．ただし，死亡率に影響はなかった．文献2では活動性の出血あるいは潰瘍に露出血管を認めた症例に対し，内視鏡的止血の後オメプラゾールを投与した群とプラセボ群では，オメプラゾールを投与した群が再出血の頻度が有意に低かったと報告している．

1 高用量投与？ 低用量投与？

文献3ではオメプラゾールあるいはパントプラゾールにおいて，高用量の治療と低用量の薬物治療でその効果に有意差が生じるかを検証している．その結果，再出血率，外科処置を要した割

表　現在日本で採用されているプロトンポンプ阻害薬一覧

成分	薬品名	製薬会社
オメプラゾール	オメプラゾン®	田辺三菱製薬
	オメプラール®	アストラゼネカ
	オメプラゾール	共和薬品，鶴原製薬，東和薬品，メディサ新薬，マイラン製薬，大正薬品，日医工，サンド，ニプロ，シオノケミカル
	オブランゼ®	テバ製薬
	オメプロトン®	沢井製薬
ランソプラゾール	タケプロン®	武田薬品
	ランソプラゾール	共和薬品，高田製薬，東和薬品，大興製薬，メディサ新薬，日本ジェネリック，シオノケミカル，沢井製薬，テバ製薬，日医工
	タイプロトン®	大正製薬
	タピゾール®	テバ製薬
	ランサップ®	武田薬品
	ランピオン®	武田薬品
ラベプラゾール	パリエット®	エーザイ
	ラベプラゾールナトリウム	第一三共，大原薬品，Meiji Seikaファルマ，あすか製薬，日本ジェネリック，大正薬品，共和薬品，沢井製薬，東和薬品，ファイザー，マイラン製薬，陽進堂，キョーリンリメディオ，ビオメディクス，日新製薬，シー・エイチ・オー新薬，ニプロ，日本ケミファ，サンド，ゼリア新薬工業，ダイト，日医工，辰巳化学，シオノケミカル，大興製薬
	ラベキュア®	エーザイ
	ラベファイン®	エーザイ
エソメプラゾール	ネキシウム®	第一三共

2015年2月現在

合，平均輸血量，死亡率において有意差はなかったとしている．

2 経口投与？ 経静脈投与？

　PPIの経口投与と経静脈投与を比較したメタアナリシスとして文献4があるがこのスタディでは再出血，平均輸血量，手術率，総死亡率に有意差を認めなかった．その後の無作為試験では出血性潰瘍に対して内視鏡処置を受けた244名を対象にエソメペラゾールを経静脈投与した群（80 mgボーラス投与，その後8 mg/時 持続投与）とエソメペラゾールを経口投与した群（1回20 mg 1日2回投与）を比較したところ，30日以内の再出血率（8％ vs 6％），輸血量（2 vs 1単位），内視鏡再治療（1.7％ vs 2.4％）と入院日数（ともに4.0日）であった．2012年のアメリカ消化器学会のガイドラインによると，出血性潰瘍に対する内視鏡前の治療についてはPPIの経静脈投与が推奨されている．ただし，ガイドラインにはPPIの投与について，内視鏡中の出血リスクを下げる可能性はあるが，内視鏡後の再出血率，死亡率，手術率などのアウトカムは改善しないと記されている．内視鏡後のPPI投与については，活動性の出血を認めた潰瘍，露出血管を認める潰瘍と血餅を認める潰瘍に対してはPPIの静脈投与が推奨されているが，それ以外の浅く色素沈着を認める潰瘍に対してはPPIの経口による投与が推奨されている[6]．

2. 胃食道逆流症に対するエビデンス

　胃食道逆流症に対してPPIとH2RAを投与するとPPIを用いた群でびらん食道炎に対して11.7％/週，胸焼けの症状に対して11.5％/週の改善率を認め，H2RAを投与した群ではびらん性食道炎に対して5.9％，胸焼けの症状に対して6.4％の改善率を認めたという[8]．以上からびらん性食道炎に対しては，PPIに比較するとH2RAの効果は乏しい[9]．また，非びらん性食道炎では，びらん性食道炎と比べるとPPIへの反応が乏しい[10]．胃食道逆流症において，それぞれのPPIでその効果に差はないという．

■症例へのアプローチ
　本症例ではNSAIDsを含めた内服薬の使用はなかった．そこでラベプラゾール（パリエット®）10 mgを1日1回処方した．

Advanced Lecture

1. 意外と見落としやすい胃薬の作用

　今回紹介させていただいたPPIとは異なるが，いわゆる胃薬を使用する際に注意することを以下に記す．

　特に制酸薬（水酸化アルミニウム，炭酸カルシウム，水酸化マグネシウム，炭酸水素ナトリウム）はキニジンなど弱塩基性の薬剤の吸収を促進し，ワーファリンなど弱酸性の薬物の吸収を抑制することが知られている．また，キレート作用によってテトラサイクリン系やニューキノロン系の抗菌薬の吸収を抑制することもある．

　さらに，水酸化アルミニウム，炭酸カルシウムは便秘をきたしやすく，反対に水酸化マグネシウムは下痢の原因となるため注意が必要である．

　スクラルファートは胃内でゲル状に変化し潰瘍底をコーティングして作用するが，その作用には酸性の環境が必要となる．そのためプロトンポンプ阻害薬やヒスタミンH_2受容体拮抗薬との併用はしない．

2. プロトンポンプ阻害薬が効かない疾患

1 NERD（non-erosive reflux diseases；非びらん性食道炎）

　非びらん性食道炎とは胃食道逆流症のなかで，内視鏡の所見上食道粘膜の傷害を認めないものと定義される．びらん性食道炎に比較すると，非びらん性食道炎においてはPPIによる治療への反応性は乏しい[10]．ただし，症状の改善率で比較すると，H2RAよりもPPIの方がその効果は大きい[13, 14]．

2 機能性ディスペプシア

　胃食道逆流症や胃潰瘍に対してPPIが広く処方されているように，機能性ディスペプシアに対してもPPIが投与されている．しかし，機能性ディスペプシアにおいてはPPIの効果は限られている．PPIは消化性潰瘍や胃食道逆流症のような症状がメインの症状である場合に有効な可能性があるが，治療に反応しなかった場合，4〜8週間を超えたさらなる長期投与の有効性は示されていない[15]．

文献・参考文献

1) Leontiadis GI, et al：Systematic review and meta-analysis of proton pump inhibitor therapy in peptic ulcer bleeding. BMJ, 330：568, 2005
2) Lau JY, et al：Effect of intravenous omeprazole on recurrent bleeding after endoscopic treatment of bleeding peptic ulcers. N Engl J Med, 343：310-316, 2000
3) Andriulli A, et al：High- versus low-dose proton pump inhibitors after endoscopic hemostasis in patients with peptic ulcer bleeding：a multicentre, randomized study. Am J Gastroenterol, 103：3011-3018, 2008
4) Tsoi KK, et al：Meta-analysis：comparison of oral vs. intravenous proton pump inhibitors in patients with peptic ulcer bleeding. Aliment Pharmacol Ther, 38：721-728, 2013
5) Sung JJ, et al：Effects of intravenous and oral esomeprazole in the prevention of recurrent bleeding from peptic ulcers after endoscopic therapy. Am J Gastroenterol, 109：1005-1010, 2014
6) Laine L & Jensen DM：Management of patients with ulcer bleeding. Am J Gastroenterol, 107：345-360；quiz 361, 2012
7) Badillo R & Francis D：Diagnosis and treatment of gastroesophageal reflux disease. World J Gastrointest Pharmacol Ther, 5：105-112, 2014
8) Chiba N, et al：Speed of healing and symptom relief in grade II to IV gastroesophageal reflux disease：a meta-analysis. Gastroenterology, 112：1798-1810, 1997
9) Bate CM, et al：Comparison of omeprazole and cimetidine in reflux oesophagitis：symptomatic, endoscopic, and histological evaluations. Gut, 31：968-972, 1990
10) Dean BB, et al：Effectiveness of proton pump inhibitors in nonerosive reflux disease. Clin Gastroenterol Hepatol, 2：656-664, 2004
11) Dean BB, et al：Effectiveness of proton pump inhibitors in nonerosive reflux disease. Clin Gastroenterol Hepatol, 2：656-664, 2004
12) Badillo R & Francis D：Diagnosis and treatment of gastroesophageal reflux disease. World J Gastrointest Pharmacol Ther, 5：105-112, 2014
13) Hiyama T, et al：Strategy for treatment of nonerosive reflux disease in Asia. World J Gastroenterol, 14：3123-3128, 2008
14) Zhang JX, et al：Proton pump inhibitor for non-erosive reflux disease：a meta-analysis. World J Gastroenterol, 19：8408-8419, 2013
15) Lacy BE, et al：Review article：current treatment options and management of functional dyspepsia. Aliment Pharmacol Ther, 36：3-15, 2012

プロフィール

蛭子洋介（Yosuke Ebisu）
ニューメキシコ大学感染症科　クリニカルフェロー

第3章 消化器系

2. PPIの使い分けを教えてください

蛭子洋介

●Point●

- ピロリ菌感染を伴う潰瘍ではまず除菌を！
- ピロリ菌感染がない潰瘍の場合はプロトンポンプ阻害薬がヒスタミンH_2受容体拮抗薬よりも効果が示されている
- NSAIDs潰瘍についての一次予防ではプロトンポンプ阻害薬を用いる
- 胃食道逆流症ではプロトンポンプ阻害薬がやはりヒスタミンH_2受容体拮抗薬よりも効果的であり，初期治療として投与する，その後の維持療法についてはヒスタミンH_2受容体拮抗薬の使用も考慮する

はじめに

　プロトンポンプ阻害薬（proton pump inhibitor：PPI）のエビデンス（第3章-1参照）に引き続きPPIとヒスタミンH_2受容体拮抗薬（histamine H_2 receptor antagonists：H2RA）の使い分けについて考えてみる．日常よく処方する薬だが，意外とその詳細を知らない（見過ごしがちな）これらの薬についてまとめてみる．

> **症例**
> 　55歳，男性．ひと月前から空腹時に心窩部痛を自覚するため，総合内科外来を受診した．特に既往歴はなく，内服薬もない．バイタルも異常はなく診察をすると心窩部に軽度圧痛を認めることと，便潜血が陽性である以外所見はなかった．後日上部消化管内視鏡を行うと十二指腸に潰瘍を認めた．
> 　Q．どのような治療を開始するか

　実際の適応を以下に記載する．PPIとH2RA，主にこの2つを使う状況として以下の疾患があげられる．

- 潰瘍
- NSAIDs潰瘍の一次予防
- 胃食道逆流症（gastroesophageal reflux disease：GERD）

1. 潰瘍の治療

まず，ピロリ菌に感染している場合はその除菌を行う．除菌のための処方例を以下に記す．

- ●ペニシリンアレルギーがなく，以前にマクロライドを使用していない場合
  - ＊ランソプラゾール（タケプロン®）1回 30 mg を1日2回，クラリスロマイシン 1回 500 mg を1日2回，アモキシシリン 1回 1,000 mg を1日2回．
    - この3剤を 10〜14日間投与
- ●ペニシリンアレルギーがあり，以前にマクロライドを使用していない場合
  - ＊タケプロン® 1回 30 mg を1日2回，クラリスロマイシン 1回 500 mg を1日2回，メトロニダゾール 1回 500 mg を1日2回．
    - この3剤を 10〜14日間投与
- ●ペニシリンアレルギーがなく，以前にマクロライドを含む3剤による治療歴がある場合
  - ＊タケプロン® 1回 30 mg を1日2回，アモキシシリン 1回 1,000 mg を1日2回，メトロニダゾール 1回 500 mg を1日2回．

  - ＊PPIのオプション
    - オメプラゾール 1回 20 mg　　1日2回
    - エソメプラゾール 1回 20 mg　　1日2回
    - ラベプラゾール 1回 20 mg　　1日2回
    - パントプラゾール 1回 40 mg　　1日2回
    - ランソプラゾール 1回 30 mg　　1日2回
  - （文献1，2より抜粋）
  - ＊注：上記の投与量は米国のガイドライン[1,2]からの引用であり，日常の診療で投与する際には日本の保険で承認されている投与量も参考にしてほしい．

このようにピロリ菌感染がある場合はPPIを使用しそれに抗菌薬をあわせて除菌を行う．この場合はH2RAを使用しない．

次にピロリ菌に関連しない潰瘍（胃潰瘍，十二指腸潰瘍）についてはH2RAとPPIを使用する．H2RA（シメチジン，ラニチジン，ファモチジン，ニザチジン）については十二指腸潰瘍に対して4週間の使用で70〜80％の治癒率，8週間の使用で87〜94％の治癒率となる[3]．夕方と眠前の2回投与が有効である．PPIについては，オメプラゾール20〜40 mg 1日1回，2週間の使用で63〜93％の治癒率，4週間の使用で80〜100％の治癒率となっている[4〜10]．この点を踏まえると効果としてはPPIの方の効果が高いと考えられる．治療期間は，4〜6週間みて症状が消失していれば中止を検討する．

胃潰瘍に対してもオメプラゾールはH2RAに比較し，潰瘍治癒率において良好な結果を認めるが，十二指腸潰瘍で認められる結果ほどではない[5]．

2. NSAIDsによる潰瘍形成の一次予防

NSAIDsの副作用の1つとして潰瘍形成は知られているが，その一次予防としてH2RAあるい

はPPIが使用される．このNSAIDs潰瘍に対する一次予防についてはPPI（オメプラゾール20 mgを1日1回内服）とプラセボを比較した研究があり，それによると潰瘍の発生率はPPIが3.6％に対しプラセボ群が16.5％とPPIの効果が示されている[11〜15]．それに対してH2RAでは通常の投与量ではNSAIDsに伴う胃潰瘍の予防はできないが，十二指腸潰瘍については予防効果を示唆する研究がある[16,17]．また，ほかの研究では高用量のH2RAを使えば胃潰瘍・十二指腸潰瘍ともに予防効果があるということが示唆されている[17,18]．しかし，これらの研究では1次アウトカムが臨床症状ではなく内視鏡所見であること，そして短期間の研究であることに注意が必要である．

3. 胃食道逆流症の治療

　胃食道逆流症においてはPPIがH2RAよりも効果があるという研究がある[19〜23,25]．しかし，H2RAに効果がないというわけではなくあくまでPPIに比較すると効果が落ちるという意味であり，胃食道逆流症の症状にあわせてある程度使い分けを行う．米国消化器学会（American College of Gastroenterology：ACG）の2013年のガイドラインでは初期治療としてPPIが推奨されている．まず，PPIを1日1回投与で8週間処方する．治療に全く反応しない場合はもう一度診断を含めて再評価必要がある．部分的に反応している場合はPPIの増量を考慮する．ガイドラインでは，それぞれのPPIでその効果に差はないとしている．H2RAについては維持療法の1つの選択肢として取りあげられている．H2RAに反応する場合は，PPI投与後に維持療法として使用する．また，PPI投与中で，夜間の症状が強い場合にPPIと合わせて眠前に使用することもある．

表1に処方例を示す．

そして胃食道逆流症の治療戦略のアルゴリズムを図に示す．

このように，病歴を確認し症状に合わせて治療を選択する．

表1　胃食道逆流症の治療

薬物名	低用量	高用量
ヒスタミンH2受容体拮抗薬（H2RA）		
ファモチジン	1回10 mg　1日2回	1回20 mg　1日2回
ラニチジン	1回75 mg　1日2回	1回150 mg　1日2回
ニザチジン	1回75 mg　1日2回	1回150 mg　1日2回
シメチジン	1回200 mg　1日2回	1回400 mg　1日2回
プロトンポンプ阻害薬（PPI）		
オメプラゾール	20 mg　1日1回	40 mg　1日1回
ランソプラゾール	15 mg　1日1回	30 mg　1日1回
エソメプラゾール	20 mg　1日1回	40 mg　1日1回
ラベプラゾール	10 mg　1日1回	20 mg　1日1回

文献26を参考に作成

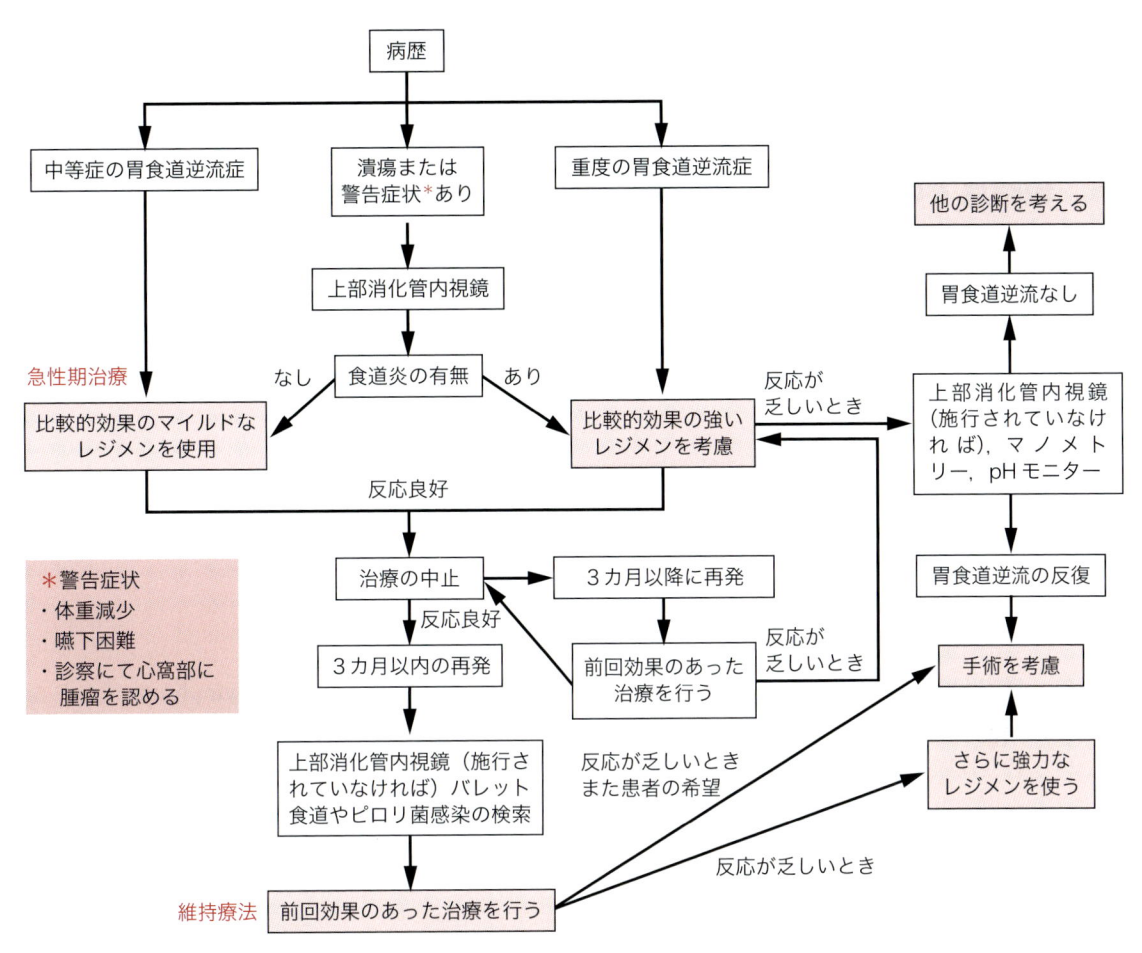

図 胃食道逆流症の治療戦略
文献26より引用（ただし，警告症状の記述については著者により追加）

まとめると，

① 潰瘍の治療についてはピロリ菌感染があればPPIを使用したレジメンで除菌を行う．感染がなければH2RA，PPI両方適応があるが今のところ後者の方がより効果的であると思われる．
② NSAIDs潰瘍の予防ではPPIが有効である．しかしH2RAを考える場合は高用量であれば効果を期待できるかもしれないが定かではない．
③ 胃食道逆流症について，まずはPPIを低用量から開始する．症状の経過に応じて投与量を調整し，PPIによる初期治療で症状が落ち着いた場合はH2RAを含め維持療法を検討する．

症例へのアプローチ

十二指腸潰瘍に対して治療を行うと同時にピロリ菌感染の有無を調べる．
感染していれば除菌を行うが，感染がなければPPIで治療を行う．
　オメプラール® 20 mg 1日1回　またはタケプロン® 30 mg 1日1回
＊ピロリ菌の検査前（尿素呼気試験）にPPIを使用すると偽陰性となることがある．そのため尿素呼気試験を施行するときは4週間前から上記薬剤の中止が必要．

Advanced Lecture

1. 現時点でのピロリ菌除菌対象の考え方

　ピロリ菌の除菌について，近年さまざまな研究が行われている．そのなかでどのようなとき除菌すれば利益があるかということを考えることは重要である．文献27と文献28からピロリ菌除菌についての見解を紹介させていただく．

1 最もよい適応群
- 胃潰瘍患者の再発予防．
- 十二指腸患者の再発予防．

2 除菌してもよいかもしれない群
- 早期胃癌術後の再発予防．
- 萎縮性胃炎がないピロリ菌既感染者での胃癌予防．
- 胃MALTリンパ腫〔ただし，stage 1（E），表層拡大型，かつhigh grade lymphoma成分のないもの．再感染で再発の可能性あり〕．
- 特発性血小板減少性紫斑病（idiopathic thrombocytopenic purpura：ITP）：除菌によって血小板の上昇がみられたという報告あり．長期的で持続的な回復がみられるかは不明．
- 胃過形成性ポリープ：ただし，胃過形成ポリープ自体は常に治療の対象になるわけではない．

3 除菌してもメリットが不明な群
- 萎縮性胃炎のあるピロリ菌既感染者での胃癌予防．
萎縮性胃炎の進行を押さえるが，粘膜萎縮や腸粘膜異形性を改善するかどうかは示されていない．また除菌が胃癌予防につながるかも不明である．

2. H2RAとPPIの副作用

　ここまでH2RAとPPIの適応をみてきたが，ここでは副作用について考えてみることにする．

1 H2RAの副作用
　H2RAで特徴的なものをあげると女性化乳房や骨髄抑制・血小板減少症・好中球減少症・貧血・汎血球減少がある．女性化乳房・インポテンスはシメチジンで報告があるが，処方量と内服期間に依存しており通常用量・期間では比較的稀な副作用となっている．さらにシメチジン以外のH2RAではあまり報告はない．骨髄抑制・血小板減少症・好中球減少症・貧血・汎血球減少もたまにみられる副作用であるため定期的なフォローが必要となる．

2 PPIの副作用
　PPIはチトクロームP450を阻害することでジアゼパム，フェニトイン，ワーファリンの排泄遅延を起こす．また貧血など血球減少の原因となることもある．鉄の吸収には胃酸が必要であり，

表2　PPI（proton pump inhibitors：プロトンポンプ阻害薬）の違いについて

PPI	バイオアベイラビリティ	半減期	代謝	排泄
オメプラゾール	30〜40%	0.5〜1時間	肝臓（CYP2C19, 3A4）	尿
ランソプラゾール	>80%	1.5±1時間	肝臓（CYP2C19, 3A4）	肝臓
エソメプラゾール	90%	1〜1.5時間	肝臓（CYP2C19, 3A4）	尿
ラベプラゾール	〜50%	1〜2時間	肝臓（CYP2C19, 2C19）	尿

文献33を参考に作成

上記の薬剤とともに長期投与を行う場合は鉄の吸収低下に注意が必要である．その他に重要な副作用について以下に記す．

① 骨粗鬆症のリスク

PPIの副作用の1つとして骨折があげられる．骨折のリスクとPPIの関係についてはいくつかのデータがあるが，そのうちの1つであるKowkらのメタアナリシスによると，PPIを内服したグループでは脊椎骨折のリスクに対して，OR 1.50［95% CI：1.32-1.72］，大腿骨骨折のリスクに対して，OR 1.23［95% CI：1.11-1.36］，そしてすべての骨折のリスクに対してOR 1.20［95% CI：1.11-1.30］であった[31]．

② VAPあるいは誤嚥性肺炎のリスク

PPIを使用することで胃酸分泌が抑制され，以内pHが上昇する．これにより人工呼吸器肺炎（ventilator associated pneumonia：VAP）や肺内感染（hospital acquired pneumonia：HAP）のリスクが高くなることが示唆されている．Herzigらのコホートスタディでは，3日以上入院している患者のなかで胃酸分泌抑制薬（PPIあるいはH2RA）を内服している群はそうでない群と比較してHAPのリスクが上昇するという結果であった（adjusted odds ratio［aOR］1.3，95% CI 1.1-1.4）．サブセット分析ではPPI内服群とH2RA内服群とを比較しているが，それによると，PPI内服群ではHAPのリスクが上昇した結果に対し，H2RAでは統計的有意差は証明されなかった．この研究の結果に関してはさらなる評価が待たれる．特に，PPIとH2RAの比較についてはこの結果だけから結論づけることはできない．

③ CAD患者でオメプラゾールとプラビックスの相互作用によりMIが増加する

オメプラゾールにより，CYP2C19が抑制されプラビックスの活性体の血中濃度が低下する[32]．

④ 妊娠中で胃薬が必要な場合，粘膜保護材，あるいは必要ならH2RAを使用する

さらには，PPIの長期投与と感染症（肺炎，*Clostridium difficile* colitis）と吸収不良（低マグネシウム血症，大腿骨骨折・カルシウム吸収不良，ビタミンB₁₂吸収不良）との関連が示唆されている．その他には高ガストリン血症，萎縮性胃炎，急性間質性腎炎があげられる[29]．

3. PPIの効果の違いと薬物相互作用

今のところ，消化性潰瘍やGERDにおいて，個々のPPIに対し効果の差を比較した研究はなく，それぞれのPPIにおいて臨床的な効果に違いがあるかは不明である．ただし，その薬理作用には特徴がある（表2，表3）．

・オメプラゾール

バイオアベイラビリティは30〜40%，CYP2C19にて代謝される．そのため薬物相互作用に注意する必要がある．内服薬，静注薬として使用．

表3　PPIと薬物相互作用

薬物名	オメプラゾール	ランソプラゾール	ラベプラゾール	エソメプラゾール
ワーファリン	↑PT（10％まで）	—	—	—
ジアゼパム	半減期延長（130％）	—	—	↓クリアランス
フェニトイン	半減期延長（27％）	—	—	—
テオフィリン	—	↑AUC（10％）	—	不明
ジゴキシン	↑AUC（10％）	—	↑AUC, ↑Cmax 半減期延長	不明
カルバマゼピン	↑AUC（75％）	—	—	不明

PT：prothrombin time, Cmax：maximum plasma concentration, AUC：area under the curve
文献33を参考に作成

・ランソプラゾール

　高いバイオアベイラビリティ（80％）をもつ．CYP2C19を含め他のチトクロームP450アイソフォームも阻害するが，主にCYP3A4により代謝される．肝臓から排泄され，オメプラゾールに比べて薬物相互作用は少ない．内服薬としてのみ使用．

・ラベプラゾール

　バイオアベイラビリティは50％，オメプラゾールと同じようにCYP2C19にて代謝されるが，3A4により高い親和性をもつ．そのため，オメプラゾールに比べて薬物相互作用は少ない．内服薬として使用可．

・エソメプラゾール

　薬物動態はオメプラゾールとほぼ同じであるが，オメプラゾールよりも高い血中濃度に達し，比較的長い半減期（1～2時間）をもつ．CYP2C19を阻害することで薬物相互作用を起こす可能性がある．内服薬，静注薬として使用．

文献・参考文献

1) Chey WD & Wong BC：American College of Gastroenterology guideline on the management of Helicobacter pylori infection. Am J Gastroenterol, 102：1808-1825, 2007
2) Cushman WC, et al：Effects of intensive blood-pressure control in type 2 diabetes mellitus. N Engl J Med, 362：1575-1585, 2010
3) Burget DW, et al：Is there an optimal degree of acid suppression for healing of duodenal ulcers? A model of the relationship between ulcer healing and acid suppression. Gastroenterology, 99：345-351, 1990
4) Spencer CM & Faulds D：Lansoprazole. A reappraisal of its pharmacodynamic and pharmacokinetic properties, and its therapeutic efficacy in acid-related disorders. Drugs, 48：404-430, 1994
5) Maton PN：Omeprazole. N Engl J Med, 324：965-975, 1991
6) Poynard T, et al：Meta-analysis of randomized clinical trials comparing lansoprazole with ranitidine or famotidine in the treatment of acute duodenal ulcer. Eur J Gastroenterol Hepatol, 7：661-665, 1995
7) Dekkers CP, et al：Comparison of rabeprazole 20 mg versus omeprazole 20 mg in the treatment of active duodenal ulcer：a European multicentre study. Aliment Pharmacol Ther, 13：179-186, 1999
8) Weberg R, et al：Duodenal ulcer healing with four antacid tablets daily. Scand J Gastroenterol, 20：1041-1045, 1985

9) Poynard T & Pignon JP : Acute Treatment of Duodenal Ulcer.「Analysis of 293 randomized clinical trials」(Poynard, T & Pignon, JP eds), p7, John Libbey Eurotext, 1989
10) Soll AH, et al : Nonsteroidal anti-inflammatory drugs and peptic ulcer disease. Ann Intern Med, 114 : 307-319, 1991
11) Maton PN : Omeprazole. N Engl J Med, 324 : 965-975, 1991
12) Lanza FL : A guideline for the treatment and prevention of NSAID-induced ulcers. Members of the Ad Hoc Committee on Practice Parameters of the American College of Gastroenterology. Am J Gastroenterol, 93 : 2037-2046, 1998
13) Graham DY, et al : Ulcer prevention in long-term users of nonsteroidal anti-inflammatory drugs : results of a double-blind, randomized, multicenter, active- and placebo-controlled study of misoprostol vs lansoprazole. Arch Intern Med, 162 : 169-175, 2002
14) Lai KC, et al : Lansoprazole for the prevention of recurrences of ulcer complications from long-term low-dose aspirin use. N Engl J Med, 346 : 2033-2038, 2002
15) Ekström P, et al : Prevention of peptic ulcer and dyspeptic symptoms with omeprazole in patients receiving continuous non-steroidal anti-inflammatory drug therapy. A Nordic multicentre study. Scand J Gastroenterol, 31 : 753-758, 1996
16) Cullen D, et al : Primary gastroduodenal prophylaxis with omeprazole for non-steroidal anti-inflammatory drug users. Aliment Pharmacol Ther, 12 : 135-140, 1998
17) Koch M, et al : Prevention of nonsteroidal anti-inflammatory drug-induced gastrointestinal mucosal injury. A meta-analysis of randomized controlled clinical trials. Arch Intern Med, 156 : 2321-2332, 1996
18) Laine L, et al : Double-blind randomized trials of single-tablet ibuprofen/high-dose famotidine vs. ibuprofen alone for reduction of gastric and duodenal ulcers. Am J Gastroenterol, 107 : 379-386, 2012
19) Taha AS, et al : Famotidine for the prevention of gastric and duodenal ulcers caused by nonsteroidal antiinflammatory drugs. N Engl J Med, 334 : 1435-1439, 1996
20) Hetzel DJ, et al : Healing and relapse of severe peptic esophagitis after treatment with omeprazole. Gastroenterology, 95 : 903-912, 1988
21) Dent J, et al : Omeprazole v ranitidine for prevention of relapse in reflux oesophagitis. A controlled double blind trial of their efficacy and safety. Gut, 35 : 590-598, 1994
22) Vigneri S, et al : A comparison of five maintenance therapies for reflux esophagitis. N Engl J Med, 333 : 1106-1110, 1995
23) Robinson M, et al : Effective maintenance treatment of reflux esophagitis with low-dose lansoprazole. A randomized, double-blind, placebo-controlled trial. Ann Intern Med, 124 : 859-867, 1996
24) Katz PO, et al : Guidelines for the diagnosis and management of gastroesophageal reflux disease. Am J Gastroenterol, 108 : 308-28 ; quiz 329, 2013
25) Agency for Healthcare Research and Quality : Comparative Effectiveness of Management Strategies for Gastroesophageal Reflux Disease – an Update to the 2005 Report. 2005 : http://effectivehealthcare.ahrq.gov/ehc/products/165/755/CER29-GERD_20110926.pdf（2015年2月閲覧）
26) Peter JK : Medical management of gastroesophageal reflux disease in adults. UpToDate, 2014
27)「臨床に直結する 感染症診療のエビデンス ベッドサイドですぐに役立つリファレンスブック」（青木 眞/監，岩田健太郎 他/編），文光堂，2008
28) McColl KE : Clinical practice. Helicobacter pylori infection. N Engl J Med, 362 : 1597-1604, 2010
29)「イラスト薬理学 原書2版」（柳澤輝行，丸山 敬/監訳），丸善，2004
30) Dyspepsia and peptic ulcer disease.「Medical Pharmacology and Therapeutics」(Derek W & Tony S) pp399-409, 2013
31) Kwok CS, et al : Meta-analysis : risk of fractures with acid-suppressing medication. Bone, 48 : 768-776, 2011
32) Corleto VD, et al : Proton pump inhibitor therapy and potential long-term harm. Curr Opin Endocrinol Diabetes Obes, 21 : 3-8, 2014
33) Michael W : Overview and comparison of the proton pump inhibitors for the treatment of acid-related disorders. UpToDate, 2014

プロフィール

蛭子洋介（Yosuke Ebisu）
ニューメキシコ大学感染症科　クリニカルフェロー

第3章 消化器系

3. 下剤の使い分けを教えてください

山藤栄一郎

> **Point**
> ・便秘の原因となりそうな薬を使っていないか
> ・緩下薬（特に刺激薬）を漫然と常用していないか
> ・高齢者の便秘をみたら下剤を考える前に器質的疾患（腫瘍や癒着など）を除外したか

1. 便秘のred flag sign（警告症状）がないか確認

次の6項目について確認する．
① 体重減少（＞4 kg）
② 血便
③ 貧血
④ 50歳以上で突然排便習慣が変化
⑤ ひどい腹痛（嘔気嘔吐/発熱）
⑥ 大腸癌/炎症性腸疾患の家族歴

2. 二次性便秘の除外

二次性便秘には下記のものがある．
・器質性：大腸癌・炎症後・術後狭窄など
・症候性：糖尿病・甲状腺機能低下症・高カルシウム血症・妊娠・脊髄損傷・Parkinson病・低カリウム血症・アミロイドーシス・尿毒症・強皮症・Addison病など
・薬剤性：オピオイド・NSAIDs・抗コリン薬・抗うつ薬（三環系）・向精神病薬（フェノチアジン系）・降圧薬（Ca-b）・利尿薬・鉄剤・制酸剤（水酸化アルミニウム）など

3. 機能性便秘のRome III診断基準

機能性便秘はRome III診断基準にて発症6カ月以上，最近3カ月下記を満たすときに診断できる．

```
                ┌─────────────────────────┐
                │  慢性便秘（病歴・所見）  │
                └─────────────────────────┘
                              ↓
    STEP 1   ┌─────────────────────────┐
             │   red flag sign がないか？│
             └─────────────────────────┘
                              ↓
    STEP 2   ┌─────────────────────────────────┐
             │二次性（薬剤性/症候性/器質性）除外│
             └─────────────────────────────────┘
                              ↓
    STEP 3   ┌─────────────────────────────────┐
             │機能性便秘の診断（RomeⅢ診断基準）│
             └─────────────────────────────────┘
                              ↓
    STEP 4   ┌─────────────────────────┐
             │    生活様式/食事の改善   │
             └─────────────────────────┘
                              ↓
                ┌─────────────────────────┐
                │        薬物治療         │
                └─────────────────────────┘
```

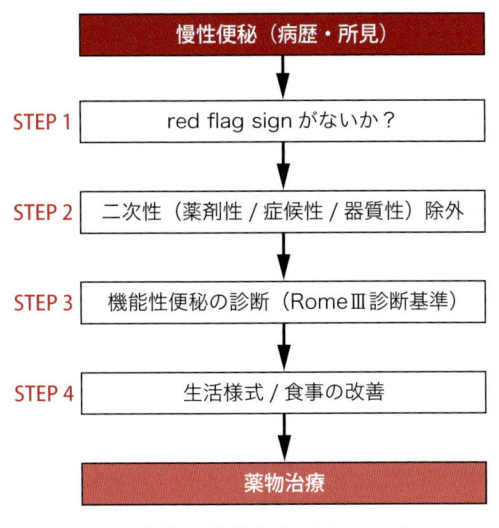

図　便秘→薬物治療へ至るまで

① 次の2つ以上の項目を満たすこと
- 排便の25％以上にいきむ
- 排便の25％以上に兎糞状便か硬便
- 排便の25％以上に残便感
- 排便の25％以上に直腸肛門の閉塞感や詰まった感じがする
- 排便の25％以上に用手的に排便促進をする（摘便・骨盤外圧迫など）
- 排便が週に3回未満

② 下剤を使用せずに軟便になることは稀

③ 過敏性腸症候群の診断基準を満たさない

> 注：便の性状は，the bristol stool form scale を用いると共有しやすい．
> Type1（兎糞状便），Type2（塊の多いソーセージ型），Type3（ひび割れのあるソーセージ型），Type4，（なめらかなソーセージ型），Type5（輪郭はある軟便），Type6（泥状便），Type7（水様便）

4. 生活様式/食事の改善

それでも改善しない場合，食物繊維（目安 成人男性19～20 g/日以上，女性17～18 g/日以上：日本人の食事摂取基準2015より），水分の十分な摂取を指導する．

1．～4．までの便秘から薬物治療に至る前までの過程を図にまとめた．

5. 薬物治療

> **症例**
> ADL自立の80歳男性．肺炎で入院して1週間経過し，抗菌薬加療は終了．しかし，入院後排便なく看護師により，『「医師指示」通り眠前ラキソベロン®15滴服用したが，排便なく腹痛が出現』とのドクターコールあり．

1 便秘に薬（特に腸管刺激性薬剤）を使う前に考えること

悪性腫瘍など器質的疾患を除外した前提で話を進めるが，腸の問題なのか便の問題なのか，を分けて考える．急性期で入院後排便がないときは，まずは直腸で硬便によって「栓」がされていないか確認する．「便づまり」になっていると腸を動かしても硬い「栓」のため便は出ずに腹痛，となることがある．その場合まずは摘便を検討する．入院などで活動が低下すると腸蠕動も低下し，便秘の一因となる．そのため入院中の患者で普段便秘がなくても便秘になることがある．

2 下剤の使い分け

便秘の原因は，大腸通過遅延タイプ，便排出障害タイプなどの分類もあるが，
・便の問題なのか
・腸の動きの問題なのか
で分けて考える．

下剤は①塩類下剤，②膨張性下剤，③大腸刺激性下剤，④浣腸剤と分けることもできるが，主に便に作用するか，腸に作用するかということで考えた方がわかりやすい．

> ●ポイント
> ・基本は便を増量するか，便を柔らかくすることである．
> ・腸を動かす薬（特にセンナ系）は頓用を心がけ，連用は避ける．
> ・軟便なのに排便困難・残便感が強ければ，専門科への紹介が望ましい．

1）便の問題＝便が硬い，便が少ない

① 直腸で便が粘土のように硬い栓をしていないか，を考える．
いくら腸を動かしても栓がしてあっては出るものもでない．摘便が有効かつ重要である．
② 便自体が少ない，便が硬いか，を考える．
寝たきりなどで排便時に十分いきむことができない（＝腹圧が十分かからない）人には便を柔らかくすることで排便を促す．
a）便自体が少ない→便量を増やす，食事量を増やす，ヨーグルト，寒天など．
下剤は，カルメロースナトリウム（バルコーゼ®）（膨脹性下剤）がある．

●処方例
① カルメロースナトリウム（バルコーゼ®）1回0.5 g〜2 g 大量の水とともに1日3回
→一緒に飲んだ水とともに腸内でコロイド状になって便に浸透して容積アップする．12〜24時間で効果発現するが，2〜3日連続投与で効果最大になる．飲みにくい以外の欠点はあまりない．オブラートに包んで内服などの工夫が必要な場合もある．
② ポリカルボフィルカルシウム（コロネル®）1回0.5 g〜2 g 1日3回
→コップ1杯の水と内服する．小腸・大腸で水を吸って膨潤・ゲル化する．この機序により便秘だけでなく下痢にも効果を認める（過敏性腸症候群）．

b) 便が硬い→便の水分量を増やす．
（塩類下剤）酸化マグネシウム（マグミット®）

●処方例
① 酸化マグネシウム（マグミット®） 250 mg（330 mg）1回2錠 1日3回適宜減量
→腎機能低下例で血中マグネシウム上昇の危険があるが，腎機能正常ならまず問題ない．腸内で水分の再吸収を抑え，腸の内容物が膨張して排便を容易にする．臨床的には，最初に使うことが多い．下剤以外の作用では遅効性に制酸作用（胃保護）がある．水酸化マグネシウム（ミルマグ®）は液体であり経管栄養時に便利である．
② ラクツロース（モニラック®）
→使いやすいが保険適用に注意．糖尿病患者で血糖上昇に注意．
③ ルビプロストン（アミティーザ®）
→クロライドチャネルに作用し，小腸から水分分泌促進．1回24 μgを1日2回食後．妊婦禁忌．肝障害/腎障害患者で減量必要．悪心嘔吐に注意．やや高価（2012年発売）．

2）腸の問題＝腸の蠕動（動き）が悪い原因を考える

・体の動き自体が悪い（寝たきりなど）
・大腸の動きが悪くてゆっくりとしか先に進まない
・直腸の動き→たまったままでない

　活動度が低いと起立直腸反射が起こりにくく便秘になるので，体を動かすことで便秘が改善することもある．腸の動きが悪い→腸を刺激して動かす薬を使う．

a) 直腸反射を起こさせる下剤：グリセリン浣腸，炭酸水素ナトリウム/無水リン酸二水素ナトリウム（新レシカルボン®坐剤）．

●処方例
① グリセリン（グリセリン浣腸） 30 mL〜60 mL
→硬便のときや直腸貯留時にすぐに出したいときに使う．潤滑作用も．
② 炭酸水素ナトリウム/無水リン酸二水素ナトリウム（新レシカルボン®坐剤）
→1個〜2個，挿肛→肛門のなるべく奥に入れる．腸内で炭酸ガスを発生し，蠕動運動を亢進する．15〜30分程度で効果あり．1個入れて30分反応なければもう1個入れる．

b) 腸運動を調整する薬：トリメブチンマレイン（セレキノン®），モサプリドクエン（ガスモチン®）など．
c) 大腸を刺激する下剤（大腸刺激性下剤）：ピコスルファートナトリウム小和物（ラキソベロン®），センナ（アローゼン®），センノシド（プルゼニド®）など（主成分は生薬：センナであることが多い）．

> ●処方例
> ①ピコスルファートナトリウム水和物（ラキソベロン®）眠前10滴（0.67 mL）～15滴（1.0 mL）
> →7～12時間後程度で効果がでるので，眠前に内服する．
> ②センナ（アローゼン®）0.5 g/1包　眠前　1～2包 内服
> →薬用植物センナより．8～12時間程度で効果がでるので，眠前に内服する．
> ③センノシド（プルゼニド®）12 mg/錠　眠前1～2錠（最大4錠）内服
> →これもセンナ．8～10時間程度で効果がでるので，眠前に内服する．
> ・センナ系の緩下薬は連用すると耐性がつき，かえって難治性の便秘になりうるため，頓服での使用を心がける．

漢方と西洋薬を一緒に括ることは難しいが，上記薬剤で不十分な場合に有用なことがある．単純化すべきではないが，あえて下記にあげる．

①**大黄入り**
大黄甘草湯（嘔気嘔吐あり・腹壁緊張の人に頓服で），麻子仁丸（腹壁やや軟，左下腹部に便塊触知の人に），潤腸湯（麻子仁丸＋補血，皮膚がかさかさした虚弱高齢者に），桂枝加芍薬大黄湯（腹直筋緊張強く，腹部膨満強い人）．

> 注）「大黄」＝6～10時間で大腸に作用．センノシド＋タンニン．オピオイドの便秘には避ける．センナや大黄といったアントラキノン系の漫然とした連用は避ける．

②**大黄なし**
大建中湯顆粒　1回2.5 g（～0.5 g）1日3回食前（下腹部痛ある人，動きの調節に），中建中湯（大黄で腹痛，センナ連用後の便秘に）．

> 注：アロエは下剤として用いない．

これらの治療で改善ないときは便治療専門の診療科へのコンサルトを検討する（直腸内圧測定/バルーン排出試験など）．

文献・参考文献

1) Lembo A & Camilleri M：Chronic constipation. N Engl J Med, 349：1360-1368, 2003
2) Rao SS：Constipation：evaluation and treatment of colonic and anorectal motility disorders. Gastroenterol Clin North Am, 36：687-711, x, 2007
3) Tack J, et al：Diagnosis and treatment of chronic constipation–a European perspective. Neurogastroenterol Motil, 23：697-710, 2011

4) 宇野良治:慢性便秘に対する漢方治療の検討 – アントラキノン系下剤中毒に対する中建中湯の有用性.Science of Kampo Medicine 漢方医学,35,258-265,2011
5) World Gastroenterology Organisation Global Guidelines constipation, 2010:http://www.worldgastroenterology.org/constipation.html(2015年2月閲覧)
6) Bharucha AE, et al:American Gastroenterological Association medical position statement on constipation. Gastroenterology, 144:211-217, 2013

プロフィール

山藤栄一郎(Eiichiro Sando)
亀田総合病院総合内科
下痢が続くと思ったら,下剤を内服し続けていた.とならないようにすることは当たり前かもしれないけれど,投薬内容を日々確認することが大事だと感じます.

第3章 消化器系

4. 制吐薬や整腸剤の使い方を教えてください（胃腸炎に対して）

佐藤暁幸

●Point●

- オンダンセトロン（ゾフラン®）には制吐薬としてのエビデンスがあるが，胃腸炎に対しては日本では保険適応外であるので使いづらい
- 現場では十分なエビデンスはないが，メトクロプラミド（プリンペラン®），ドンペリドン（ナウゼリン®）を使用する
- 整腸剤は最近有効性を示す報告も出てきている
- 激しい口渇と尿の減少があって嘔吐をくり返している場合には五苓散の使用も考慮する

はじめに

　嘔気・嘔吐は頭蓋内病変，心筋梗塞，尿路結石，妊娠，消化管以外の感染症などの消化管病変以外の疾患でも起こってくる．そのため，**嘔気・嘔吐，下痢を呈するからといって安易に胃腸炎の診断をつけるべきではない．嘔気・嘔吐，下痢といった症状が起こっている原因を考えるべきである．**
　しかし，患者がつらいと思っている症状を放っておくわけにもいかないので，対症療法として嘔気・嘔吐には制吐薬，下痢には整腸剤の使用を考慮する．
　そのときに考えるべき事項を以下に述べる．なお，本稿は成人症例について議論した．

症例

　28歳，女性，専業主婦．2日前から子供が嘔吐，下痢をしていて小児科でウイルス性の胃腸炎と診断を受けており，その子供の吐物，おむつを素手で処理していた．昨夕より嘔気が出現し，昨日は2回，今日は5回嘔吐している．今日の昼前から水様性の便が出始め，今までに8回下痢をしたため，夕方，救急外来を受診した．食事は摂れないが，水分は嘔吐の合間になんとか摂れている．特に立ちくらみはしない．最近の海外渡航なし．最終月経は2日前に終わったばかり，その前の月経は1カ月前で妊娠の可能性は100％ないとのことであった．血圧108/68 mmHg，脈拍103回/分，体温37.2℃，呼吸数16回/分，SpO₂ 99％．身体所見では口腔内軽度乾燥，腋窩の乾燥はなし．腹部は平坦かつ軟，腸蠕動音亢進，圧痛は特になし．

　明らかなsick contactがあり，嘔気・嘔吐，下痢が起こっているのでおそらくは子供と同じウ

イルス性の胃腸炎でよいと思われる．その他の疾患も病歴，身体所見，検査などから除外できていると想定し，処方として制吐薬，整腸剤の使用を検討する．

1. 制吐薬を使うときに考えること

嘔吐が頻回で止めてほしいと患者が思っているかどうかで使用をするかを決める．また，水分摂取が不可能な場合には末梢静脈ルートを確保し，補液を開始しておく．そのうえで，制吐薬の使用を検討する．

1 制吐薬のエビデンス

エビデンスの多くは小児が対象のものに限られている．

胃腸炎の生後3カ月から22歳の患者で5-HT$_3$拮抗薬である**オンダンセトロン（ゾフラン®）**を経静脈的に使用したランダム化二重盲検比較試験では，オンダンセトロン使用群で嘔吐消失率が高かった[1]．また，生後6カ月から10歳の小児でオンダンセトロン単回経口投与群はプラセボ群に比べて嘔吐が少なく経口での飲水量が多く，脱水補正の補液を受ける頻度が少なかったという報告[2]もある．

Cochraneの報告では18歳以下の胃腸炎で嘔吐している患者にオンダンセトロンを経口で投与した場合には嘔吐消失率は高く，脱水補正の補液と入院の必要数を減らし，オンダンセトロン・メトクロプラミド（プリンペラン®）の経静脈的投与では嘔吐のエピソードと入院を減らしている[3]．

一方で，メトクロプラミドは経静脈投与でオンダンセトロンと比較した場合，嘔吐の頻度はオンダンセトロンの方が低かった[4]し，メトクロプラミド坐剤とドンペリドン（ナウゼリン®）坐剤との比較でも嘔吐の量はドンペリドン坐剤の方が少なく[5]，これら2つの研究ではメトクロプラミドはプラセボより優れていることは証明されてない[6]．

そうなると一番エビデンスがあるのはオンダンセトロンであるが保険適応は抗悪性腫瘍剤（シスプラチンなど）投与に伴う消化器症状（悪心，嘔吐）[7]となっており，胃腸炎に対しては日本では保険適応外となるので使いづらい．

2 処方の実際

では，実際はどうしているか？

現場では十分なエビデンスはないが，消化管運動促進薬である5-HT$_4$作動薬と抗ドパミン薬（D$_2$拮抗薬）の作用を併せもつ**メトクロプラミド**あるいは抗ドパミン薬（D$_2$拮抗薬）である**ドンペリドン**を使用している．ただし，消化管運動を促進するので**下痢が悪化する可能性**もないわけではない点には注意し，患者にも説明するようにしている．また，いずれも**錐体外路症状**の副作用があるので注意を要する．

ルートが確保されているなら，メトクロプラミド10 mgを点滴する．**経静脈的投与の場合には15分以上かけて投与した方がボーラス投与よりも効果が下がらずアカシジアの発症率が下がる**という報告もある[8]．

注射薬ではメトクロプラミド以外にはあまり思いつかない．

内服可能であれば，メトクロプラミドあるいはドンペリドンを使用する．**食前投与を原則**とし

ている．食前投与し嘔気・嘔吐が抑えられれば飲水や食事摂取が可能となるかもしれないからである．

メトクロプラミドとドンペリドンの違いは，後者の方が血液脳関門を通りにくいため，不安感やジストニアが起こりにくい[9]ことくらいである．なお，ドンペリドンは米国では認可されていない．

内服困難な場合には，坐剤としてドンペリドン坐剤がある．

●処方例
①脱水例
　生食500～1,000 mL　持続点滴
　側管からメトクロプラミド（プリンペラン®）10 mgを15分以上かけて注射
②内服可能例
　メトクロプラミド（プリンペラン®）5 mg錠　1回1錠　1日3回　毎食前
　あるいは
　ドンペリドン（ナウゼリン®）10 mg錠　1回1錠　1日3回　毎食前
③内服困難例
　ドンペリドン（ナウゼリン®）坐剤1回60 mg　嘔気・嘔吐時　直腸内投与　8時間あけて1日2回まで

2. 整腸剤を使うときに考えること

下痢をしているときには整腸剤の使用を考慮する．健常者では大きな副作用もないため，内服が可能であれば積極的に勧めている．各施設によって採用されている整腸剤の種類が違うので使用可能な整腸剤は確認しておくとよい．

よく使用される製剤は表のものがある．

1 整腸剤のエビデンス

整腸剤（probiotics）は以前より使用されているが，エビデンスがなかった．しかし，最近，その効果を示した報告が出ている．小児での報告が多いが，成人も含まれているものとしてはCochraneの成人と小児を対象としたmeta-analysisがある．それによるとprobioticsの使用で下痢の平均持続期間が24.76時間減少し，4日以上持続する下痢は59％減少，probiotics使用後2日目の排便回数は0.8回減少した[10]のである．**下痢が1日程度早く治るなら，使用する価値はあるようだ．**

一方で，**免疫抑制状態や慢性疾患の患者ではprobioticsによる菌血症の報告もある**[11]ので注意が必要である．ただ，健常者でのprobiotics使用に伴う菌血症の報告はない[11]．

今回は胃腸炎に対する整腸剤の使用法の稿だが，ここで抗菌薬関連下痢症および*Clostridium difficile*関連下痢症におけるprobioticsによる予防についても述べておく．2013年に発表されたCochraneの報告[12]ではprobioticsの使用で抗菌薬関連下痢症のリスクは40％減少，*Clostridium difficile*関連下痢症のリスクは64％減少するとされている．しかし，同じく2013年にLancetに投稿された1種類以上の経口あるいは点滴抗菌薬投与を受けた65歳以上の入院患者

表　よく使用される整腸剤

商品名	含有菌	菌種
ミヤBM®錠，細粒	宮入菌	Clostridium butyricum
ビオラクチス®散	カゼイ菌	Lactobacillus casei
ビオスリー®配合散，配合錠	ラクトミン＋酪酸菌＋糖化菌	Streptococcus faecalis ＋ Clostridium butyricum ＋ Bacillus mesentericus
ビオフェルミン®配合散	ラクトミン＋糖化菌	Streptococcus faecalis ＋ Bacillus subtilis
ビオフェルミン®錠	ビフィズス菌	Bifidobacterium bifidum
ビオフェルミンR®散，錠	耐性乳酸菌	Streptococcus faecalis
ラックビー®微粒N，錠	ビフィズス菌	Bifidobacterium longum ＋ Bifidobacterium infantis
ラックビー®R散	耐性乳酸菌	Bifidobacterium longum
ビオスミン®配合散	ビフィズス菌＋ラクトミン	Bifidobacterium bifidum ＋ Streptococcus faecalis
レベニン®S散	ビフィズス菌＋ラクトミン	Bifidobacterium longum ＋ Lactobacillus acidophilus ＋ Streptococcus faecalis
レベニン®散，カプセル	耐性乳酸菌	Bifidobacterium infantis ＋ Lactobacillus acidophilus ＋ Streptococcus faecalis

第3章　消化器系

における多施設共同ランダム化二重盲検比較試験では乳酸菌とビフィズス菌で構成されたprobioticsの投与で抗菌薬関連下痢症およびClostridium difficile関連下痢症の予防の有効性は証明されていない[13]．この研究からはprobioticsの抗菌薬曝露患者へのルーチンの投与は抗菌薬関連下痢症およびClostridium difficile関連下痢症の予防目的としては有効ではないかもしれない．

2 処方の実際

整腸剤を使用するにあたっては，**錠剤がいいか，粉薬がいいかを患者に問うようにしている**．

●処方例
　ミヤBM®錠　1回1錠　1日3回　毎食後

3. その他〜漢方薬の使用

その他，嘔気・嘔吐，下痢ともに使用できる漢方薬を紹介しておく．
　漢方薬のなかでも代表的な利水剤（利尿薬ではない）の**五苓散**（ごれいさん）である．体内の水分の代謝異常を調整し正常に戻す働きをする．**激しい口渇と尿利の減少があって嘔吐をくり返して訴える患者に使用**する[14]．嘔吐は1回に大量の水をどっと吐くのが特徴である．この嘔吐は水逆と呼ばれる．ちなみにこの五苓散という漢方薬は乗り物酔いや二日酔いにも効くともいわれている．

> ●処方例
> 五苓散　7.5 g　1回2.5 g　1日3回　毎食前

おわりに〜予防の重要性

　本症例では，胃腸炎の子供の吐物，おむつの処理を素手で行っていた．次回からは**汚染物の処理は手袋をして行い，その後，手洗いをよくするように指導**する．

　また，薬剤の処方だけでなく脱水予防のため，**水分は少量ずつこまめに摂るようにアドバイス**することも重要である．

文献・参考文献

1) Reeves JJ, et al：Ondansetron decreases vomiting associated with acute gastroenteritis：a randomized, controlled trial. Pediatrics, 109：e62, 2002
2) Freedman SB, et al：Oral ondansetron for gastroenteritis in a pediatric emergency department. N Engl J Med, 354：1698-1705, 2006
3) Fedorowicz Z, et al：Antiemetics for reducing vomiting related to acute gastroenteritis in children and adolescents. Cochrane Database Syst Rev：CD005506, 2011
4) Cubeddu LX, et al：Antiemetic activity of ondansetron in acute gastroenteritis. Aliment Pharmacol Ther, 11：185-191, 1997
5) Van Eygen M, et al：A double-blind comparison of domperidone and metoclopramide suppositories in the treatment of nausea and vomiting in children. Postgrad Med J, 55 Suppl 1：36-39, 1979
6) Borowitz SM：Are antiemetics helpful in young children suffering from acute viral gastroenteritis? Arch Dis Child, 90：646-648, 2005
7) ゾフラン®注 添付文書：グラクソ・スミスクライン株式会社，2009
8) Tura P, et al：Slow infusion metoclopramide does not affect the improvement rate of nausea while reducing akathisia and sedation incidence. Emerg Med J, 29：108-112, 2012
9) Longstreth GF：Approach to the adult with nausea and vomiting. UpToDate, 2014
10) Allen SJ, et al：Probiotics for treating acute infectious diarrhoea. Cochrane Database Syst Rev：CD003048, 2010
11) Boyle RJ, et al：Probiotic use in clinical practice：what are the risks? Am J Clin Nutr, 83：1256-1264, 2006
12) Goldenberg JZ, et al.：Probiotics for the prevention of Clostridium difficile-associated diarrhea in adults and children. Cochrane Database Syst Rev：CD006095, 2013
13) Allen SJ, et al：Lactobacilli and bifidobacteria in the prevention of antibiotic-associated diarrhoea and *Clostridium difficile* diarrhoea in older inpatients（PLACIDE）：a randomised, double-blind, placebo-controlled, multicentre trial. Lancet, 382：1249-1257, 2013
14) 「漢方診療医典 第6版」（矢数道明，大塚敬節/改編），2001，南山堂

プロフィール

佐藤暁幸（Akiyuki Sato）
亀田総合病院総合内科　部長代理
専門：総合診療，家庭医療，プライマリケア
　最近，当科に老年医学とリサーチが得意な医師と感染症が得意な医師が指導医に加わり，今まで以上に活気づいています．当科の研修もよりさまざまなものを提供できるようになってきました．興味がある方，やる気に満ちあふれた方はぜひ見学に来てください．
　さて，個人的な話ですが，先日，2009年に購入したMacBook Airが寿命を迎えました．ある日，それは突然やってきました．再起動の無限ループ．何とか普通のシャットダウンが途中でできました．翌日，起動したら立ち上がって使えていたのですが，しばらくしてまたフリーズし勝手に落ちて再起動の無限ループ．その翌日に何とか立ち上がっている間にTime Machineに環境と文書を移し，新たに購入したMacBook Airに今日の午前中にTime Machineから移行に成功しました．なので，今はいつもと同じ環境で仕事ができています．その初仕事がこの原稿です．

第3章 消化器系

5. 慢性ウイルス性肝炎の治療薬について，専門家の意見を教えてください

大路　剛

Point

- 慢性C型肝炎の治療は，ペグインターフェロンとリバビリンの併用から直接ウイルスに作用するプロテアーゼ阻害薬を中心とした治療に切り替わりつつある
- 慢性C型肝炎の治療指針はまさに日進月歩であり，すでにAASLD/IDSAともガイダンスも常にアップデートされ続けている
- 慢性B型肝炎の治療は核酸アナログが中心であるが，HIVに有効なものが多く，必ずHIVの感染の有無を確認することが必要である

はじめに

　ウイルス性肝炎はB型肝炎ウイルス（hepatitis B virus：HBV）とC型肝炎ウイルス（hepatitis C virus：HCV）が原因となる．B型肝炎は急性肝炎と慢性肝炎とそれに続く肝硬変，肝癌の原因となり，2億4千万人のキャリアが世界中に存在し，毎年78万人が死亡しているとされる[1]．C型肝炎は，主に慢性肝炎から肝硬変，肝癌を起こす疾患である．いずれのウイルスに対しても，抗ウイルス薬の出現により治療が進化し続けている．特にC型肝炎の治療戦略は2015年2月現在，刻一刻と変わっている．米国肝臓病学会（American Association for the Study of Liver Diseases：AASLD）と米国感染症学会（Infectious Disease Society of America：IDSA）はガイドラインとして現時点で出すことをあきらめ，"ガイダンス"としてリアルタイムに更新している[2]．

1. C型肝炎の治療薬

　C型肝炎ウイルス（hepatitis C virus：HCV）は感染すると急性肝炎を起こし，一部は慢性化して肝硬変に進展し，肝臓癌を発生する．HCVはgenotype（遺伝子型）によって治療法への反応が異なる．genotype1はもっとも治療への反応性が悪いとされる．日本ではgenotype1が大半であったが，近年，特に1970年以降の出生者においてはgenotype1の割合は50％未満となってきているとされ[3]，必ず患者個人のgenotypeを測定してから治療戦略を立てることが望ましい．2014年現在，Simmonds分類によるgenotype測定は保険収載されておらずserotype（血清型）で代用せざるを得ないのが問題である．

HCVの治療にかかわる要素としてインターフェロンλをコードするIL28B遺伝子の多型がペグインターフェロン（PEGylated interferon：PEG-IFN）とリバビリン併用療法への反応性にかかわっていることが知られている．またこの変異はSVR（sustained viral response）率に影響することが複数の臨床研究からも報告されている[4]．しかし，genotypeと異なり，現時点では事前にIL28の多型を調べて治療メニューを変更することは推奨されていない．

　前述のようにC型肝炎の治療法を根本的に変えつつあるのは各種プロテアーゼ阻害薬（protease inhibitor：PI）である．従来のインターフェロン治療は宿主の免疫を賦活化することで，C型肝炎を排除するという戦略で行われていた．一方，現在主流となりつつあるウイルス自体への治療薬は前者と比較される意味合いでdirect acting antivirals（DAAs）と称されている．

　ざっくりとAASLD/IDSAの2015年2月時点のガイダンスをまとめてしまうと未治療genotype1ではPEG-IFN＋RBV（リバビリン）＋SOF（ソホスブビル），PEG-IFN＋RBV＋SMV（シメプルビル），インターフェロン（IFN）が使用できなければSOF＋SMV±RBVとしている．未治療genotype2ではSOF＋RBV，未治療genotype3ではSOF＋RBVまたはSOF＋RBV＋PEG-IFN，未治療genotype4ではSOF＋PEG-IFN＋RBV，IFNが使用できなければ，SFV＋RBV，またIFN使用可能ならSMV＋PEG-IFN＋RBVも可能としている．未治療genotype5，6ではSOF＋PEG-IFN＋RBVまたはPEG-IFN＋RBVを推奨している．このように北米ではSFVを中心としてのレジメンであり，かつすでにgenotype2ではIFNが外れたメニューが第一推奨になっていることが重要である．

　European Association for The Study of The Liver（EASL）の推奨でもおおまかには同様である．日本の肝臓病学会のガイドラインではSOFが未承認であること，また北米では未承認，欧州では既承認のダクラタスビル（daclatasvir：DLV）とアスナプレビル（asunaprevir：ASV）のが承認されている．

1 インターフェロンα（IFNα）

　インターフェロンの副作用としてうつ，間質性肺炎，網膜症，甲状腺機能低下症，血小板減少などさまざまなものがあり，どれも使用するうえで問題になってくる．また小柴胡湯との併用は間質性肺炎のリスクを上げるため禁忌である．

　IFNαは慢性C型肝炎の治療に最初に大きな福音をもたらした薬剤である．IFNαであるIFNα2aとIFNα2bの2種類の臨床的な意義は変わらない．IFNα2bにおいて得られた治験をまとめたmeta-analysisではコントロールに比較して48週の投与で①治療終了時の生化学的寛解（ALTの正常化），②治療終了後最低6カ月時点での生化学的寛解，ウイルス的寛解すなわちHCV-RNAの消失の持続：SVR，③肝炎の組織学的寛解において有為に優れていたとされる[5]．またIFNα2bは300万単位を週3回投与で18カ月使用することでよりよい生化学的寛解，ウイルス的寛解，組織学的寛解において優れていることが示され[6]，これらのstudyの結果を受けてPEG-IFNの治療におけるstudyは組まれていった．

2 インターフェロンβ（IFNβ）

　C型肝炎においても抗ウイルス効果がある程度あることは示され，RBVとの併用療法も有効であるとされている[7, 8]．しかし，日本を含め世界の趨勢はPEG-IFNとリバビリンの併用療法，さらには各種プロテアーゼ阻害薬がスタンダードとなってきており，出番はまずないだろう．

3 リバビリン（RBV）

リバビリン（ribavirin：RBV，レベトール®，コペガス®）はヌクレオシドアナログの抗ウイルス薬であり慢性C型肝炎の治療に使用される．単剤ではあまり効果がなく，あくまでIFNまたはPEG-IFNとの併用療法こそ価値がある．副作用としては溶血性貧血や血小板減少が代表的で治療中断を余儀なくされることも少なくない．また催奇形性の点から妊娠中，授乳中の投与は禁忌，またパートナーが妊娠可能性のある男性に投与する場合は避妊が必要である．

4 リバビリンとIFNの併用

IFN未治療の慢性C型肝炎患者においてリバビリンとIFN α 2bとの併用は後者単剤に比べ，SVRにおいて勝っていた[9]というstudyをはじめ，1998年頃からこれらの併用療法が注目されてきた．この臨床研究ではよりHCVウイルス量の多い（2,000,000 copies/mL）症例では12カ月治療がより効果が高かったということも示され，ウイルス量が多ければ治療期間を長くとるメリットがあるということも示されてきた．またC型肝炎のgenotypeは主に1〜6に分類されるが，1型と4型はIFNの効果が低いとされてきた．このIFNが効果を示しにくいgenotype1のウイルスでも12カ月治療の方が6カ月治療より効果が高いことがわかっている．ちなみにほかのgenotypeでは12カ月メニューでも6カ月メニューでも効果は変わらない[10]．これらのstudyを受け，PEG-IFN＋RBVの併用療法が研究されるようになってきた．

5 リバビリンとPEG-IFNの併用

PEG-IFNはポリエチレングリコールでIFNをペグ化することによって皮下注射後の吸収と排泄を緩徐にしたものである．これにより通常のIFNより少ない投与回数で同等の効果が得られる．IFN α 2bと2aそれぞれにペグ化された製品が使用されているが，いずれも効果，副作用に大きな違いはない．さまざまな臨床研究の結果をもとにgenotypeごとに治療期間を調整してPEG-IFN＋RBV併用療法が行われてきた．現在，DAAsが出現し，PEG-IFN＋RBVにDAAsを組合わせる治療および，genotypeや副作用でIFNが使用できない患者ではDAAsのみでの治療の2本立てが主流となってきている．genotype5,6においてはAASLD/IDSAのガイダンスでも未治療患者にはいまだPEG-IFN＋RBVのみの治療も考慮してもよいだろうとされている．

6 DAAs

C型肝炎のDAAs（direct acting antivirals）としては①翻訳とプロテアーゼ阻害薬の双方を阻害するNS3/4Aのプロテアーゼ阻害薬（PI），HCV-RNAの複製を阻害する，②NS5Bのヌクレオシド PI，③NS5Bの非ヌクレオシド PI，④NS5A阻害薬（未だ実用段階にあらず）などに分類される．それぞれについて概説していく．

1) NS3/4A阻害薬

① テラプレビル（telaprevir：TVR）

最初に使用可能となったNS3/4A阻害薬である．未治療のHCV患者においてPEG-IFN＋RBVとPEG-IFN＋RBV＋TVR併用群が有意にSVR率に優れており，また以前，インターフェロン療法で治療失敗した症例に対してもPEG-IFN＋RBV＋TVR群において有意にSVR率が高かった[11]．しかし，副作用としての重篤な皮膚障害，耐性を獲得されやすいこと，薬剤相互作用，さらにはこれらの点でテラプレビルに勝る第二世代の薬剤が使用可能となってきたことから2014年現在すでに推奨はされなくなってきている[2]．

② ボセプレビル（boceprevir）
　テラプレビルと並ぶ第一世代のNS3/4阻害薬である．日本では未承認であるが，すでに過去の薬剤となっているため，今後も承認されることはないだろう．
③ シメプレビル（simeprevir：SMV，ソブリアート®）
　第二世代のNS3/4A阻害薬である．まず，未治療のHCV genotype1の患者においてPEG-IFN（PEG-IFN α 2a）＋RBV＋SMV併用群とPEG-IFN＋RBV群での比較では有意にSVR率が高かった（QUEST-1study，QUEST-2 study）[12, 13]．このstudyでの治療メニューは，初期の12週間をPEG-IFN＋RBV＋SMV（orプラセボ）で残り12週間をPEG-IFN＋RBVで行っている．同studyを受け，日本においてもほぼ同様のstudy（CONCERT-4 study）が行われ，同様の結果が報告されている[14]．2015年2月現在，ASSLD/IDSAのガイドにおいてもHCV genotype1，2，3，4とも多剤と併用のうえ，治療の中心に位置づけられている[2]．HIVと同様，単剤での治療は容易に耐性を獲得されるため禁忌である．HCV genotype1aの未治療患者ではNS3のQ80Kの変異が9〜48％程度あるとする報告もある[15]．可能であれば治療前にQ80Kの変異を確認しておいた方がよいかもしれない．
④ アスナプレビル（asunaprevir：ASV，スンベプラ®）
　NS3/4A阻害薬である．主にNS5A阻害薬のダクラタスビル（DLV）との併用のstudyが多く，日本におけるgenotype1b症例やgenotype1の未治療，PEG-IFN＋RBV治療失敗例において有効性を示している[16, 17]．

2）NS5B阻害薬
⑤ ソホスブビル（sofosbuvir：SOF）
　ヌクレオシド系PIのNS5B阻害薬であるソホスブビルは2015年2月現在，NS3阻害薬のSMVとともに併用で使用されることが多いPIの代表格である[2]．日本では2015年2月現在未承認である．前述のようにAASLD/IDSAのガイダンスでも中心となる薬剤であり，EASLでも中心薬剤の1つである．未治療のgenotype1，2，3のHCV感染に対し，SFV＋PEG-IFN＋RBVで有効性が確認された[18]のを皮切りにATOMIC study[19]でSMV＋PEG-IFN（2a）＋RBVによるgenotype1への有効性，さらにIFNフリーレジメとしてのPEG-IFN＋RBV無効症例と未治療HCV genotype1に対し，SFV＋SMV±RBVレジメで有効性を確認したCOSMOS study[20]など多くの臨床研究で有効性と副作用の少なさが証明されてきている．近いうちに日本でも使用可能となるだろう．

3）NS5A阻害薬
⑥ ダクラタスビル（daclastasvir：DLV，ダクルインザ®）
　前述のASVとの併用療法として2014年に日本で他国に先駆けて承認された薬剤である．ASVとの併用で前述のようにウイルス学的治療成功率において有効性が示されている[17]．2014年9月にはEUにても承認されており，今後は他国でも使用されていくと考えられる．
⑦ レディパスビル（ledipasvir）
　いまだ，欧州，北米，日本でも未承認かつガイドラインにもあがっていないがレディパスビルがSOFとの併用によってopen label studyだがgenotype1に対して有効性が確認されている（LONESTAR study）[21]．いずれ，選択肢としてあがってくるかもしれない．

2. B型肝炎の治療薬

　B型肝炎ウイルス（hepatitis B virus：HBV）はC型肝炎ウイルスに比較し，感染力が強いウイルスである．慢性肝炎を起こし，次第に肝機能が低下し，肝硬変となる．また肝細胞癌の原因にもなる．C型肝炎と異なり，肝硬変を経ずに肝細胞癌を発症するのが大きな違いである．長らく，C型肝炎におけるIFNのような薬剤がなかったが，抗HIV薬の開発に伴い，さまざまな抗B型肝炎ウイルス薬が開発されてきた．

1 IFNとPEG-IFN

　IFNの抗ウイルス薬に対するメリットは耐性ウイルスの心配がないことと，HBe抗原の陰性化，HBsAgの陰性化がより得られるという点である[22]．しかし，長期間にわたって，肝臓癌発生率の低下，ウイルス量抑制や生存率の改善に役立つかどうかについては明確な結論は出ていない[23, 24]．一方，小児や若年成人ではウイルス量が少ない患者でのみインターフェロンαによる治療後のウイルスの抑制効果が認められている[25]．デメリットは，核酸アナログに比べ副作用が多いことである．75％程度のHBeAg陽性患者への投与において肝酵素の再上昇が認められるが，再上昇が起こった方がHBeAgの消失する率が高いとされている[26]．

　PEG-IFN α 2aにおいては抗ウイルス薬との比較試験も行われている．ラミブジン（LAM）に比較してHBeAg，HBsAgの消失とそれぞれの抗体の出現，HBV-DNAの抑制において勝っている[27]．またPEG-IFNとLAMの併用はPEG-IFN単剤より治療終了時における生化学的寛解やHBV-DNAの減少においては優れているものの治療終了後6カ月後には同等でしかなく，併用が優れているとは単純にはいえない[28]．

　総括するとIFN（PEG-IFN）は活動性B型肝炎の治療の1つの選択肢にはなりうるが，治療奏効率は高くはないことが最大の問題点ということであろう．

2 ラミブジン（LAM）

　抗HIV薬として開発されたラミブジン（lamibudine：LAM，ゼフィックス®）は，HBVに対しても効果があることから，B型肝炎に対する抗ウイルス薬としてはじめて使用されはじめた．HBV-DNAを抑制し，生化学的寛解，組織学的改善それぞれ効果がある．またHBeAgの陰性化も20％程度で達成することができる[29]．また単剤使用では4年程度で半数以上に耐性株が出現するとされている[30]．耐性は主にHBV-DNAポリメラーゼのYMDD motifの204番目のメチオニンがバリンまたはイソロイシンに変異すること（M204V/I）によって獲得されるものが代表的である[14]．それ以外ではL180M変異が重要とされる．これらの変異が出現すれば肝炎の再活性化が起こってしまう．また一番気をつけなければいけないのはHIVとの共感染である．**HIVが共感染したHBV症例に対して単剤のLAMを投与することはHIVのLAM耐性獲得につながるので要注意である．**

3 アデホビル（ADV）

　アデホビル（adefovir：ADV，ヘプセラ®）はアデノシン1リン酸のヌクレオチドアナログであり，逆転写酵素を阻害してDNA合成を阻害する．ADVは単剤でもLAMと同様に肝組織像の改善やHBV-DNAの抑制に効果があるとされている[31]．しかし，LAMと同様，耐性株は出現する．HBeAg⁻のB型肝炎における前向き研究では3年程度で耐性rtN236T，rtA181V/Tが5.9％程

度，出現したと報告されている[32]．またHBsAgの消失やHBsAbの出現はあまり期待できない．ADVはLAMと交差耐性をとられない分，LAM耐性が生じた症例に追加することで再度ウイルスを抑制することができる．さらにLAM単剤に比べ，LAM＋ADV併用療法群ではHBV-DNAの抑制に勝っており，耐性ウイルスの出現も抑えられる[33]．ただ併用してもHBeAgの陰性化などの効果が増強するわけではない．**ADVも理論的にはHIVの耐性を誘導することが示唆されておりHIV共感染がないかどうかのチェックは必須である**．近年，LAMがHBVに対して容易に耐性を獲得されることから，当初からLAM＋ADV併用での治療を検討した臨床研究も多く，2014年時点のメタアナリシスではエンテカビル（ETV）単独治療よりウイルス学的治療効果および生化学的改善において勝っていたとされている[34]．単剤でのウイルス学的効果としてはテノホビル（TDF）に劣るとされている[35]．

4 エンテカビル（ETV）

エンテカビル（entecavir：ETV，バラクルード®）はグアノシンアナログである．ほかの抗B型肝炎ウイルス薬と同様DNA合成を阻害することでHBVを抑制する．LAMに対してHBV-DNAの抑制，生化学的寛解，組織学的改善において優れており，ADVに対しても同様である．また耐性株の出現も少ないことが知られている．もっとも注意すべき点としてはLAM耐性株に対しては使用してはならないことである．これはLAM耐性株においては，容易にETVは耐性を獲得されるためである[36]．後述のTDF，テルビブジン（telbivudine）とはHBV-DNAの抑制においては同等のようである．

ETV耐性は2段階の変異が必要でまずLAM耐性のM204V/Iが生じ，次にI169 T，T184G，S202I，M250Vのいずれか，または複数の変異が入ると耐性化するといわれている．また，ETV耐性株は基本的にADV感受性である[37]．ETVはLAMに対するHIVのM184Vの変異を誘導することが指摘されている．**ETV使用時もHIV感染の有無のチェックは必須である**．

5 テノホビル（TDF）

HIVの治療薬として重要なテノホビル（tenofovir disoproxil fumarate：TDF，テノゼット®）であるが，抗B型肝炎薬としてもメインドラッグの1つである．ADVなどと同じくヌクレオチドアナログで逆転写を阻害する．ADVとの比較ではHBV-DNAの抑制，生化学的寛解において優れていたとされる[35]．また，3年程度の投与でも大きな副作用は認めず，耐性ウイルスの出現も認められなかった[38]．現状，LAM耐性株やさらにADV耐性株に対しては切り札的存在であり，LAM耐性＋ADV耐性株でも有効であるとされる[39]．LAMにおけるL180MとM204V変異のような臨床的に影響のあるとされる変異株についてはいまだコンセンサスはないもののrtP177G and rtF249Aが*in vitro*でTDFの感受性を落とすことが知られている[40]．日本でも2014年3月にHBVに対してテノゼット®として新規承認され使用可能となった．使用開始前にHIVの共感染がないかどうかのチェックはLAMと同様必須である．

6 HBVワクチン

C型肝炎と違い，B型肝炎では有効なワクチンが存在する．HBVのsurface抗原（S抗原）に対する抗体を産生させることを目標としたワクチンで主に0，1カ月，6カ月の3回投与でセットになっている．2014年の時点でWHOはすべての新生児への出生直後のワクチン接種を推奨している[1]．

文献・参考文献

1) WHO. Hepatitis B. July 2014：http://www.who.int/mediacentre/factsheets/fs204/en/（2015年2月閲覧）
2) AALSD, IDSA：Recommendations for Testing, Managing, and Treating Hepatitis C：http://www.hcvguidelines.org/（2015年2月閲覧）
3) Toyoda H, et al：Changes in hepatitis C virus genotype distribution in Japan. Epidemiol Infect, 142：2624-2628, 2014
4) Chen Y, et al：Meta-analysis：IL28B polymorphisms predict sustained viral response in HCV patients treated with pegylated interferon-α and ribavirin. Aliment Pharmacol Ther, 36：91-103, 2012
5) Carithers RL Jr & Emerson SS：Therapy of hepatitis C：meta-analysis of interferon alfa-2b trials. Hepatology, 26：83S-88S, 1997
6) Poynard T, et al：A comparison of three interferon alfa-2b regimens for the long-term treatment of chronic non-A, non-B hepatitis. Multicenter Study Group. N Engl J Med, 332：1457-1462, 1995
7) Ohnishi K, et al：Treatment of posttransfusion non-A, non-B acute and chronic hepatitis with human fibroblast beta-interferon：a preliminary report. Am J Gastroenterol, 84：596-600, 1989
8) Ahn SH, et al：Recombinant interferon-Beta-1alpha plus ribavirin for the treatment of chronic HCV infection：a prospective, randomized, comparative pilot study. Gut Liver, 3：20-25, 2009
9) McHutchison JG, et al：Interferon alfa-2b alone or in combination with ribavirin as initial treatment for chronic hepatitis C. Hepatitis Interventional Therapy Group. N Engl J Med, 339：1485-1492, 1998
10) McHutchison JG, et al：Adherence to combination therapy enhances sustained response in genotype-1-infected patients with chronic hepatitis C. Gastroenterology, 123：1061-1069, 2002
11) Jacobson IM, et al：Telaprevir for previously untreated chronic hepatitis C virus infection. N Engl J Med, 364：2405-2416, 2011
12) Manns M, et al：Simeprevir with pegylated interferon alfa 2a or 2b plus ribavirin in treatment-naive patients with chronic hepatitis C virus genotype 1 infection（QUEST-2）：a randomised, double-blind, placebo-controlled phase 3 trial. Lancet, 384：414-426, 2014
13) Jacobson IM, et al：Simeprevir with pegylated interferon alfa 2a plus ribavirin in treatment-naive patients with chronic hepatitis C virus genotype 1 infection（QUEST-1）：a phase 3, randomised, double-blind, placebo-controlled trial. Lancet, 384：403-413, 2014
14) Kumada H, et al：Simeprevir（TMC435）once daily with peginterferon-α-2b and ribavirin in patients with genotype 1 hepatitis C virus infection：The CONCERTO-4 study. Hepatol Res, 2014 Jun 24. doi：10.1111/hepr.12375.［Epub ahead of print］
15) Schneider MD & Sarrazin C：Antiviral therapy of hepatitis C in 2014：do we need resistance testing? Antiviral Res, 105：64-71, 2014
16) Manns M, et al：All-oral daclatasvir plus asunaprevir for hepatitis C virus genotype 1b：a multinational, phase 3, multicohort study. Lancet, 384：1597-1605, 2014
17) Suzuki Y, et al：Dual oral therapy with daclatasvir and asunaprevir for patients with HCV genotype 1b infection and limited treatment options. J Hepatol, 58：655-662, 2013
18) Lawitz E, et al：Sofosbuvir in combination with peginterferon alfa-2a and ribavirin for non-cirrhotic, treatment-naive patients with genotypes 1, 2, and 3 hepatitis C infection：a randomised, double-blind, phase 2 trial. Lancet Infect Dis, 13：401-408, 2013
19) Kowdley KV, et al：Sofosbuvir with pegylated interferon alfa-2a and ribavirin for treatment-naive patients with hepatitis C genotype-1 infection（ATOMIC）：an open-label, randomised, multicentre phase 2 trial. Lancet, 381：2100-2107, 2013
20) Lawitz E, et al：Simeprevir plus sofosbuvir, with or without ribavirin, to treat chronic infection with hepatitis C virus genotype 1 in non-responders to pegylated interferon and ribavirin and treatment-naive patients：the COSMOS randomised study. Lancet, 384：1756-1765, 2014
21) Lawitz E, et al：Sofosbuvir and ledipasvir fixed-dose combination with and without ribavirin in treatment-naive and previously treated patients with genotype 1 hepatitis C virus infection（LONESTAR）：an open-label, randomised, phase 2 trial. Lancet, 383：515-523, 2014
22) Wong DK, et al：Effect of alpha-interferon treatment in patients with hepatitis B e antigen-positive chronic hepatitis B. A meta-analysis. Ann Intern Med, 119：312-323, 1993
23) Yuen MF, et al：Long-term follow-up of interferon alfa treatment in Chinese patients with chronic hepatitis B infection：The effect on hepatitis B e antigen seroconversion and the development of cirrhosis-related complications. Hepatology, 34：139-145, 2001
24) van Zonneveld M, et al：Long-term follow-up of alpha-interferon treatment of patients with chronic hepatitis B. Hepatology, 39：804-810, 2004
25) Hsu HY, et al：Interferon-alpha treatment in children and young adults with chronic hepatitis B：a long-term follow-up study in Taiwan. Liver Int, 28：1288-1297, 2008
26) Flink HJ, et al：Flares in chronic hepatitis B patients induced by the host or the virus? Relation to treatment

response during Peg-interferon {alpha} -2b therapy. Gut, 54：1604-1609, 2005

27) Lau GK, et al：Peginterferon Alfa-2a, lamivudine, and the combination for HBeAg-positive chronic hepatitis B. N Engl J Med, 352：2682-2695, 2005
28) Marcellin P, et al：Peginterferon alfa-2a alone, lamivudine alone, and the two in combination in patients with HBeAg-negative chronic hepatitis B. N Engl J Med, 351：1206-1217, 2004
29) Leung NW, et al：Extended lamivudine treatment in patients with chronic hepatitis B enhances hepatitis B e antigen seroconversion rates：results after 3 years of therapy. Hepatology, 33：1527-1532, 2001
30) Stuyver LJ, et al：Nomenclature for antiviral-resistant human hepatitis B virus mutations in the polymerase region. Hepatology, 33：751-757, 2001
31) Hadziyannis SJ, et al：Adefovir dipivoxil for the treatment of hepatitis B e antigen-negative chronic hepatitis B. N Engl J Med, 348：800-807, 2003
32) Hadziyannis SJ, et al：Long-term therapy with adefovir dipivoxil for HBeAg-negative chronic hepatitis B. N Engl J Med, 352：2673-2681, 2005
33) Sung JJ, et al：Lamivudine compared with lamivudine and adefovir dipivoxil for the treatment of HBeAg-positive chronic hepatitis B. J Hepatol, 48：728-735, 2008
34) Liu F, et al：Efficacy and resistance in de novo combination lamivudine and adefovir dipivoxil therapy versus entecavir monotherapy for the treatment-naive patients with chronic hepatitis B：a meta-analysis. Virol J, 11：59, 2014
35) Marcellin P, et al：Tenofovir disoproxil fumarate versus adefovir dipivoxil for chronic hepatitis B. N Engl J Med, 359：2442-2455, 2008
36) Lee JH, et al：Prior exposure to lamivudine increases entecavir resistance risk in chronic hepatitis B Patients without detectable lamivudine resistance. Antimicrob Agents Chemother, 58：1730-1737, 2014
37) Tenney DJ, et al：Clinical emergence of entecavir-resistant hepatitis B virus requires additional substitutions in virus already resistant to Lamivudine. Antimicrob Agents Chemother, 48：3498-3507, 2004
38) Heathcote EJ, et al：Three-year efficacy and safety of tenofovir disoproxil fumarate treatment for chronic hepatitis B. Gastroenterology, 140：132-143, 2011
39) Berg T, et al：Long-term efficacy and safety of emtricitabine plus tenofovir DF vs. tenofovir DF monotherapy in adefovir-experienced chronic hepatitis B patients. J Hepatol, 60：715-722, 2014
40) Qin B, et al：The amino acid substitutions rtP177G and rtF249A in the reverse transcriptase domain of hepatitis B virus polymerase reduce the susceptibility to tenofovir. Antiviral Res, 97：93-100, 2013

プロフィール

大路　剛（Goh Ohji）
神戸大学大学院医学研究科微生物感染症学講座感染治療学分野　講師
初期研修医の時代は進んで仕事を引き受ければ将来役に立つかもしれません．

第4章 腎・内分泌・代謝系

1. 腎不全の患者さんに対する投与量の注意点や禁忌を教えてください

末田善彦

● Point ●

- 慢性腎臓病（CKD）・急性腎障害（AKI）の有無をしっかり認識する
- 薬剤自体の腎毒性および腎機能障害時に副作用の出る薬を把握する
- 腎機能障害のあるときの薬の投与量および禁忌を知る

はじめに

　慢性腎臓病（chronic kidney disease：CKD）という名称が2002年に米国腎臓財団によって提唱されてから10年以上経過した．また日本腎臓学会からは「CKD診療ガイド」が2007年に出され，現在「CKD診療ガイド2012」「エビデンスに基づくCKD診療ガイドライン2013」（日本腎臓学会/編）に改訂され，CKDという病名が日常診療で頻繁に使われるようになっている．

　さらに病棟・ICUではこれまで急性腎不全と呼ばれ30以上の定義が乱立していたものが急性腎障害（acute kidney injury：AKI）という病名ならびに統一された疾患定義が提唱された[1]．定義の統一とともに多くの臨床研究がなされ，AKIがその後の腎予後ならびに生命予後と関連していることもわかってきている．医師になると日常診療において多くの腎不全の患者を経験することになるが，腎不全患者のマネジメントに苦手意識の多い研修医は多い．

　特に薬物投薬において以下の点を把握していないことが原因であることが多い．
① 自分が診ている患者の腎障害に気づいていない
② 腎機能低下時に特に注意する薬剤を把握していない
③ 自分の使用している薬剤そのものが腎毒性のあることを把握していない

　本稿を読んでいただいて腎不全患者における薬剤の投与量に関して理解を深めていただきたい．また，さらなる深い理解のために最後に重要な文献を紹介しているので参考にしていただきたい．

> **症例1**
> 　80歳女性，153 cm，50 kgでクレアチニン（creatinine：Cr）0.9 mg/dLの患者の腎機能の評価でクレアチニンは正常と研修医は判断した．

> **症例2**
> 　85歳男性，糖尿病壊疽にて片足切断後で寝たきりの患者である．クレアチニン0.6 mg/dLでeGFR（estimated glomerular filtration rate：推定糸球体濾過量）は94.8 mL/分

/1.73 m² であった．シスタチン C は 1.3 mg/L で 48.69 mL/ 分 /1.73 m² と解離していた．

症例3
60歳女性，長期透析している患者で近医より口唇ヘルペスに対してアシクロビル 1,000 mg の投与を受けたところその後より徐々に，呂律難・興奮状態出現し当院救急へ．CT，MRI 上，急性期脳梗塞の所見なし．アシクロビルの中枢神経毒性と考え，透析を行い改善した．

症例4
80歳女性，もともと糖尿病腎症と心不全の既往の患者で Cr 1.4 mg/dL の女性に，β遮断薬，ACE 阻害薬，スピロノラクトン投与されていた．食欲低下あり救急室へ．心電図にてテント状 T 波あり，血清カリウムは 6.5 mEq/L と高カリウム血症であった．

症例5
研修医が慢性腎不全の患者に造影 MRI の検査のオーダーを行ったところ，放射線技師より腎臓内科へ禁忌ではないかとの問い合わせがあった．

1. 慢性腎臓病（CKD）・急性腎障害（AKI）の有無をしっかり認識する

症例1では腎機能障害の有無をクレアチニン値の異常値のみで判断してはいけない．

この患者の場合，腎機能異常を的確に判断するには，血清クレアチニンのみでなく，推定 GFR（eGFR）を計算することが重要である．eGFR 計算式はいくつかの計算式（図）があり推定値の差はあるものの GFR 推算式として薬物の投薬設計にて重要である．

またこれらの式は安定した CKD 患者での推定式であり急性期の AKI 患者での使用には適していない．AKI 患者での eGFR は時間のなかでの変化が大きく予想の難しい場面も多いこともよく知られている．

症例1の場合，eGFR は日本人の GFR 推算式では 45.7 mL/ 分 /1.73 m² となる．CKD ステージ G3a ということになり投与量の調整が必要となる．クレアチニンの値のみでなく GFR 推算式を用いての eGFR の計算を行い腎機能の評価を行うことが重要である．

症例2においては，足の切断や長期臥床で筋肉量の少ない患者や栄養状態の悪い患者ではクレアチニンでの評価が難しくなる．また日本人の GFR 推算式はクレアチニン 0.6 mg/dL 以上での適応であり，クレアチニン 0.4 mg/dL などでは過度に高い eGFR となる．このような状況ではシスタチン C による GFR 推算式を用いて評価を行い，さらに正確な評価が必要とされる際には蓄尿でのクレアチニンクリアランスやイヌリンクリアランスでの評価が必要になる．

2. 薬剤自体の腎毒性および腎機能障害時に副作用の出る薬を把握する

症例3は腎機能障害時に使ったことによって副作用が出た例である．腎不全患者へのアシクロビル投与での中枢神経毒性は有名であるが，アシクロビル自体にも静脈投与では結晶沈着をきたし腎毒性を起こすことがある．GFR 推算式にて腎機能の評価を行い投与量の減量ならびに投与時

①日本人のGFR推算式（日本腎臓学会）
eGFR（mL/分/1.73 m²）＝ 194 ×（Cr）$^{-1.094}$ ×（年齢）$^{-0.287}$ × 0.739（女性の場合）
②MDRD（modification of diet in renal disorder）推定式
eGFR（mL/分/1.73 m²）＝175 ×（年齢）$^{-0.203}$ ×（Cr）$^{-1.154}$ × 0.742（女性の場合）× 0.808（日本人補正係数の1つ）
③CKD-EPI（chronic kidney disease epidemiology collaboration）推定式（mL/分/1.73 m²）
男性 Cr＜0.9 mg/dL　eGFR=141 ×（Cr/0.9）$^{-0.411}$ × 0.993 年齢 × 0.813（日本人補正係数） 　　　Cr≧0.9 mg/dL　eGFR=141 ×（Cr/0.9）$^{-1.209}$ × 0.993 年齢 × 0.813
女性 Cr＜0.7 mg/dL　eGFR=144 ×（Cr/0.7）$^{-0.329}$ × 0.993 年齢 × 0.813 　　　Cr≧0.7 mg/dL　eGFR=141 ×（Cr/0.7）$^{-1.209}$ × 0.993 年齢 × 0.813
④Cockcroft-Gaultの式（modified Cockcroft-Gault式）
クレアチニンクリアランス（CCr）（mL/分）＝ 0.789 ×〔(140－年齢)× 体重（kg）〕/〔72 × 血清クレアチニン値（mg/dL）〕× BSA（m²）/1.73（男性） 女性は × 0.85
⑤シスタチンC（CysC）を用いた予測式（mL/分/1.73 m²）
男性：eGFR＝（104 × CysC$^{-1.019}$ × 0.996 年齢）－ 8 女性：eGFR＝（104 × CysC$^{-1.019}$ × 0.996 年齢 × 0.929）－ 8

図　腎機能の評価方法

注意点
・MDRD推定式はGFR≧60 mL/分/1.73 m²の若年層では過小評価になり，CKD患者で有用となる．日本人の補正係数には3種類の報告がある（0.808，0.881，0.741）
・CKD-EPI式はMDRD推定式よりも腎臓病関連リスクを正確に予測できるとする報告がある
・シスタチンCの利用に適した状況としては筋肉量の少ない高齢者や四肢切断，長期臥床例，低栄養の症例や筋肉量の多いアスリートや運動している高齢者などがあげられる．また妊娠・HIV感染・甲状腺疾患で検査値に影響がでるので注意

表1　薬剤性腎障害の代表的機序

腎障害の種類	薬剤
血管内脱水	利尿薬
糸球体内の血行動態の変化による低環流	NSAIDs，ACE阻害薬，ARB，シクロスポリン，タクロリムス，昇圧薬
糸球体障害（ネフローゼ）	NSAIDs，ゾレドロン酸，パミドロン酸
微小血管障害	チクロピジン，クロピドグレル，シクロスポリン，ゲムシタビン，抗VEGFヒト化モノクローナル抗体・チロシンキナーゼ阻害薬
尿細管障害	造影剤，アミノグリコシド，アムホテリシンB，ペンタミジン，シスプラチン，アセトアミノフェン，メルファラン，免疫グロブリン，マンニトール，シドホビル，アデホビル
間質性腎炎	NSAIDs，βラクタム，キノロン，フェニトイン，アロプリノール，ST合剤，利尿薬（サイアザイド，ループ利尿薬），PPI，インジナビル
結晶沈着	インジナビル，ST合剤，メトトレキセート，高用量のアシクロビル

間の延長を行うこと．腎障害を起こす代表的な薬剤はしっかり把握しておくとよい．表1に代表的な腎障害を起こす薬の作用機序をまとめてある．

表2 薬剤性高カリウム血症の作用機序

①糸球体の傍糸球体装置からのレニン分泌阻害する
NSAIDs β阻害薬 カルシニューリン阻害薬 糖尿病（糖尿病はレニン分泌を抑制する）
②レニンからアンジオテンシンⅠへの作用を阻害
直接的レニン阻害薬
③アンジオテンシンⅠからアンジオテンシンⅡへの作用を阻害
ACE阻害薬
④アンジオテンシンⅡの副腎への作用を阻害
ARB
⑤副腎でのアルドステロンの抑制
ヘパリン ケトコナゾール
⑥集合管の主細胞でのアルドステロン受容体の阻害
スピロノラクトン・エプレレノン
⑦尿細管でのNaの再吸収阻害（Na再吸収が阻害され，カリウム排泄が低下する）
アミロライド・トリアムテレン・ST合剤・ペンタミジン静注，ナファモスタット

文献2を参考に作成

3. 薬剤性高カリウム血症に関して

　症例4に関しては薬剤性高カリウム血症をきたした症例である．腎不全患者の多くではレニン・アンジオテンシン系阻害薬は適応であるし，心不全の合併例ではβ阻害薬やアルドステロン受容体拮抗薬が使用される．これらの薬剤はそれぞれの薬剤が高カリウム血症の原因（表2）になるので把握しておくべきである．

　これらのなかでアンジオテンシン変換酵素（ACE）阻害薬，アンジオテンシン受容体阻害薬（ARB）は腎障害患者の降圧薬としてぜひ使いたい薬の1つである．輸出細動脈を拡張させて糸球体内圧を下げるが，一時的にGFRの低下をきたす．多くは最初の1週間に起こり15％以上GFRが低下することもあるが，クレアチニンが30％以上上昇しなければ4週から6週の間には効果が出てきてクレアチニンも低下し安全に使用できる．これらの腎障害は心不全や利尿薬の使用，NSAIDsの併用によって起こるとされる．ACE阻害薬を中止しなくてはいけない状況としてはクレアチニンが30％以上上昇したときと，血清カリウム5.6 mEq/Lを超えた際は中止した方がよい．多くのACE阻害薬は腎機能に応じて調整が必要である，ARBは低用量から開始し，腎機能による用量の調整はいらない．薬剤性高カリウム血症はその薬剤がレニン・アルドステロン系のどの部分を阻害するのかを把握することが重要である．糖尿病は病気そのものがレニンの分泌を抑制するので軽度なCKDでも高カリウム血症をきたすのはよく経験するところである．

表3　腎不全時に腎機能調整のいらない抗菌薬

βラクタム系	セフトリアキソン，セフォペラゾン
ニューキノロン系	モキシフロキサシン
マクロライド	アジスロマイシン
テトラサイクリン	ミノサイクリン
その他にはクリンダマイシン，リネゾリド，リファンピシンなど	

4. 腎機能障害のあるときの薬の投与量および禁忌を知る

　腎機能障害のある際，さらに腎機能を悪化させうる薬剤は極力使わないことである．すべての薬に関して述べることはできないが代表的な薬剤に関して以下に述べる．

1 経口糖尿病薬

　糖尿病腎症の患者が多いなか，経口糖尿病薬の注意点を述べる．スルホニル尿素剤（グリクラジド，グリベンクラミド，グリメピリドなど）はeGFRが50 mL/分/1.73 m以下での使用は重篤な低血糖をきたす恐れがあり使用は避けた方がよい．

　またメトホルミンに関しては腎機能正常者では乳酸アシドーシスのリスクはきわめて稀で10万人・年で4件程度[3]であるとされているが，腎不全患者の消化管出血などでメトホルミン服用している場合に重度の乳酸アシドーシスをきたすのは経験することである．メトホルミン使用に関してはどの程度までの腎不全なら許容できるかに関してはCKD診療ガイドではCCr＜45 mL/分では慎重投与，CCr＜30 mL/分では禁忌としている．

　また造影剤の使用時の際の中止に関しては各国のガイドラインで多少の違いがある．日本の糖尿病学会のガイドラインでは腎機能正常でも一時休薬の方針をとっているが，海外のガイドラインでは腎機能正常では休薬の方針はとっていない[4]．しかし腎機能障害のある患者に関しては注射前48時間から注射後48時間までの中止を薦めているガイドラインもあるが細かな違いは国ごとに異なっている[4]．

2 抗菌薬

　抗菌薬の腎機能調整の必要な薬剤に関してはeGFRに応じた調整が必要である．またバンコマイシンなどのTDM（therapeutic drug monitoring）の必要な薬剤に関してはTDMを行い適切な投薬設計が必要である．注意すべき点に関しては初回投与量とその後の維持量と分けて考える必要がある．初回投与量は減量する必要のないことが多く，その後の維持量に関しては腎機能に応じた調整が必要である．また集中治療を必要とする患者や体外循環使用時には低アルブミン血症や大量輸液に伴いVd（volume of distribution）は変化することが知られており抗菌薬の増量などの対応も必要とする考えもある．

　さらに抗菌薬自身も腎機能障害を起こす可能性があることは忘れてほしくない．表1で示したように多くの抗菌薬が腎障害を起こす可能性がある．βラクタム系薬剤の間質性腎炎，アミノグリコシド系薬剤の急性尿細管壊死などは有名である．また腎不全時に腎機能調整のいらない抗菌薬は比較的使用しやすいので把握しておくとよい（表3）．

3 腎臓病患者の下剤の注意点について

慢性腎臓病の患者の便秘の主訴は多い．このような患者のなかで，長期間，マグネシウム製剤を便秘の治療で用いると，脱水などを誘因として高マグネシウム血症をきたすことがある．研修医時代に，CKDステージ3の患者で長期間，酸化マグネシウム製剤を使用していた方が，食欲不振を契機に脱水になり，高マグネシウム血症で徐脈，ショックで救急室に運ばれてきたのを経験したことがある．比較的よく使われる薬ではあるが高齢者・腎機能異常の患者では注意を要する[5]．

5. 腎機能障害のある患者のCT造影検査・MRI造影検査に関して

2012年に日本腎臓学会・日本医学放射線学会・日本循環器学会の3学会共同の腎障害患者におけるヨード造影剤使用に関するガイドライン[4]が出されている．その他にKDIGO（Kidney Disease：Improving Global Outcomes）や米国放射線学会やヨーロッパ泌尿器放射線学会からもガイドラインが出ておりリスクの高い患者の把握と予防は重要である．

1 ヨード造影剤使用検査に関して

造影剤腎症（contrast induced nephropathy：CIN）はヨード造影剤投与後72時間以内に血清クレアチニンが前値より0.5 mg/dL以上または25％以上増加した場合をCINと定義している．腎機能障害のある患者においてCT造影検査を行うことは，造影剤自体が尿細管障害を起こし，また腎臓の髄質の虚血も起こす（造影剤腎症）．炭酸水素ナトリウム輸液，生理食塩水による輸液を行い十分にhydrationをつけることが薦められている．

1）リスク
- CKD・脱水・低血圧
- 腎毒性のある薬剤の使用
- 貧血
- 糖尿病腎症
- 高齢者
- 循環器疾患（心筋梗塞後・心不全・低駆出率低下・大動脈バルーンポンピングの使用）

また造影回数や造影剤量さらには造影剤動脈内投与や高浸透圧の造影剤はさらにリスクを高めるとされている[6]．

2）予防
- 生理食塩水・炭酸水素ナトリウム液での十分な補液を行う．当院では通常は生理食塩水での輸液を前後6時間で行っている．検査を急ぐ対応に関しては事前の重炭酸ナトリウム輸液での対応を薦めている
- NSAIDsなどの腎障害を起こす可能性のある薬剤は中止する（レニン・アンジオテンシン系阻害薬は中止しなくてもよい）
- メトホルミンに関しては日本のガイドラインではCKDでは中止（4．腎機能障害のあるときの薬の投与量および禁忌を知る 1 経口糖尿薬参照）
- 予防透析の効果はない

2 MRIガドリニウム造影とNSF

　MRIガドリニウム造影検査に関してはNSF（nephrogenic systemic fibrosis）が問題となっている．NSFは腎性全身性線維症といわれ，1997年に提唱された疾患である．皮膚が線維化する異常で稀な疾患とされているが，皮膚の硬化が主体の多臓器線維化性疾患であり，死に至ることもあり，正確な機序ははっきりしていない．皮膚の肥厚と強直が特徴であるが，その後骨格筋，肺，肝，心などの臓器や組織の線維化もきたす．皮膚症状は通常は四肢に限局するが，ときとして体幹におよび，また患者の5％は急速に進行する劇症型の臨床経過をたどり，全身衰弱などから死に至るとされる．

1）NSFの原因

　明らかではないが，過凝固，抗リン脂質抗体症候群，深部静脈血栓症，代謝性アシドーシス，エリスロポエチン製剤の投与，外科あるいは血管内治療が関与しうるとされる．

2）使用時の注意点・禁忌

　現時点での指針としては，高度な腎障害患者（GFR＜30 mL/分/1.73 m^2）および肝移植を受けた/待機中の患者には投与を行わないこと．また新生児および乳児における使用に関しては新生児および1歳までの乳児における腎機能が未熟であるため，このような患者に対しては，綿密な検討後にのみ投与することとされている．gadodiamide（Omniscan）での報告が最も多く，腎不全患者での発症は5％以下と推定される．次にgadopentetate dimeglumine（Magnevist）での報告がありgadoteridol（ProHance），gadoterate（Magnescope）によるNSF発症の報告はほとんどないとされている[7]．

　検査を行ってしまった場合は造影剤使用後の血液透析によるガドリニウム除去やステロイド治療などが行われる．

Column

Onco-nephrologyと抗癌剤による腎障害[8]

　近年，onco-nephrologyという言葉が提唱されている．米国腎臓学会誌には特集が組まれたりもして最近のトピックとなっている．担癌患者や血液疾患の腎障害のなかには新たな機序の腎障害もわかってきている．例としてこれまでMGUS（monoclonal gammopathy of undetermined significance）といわれていた単クローン性γグロブリン血症の中に糸球体病変や尿細管病変を起こすものがありMGRS（monoclonal gammopathy of renal significance）という用語も出てきている．薬剤と腎障害に関しては，新規抗癌剤である抗VEGFヒト化モノクローナル抗体やチロシンキナーゼ阻害薬は糸球体内皮の障害を起こした後，微小血管障害を起こしthrombotic microangiopathyを起こすこともある．今後はこのような症例のコンサルトも増えてくるのかもしれない．

文献・参考文献

1) KDIGO clinical practice guideline for acute kidney injury：http://www.kdigo.org/clinical_practice_guidelines/pdf/KDIGO％20AKI％20Guideline.pdf（2015年2月閲覧）
2) Palmer BF：Managing hyperkalemia caused by inhibitors of the renin-angiotensin-aldosterone system. N Engl J Med, 351：585-592, 2004
　↑筆者はカリウム代謝の専門である．米国腎臓学会の講義も聞いたことがあるがとてもわかりやすいreviewで薬剤とレニン・アルドステロン系の阻害の図表は有名．

3) Salpeter S, et al：Risk of fatal and nonfatal lactic acidosis with metformin use in type 2 diabetes mellitus. Cochrane Database Syst Rev,：CD002967, 2002
4) 「腎障害患者におけるヨード造影剤使用に関するガイドライン2012」（日本腎臓学会，日本医学放射線学会，日本循環器学会／共同編集），東京医学社，2012
5) Hsieh C：Treatment of constipation in older adults. Am Fam Physician, 72：2277-2284, 2005
6) Stacul F, et al：Contrast induced nephropathy：updated ESUR Contrast Media Safety Committee guidelines. Eur Radiol, 21：2527-2541, 2011
   ↑ESURからの造影剤腎症の予防やリスクに関しての文献．ESURのサイトには簡潔にガイドラインがまとめられている．
7) 「腎障害患者におけるガドリニウム造影剤使用に関するガイドライン（第2版）」〔NSFとガドリニウム造影剤使用に関する合同委員会（日本医学放射線学会・日本腎臓学会）〕，2009
8) Perazella MA：Onco-nephrology：renal toxicities of chemotherapeutic agents. Clin J Am Soc Nephrol, 7：1713-1721, 2012
9) Munar MY & Singh H：Drug dosing adjustments in patients with chronic kidney disease. Am Fam Physician, 75：1487-1496, 2007
   ↑腎不全患者の投薬の注意点に関してよく書かれている．必読文献．
10) Gabardi S & Abramson S：Drug dosing in chronic kidney disease. Med Clin North Am, 89：649-687, 2005
11) Matzke GR, et al：Drug dosing consideration in patients with acute and chronic kidney disease-a clinical update from Kidney Disease：Improving Global Outcomes（KDIGO）. Kidney Int, 80：1122-1137, 2011
12) Matsushita K, et al：Comparison of risk prediction using the CKD-EPI equation and the MDRD study equation for estimated glomerular filtration rate. JAMA, 307：1941-1951, 2012
13) 日本腎臓学会：CKD診療ガイド2012．日腎会誌，54：1031-1189，2012
14) 「エビデンスに基づくCKD診療ガイドライン2013」（日本腎臓学会／編），東京医学社，2013
15) 臨牀透析編集委員会：腎不全時の薬物使用 原書第5版 "Drug Prescribing in Renal Failure Fifth Edition"．臨牀透析12月特別増刊号，23（14），2007
   ↑Drug Prescribing in Renal Failure Dosing Guidelines for Adults and Childrenの日本語訳である．

プロフィール

耒田善彦（Yoshihiko Raita）
沖縄県立中部病院腎臓内科
平成17年金沢大学医学部卒業
腎臓疾患と膠原病を中心に，一般内科・集中治療領域まで幅広く診療しています．診療を重ねるごとに医療の奥深さを感じている毎日です．

第4章　腎・内分泌・代謝系

2. 脂質異常症治療薬の使い分け

本村和久

● Point ●

・リスクに応じて薬物療法の適応を決める
・薬物療法は，スタチンが第一選択薬
・薬物療法の前に，食習慣，運動習慣，禁煙などの患者教育を忘れずに

症例～よくある？ ケース

65歳，男性，健康診断で5年前から，脂質異常症を指摘，一度，**脂質異常症治療薬**が処方されていたが，筋痛があり自己中断，その後放置していた．今回，妻に説得されてしぶしぶ受診した．検査結果はLDLが200 mg/dLであった．特に既往はない．家族歴もない．たばこを1日30本吸っている．

脂質異常症治療薬の使い分けについてよくありそうな臨床的な疑問を以下にあげてみた．Q＆Aの形で，この小文をまとめてみたい．

Q1. 脂質異常症治療薬とは？ どんなものがあるの？
Q2. 誰に薬が必要なの？ リスク評価はどうするの？
Q3. 治療目標は？ LDLの目標値は？
Q4. 脂質異常症治療薬の治療薬に効果の差はあるの？
Q5. スタチンの有用性って？ 二次予防だけ？ 一次予防も？
Q6. どのスタチンがいいの？ 適切な投与量は？
Q7. スタチンが使えないときは？

Q1. 脂質異常症治療薬とは？ どんなものがあるの？

作用機序からは大きくはコレステロールをつくらせないものと吸収させないものに分けられる．どのように分類されるかは，**表1**を見ていただきたい．投与した結果がコレステロールの低下だけでなく，死亡率の低下や心筋梗塞など動脈硬化性の心血管疾患予防につながるか，いわゆるエビデンスがあるかは大問題であるので，**Q4**で解説したい．

表1　脂質異常症治療薬と副作用

コレステロールをつくらせないもの	副作用
HMG-CoA還元酵素阻害薬：スタチン	
プラバスタチン（メバロチン®） シンバスタチン（リポバス®） フルバスタチン（ローコール®） アトルバスタチン（リピトール®） ピタバスタチン（リバロ） ロスバスタチン（クレストール®）	横紋筋融解症，ミオパチー，末梢神経障害， 肝機能障害，血小板減少
フィブラート	
ベザフィブラート（ベザトール®） フェノフィブラート（リピディル®，トライコア®） クリノフィブラート（リポクリン®） クロフィブラート	肝機能障害，胃腸障害，スタチン併用は原則禁忌 （急激な腎機能悪化を伴う横紋筋融解症があらわれやすい）
プロブコール	
プロブコール（シンレスタール®，ロレルコ®）	下痢，腹痛，嘔気・嘔吐，発疹
魚油	
イコサペント酸エチル（EPA）（エパデール） オメガ-3脂肪酸エチル（ロトリガ®）	下痢，出血傾向
ニコチン酸誘導体	
ニコチン酸トコフェロール（ユベラN®） ニコモール（コレキサミン®）	消化器症状，顔面紅潮
コレステロールを吸収させないもの	**副作用**
陰イオン交換樹脂：レジン	
コレスチラミン（クエストラン®） コレスチミド（コレバイン®）	便秘，肝機能障害
エゼチミブ	
エゼチミブ（ゼチーア®）	肝機能障害，CK（クレアチンキナーゼ）高値

文献1，2を参考に作成

Q2. 誰に薬が必要なの？ リスク評価はどうするの？

　日本動脈硬化学会が出した動脈硬化性疾患予防のための脂質異常症治療ガイド2013年版（以下，「日本動脈硬化学会ガイド」と略）[2, 3] そのままであるが，図1を参考していただきたい．リスクの評価があってはじめて，薬剤の適応，選択となる．この評価を正確に覚えるのは困難なので，外来などではいつでも手に取れるようにした方が便利である．リスク評価を行ったうえで，治療適応を決めることとなる（治療適応についてはQ3を参照）．

　もう1つ重要なガイドラインが，米国心臓病学会（American College of Cardiology：ACC）と米国心臓協会（American Heart Association：AHA）から2013年に発表された**動脈硬化性心血管疾患**（Atherosclerotic Cardiovascular Disease：ASCVD）のリスクを減少させるための脂質異常症治療に関するガイドライン（以下「ACC/AHAガイドライン」と略）[4] である．スタチンは一次あるいは**二次予防**において動脈硬化性心血管疾患の発症リスクを有意に減少させるとして，表2をあげている．

Q3. 治療目標は？ LDLの目標値は？

　日本動脈硬化学会ガイド[2, 3] では，リスク評価を**一次予防**について，カテゴリーを3つに分け

| Step 1 | 冠動脈疾患の既往がある場合は | 二次予防 |

| Step 2 | 一次予防の高リスク病態
1）糖尿病
2）慢性腎臓病（CKD）
3）非心原性脳梗塞
4）末梢動脈疾患（PAD） いずれかがある場合は | カテゴリーⅢ |

Step 3　その他の一次予防
性別，年齢，喫煙，血清コレステロール，収縮期血圧から絶対リスク（10年間の冠動脈疾患による死亡確率）を評価し，カテゴリーを求める．

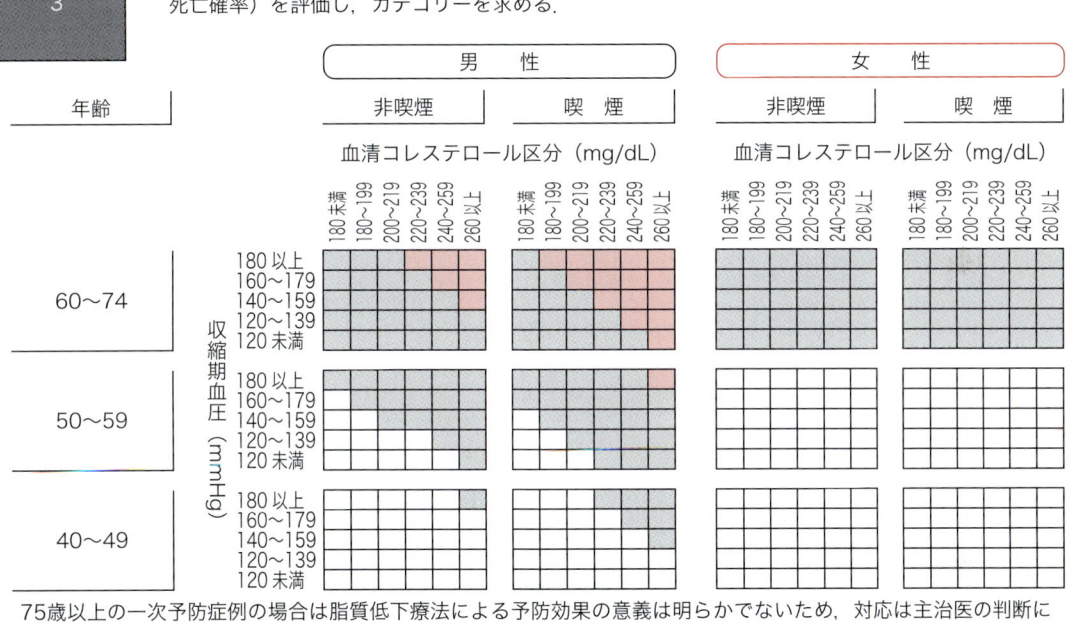

男性／女性　非喫煙／喫煙
血清コレステロール区分（mg/dL）：180未満，180〜199，200〜219，220〜239，240〜259，260以上

年齢：60〜74，50〜59，40〜49
収縮期血圧（mmHg）：180以上，160〜179，140〜159，120〜139，120未満

75歳以上の一次予防症例の場合は脂質低下療法による予防効果の意義は明らかでないため，対応は主治医の判断に基づいて行う

絶対リスク　0.5%未満 → カテゴリーⅠ
絶対リスク　0.5〜2% → カテゴリーⅡ
絶対リスク　2%以上 → カテゴリーⅢ

『HDL-C＜40mg/dL』『早発性冠動脈疾患の家族歴』『耐糖能異常』いずれかがある場合は　カテゴリーを1レベルあげる（カテゴリーⅢはそのままとする）

図1　リスクの評価
個々の患者の背景（冠動脈疾患の既往，高リスク病態，性別，年齢，危険因子の数と程度）によりリスクは大きく異なるので，上記のStep1からStep3の順に従って管理区分（カテゴリー分類）を求める．
文献3より引用

表2 スタチン内服で動脈硬化性心血管疾患発症リスク減少が期待できる患者群（ACC/AHA）

①ASCVDを有する患者（二次予防）
②LDL-Cが190 mg/dL以上の患者
③LDL-Cが70〜189 mg/dLの一次予防糖尿病患者（40〜75歳）
④LDL-Cが70〜189 mg/dLの一次予防非糖尿病患者（40〜75歳）で10年間のASCVDリスクが7.5％以上

文献4を参考に作成

表3 管理目標値（日本動脈硬化学会）

治療方針の原則	カテゴリー	脂質管理目標値（mg/dL）			
		LDL-C	HDL-C	TG	non HDL-C
一次予防 まず生活習慣の改善を行う.	カテゴリーI （低リスク）	<160	≧40	<150	<190
	カテゴリーII （中リスク）	<140			<170
	カテゴリーIII （高リスク）	<120			<150
二次予防 生活習慣の改善とともに薬物療法を考慮する.	冠動脈疾患の既往	<100			<130

・上記の脂質管理目標値はあくまでも到達努力目標である．
・LDL-Cは20〜30%の低下を目標とすることも考慮する．
・non HDL-Cの管理目標は，高TG血症の場合にLDL-Cの管理目標を達成した後の二次目標である．
・non HDL-Cの基準値はLDL-Cに30 mg/dLを加えた値とする．

文献3より引用

て，LDLコレステロール値（LDL-C）の目標値を定めており，冠動脈疾患の既往のある患者については，二次予防として，LDLコレステロール値100未満を目標値としている（**表3**）．

　ACC/AHAガイドライン[4)]では，目標とする**LDLコレステロール値**を定めて治療する（**treat to target**）よりも，治療の実施そのものが動脈硬化性心血管疾患の発症リスクを有意に減少させるので，治療後の脂質そのものを評価しなくてもよい（**fire and forget**）という方向性を示している．fire and forgetとは，ひとたび治療開始すれば（fire），アドヒアランスは気にするけれども脂質そのものを評価しなくてもよい（forget）ということと私は理解している．具体的な治療対象については，**図2**を参照されたい．

Q4. 脂質異常症治療薬に効果の差はあるの？

　リスクを評価し，食事療法，運動療法を行いつつ，薬の副作用，腎機能に気をつけて，どの脂質異常症の治療薬を選択するかの問題となる．どの薬がどれくらいコレステロールを下げるかは，2002年の米国ガイドラインを参照した**表4**を見ていただきたい[6)]．

　どの薬も数値の正常化という点では，効果はありそうにみえるが，新しいACC/AHAガイドラインでは，薬剤の選択は，スタチンのみとなっている．日本動脈硬化学会ガイドでは，高LDLコレステロール血症に対する治療薬としてスタチンを推奨，その他，陰イオン交換樹脂，フィブラート系薬，ニコチン酸誘導体，プロブコール，イコサペント酸エチルが並列されている．どの薬も同じような効果（死亡率の低下，心血管疾患の減少）をもたらすのだろうか．イギリスのガイド

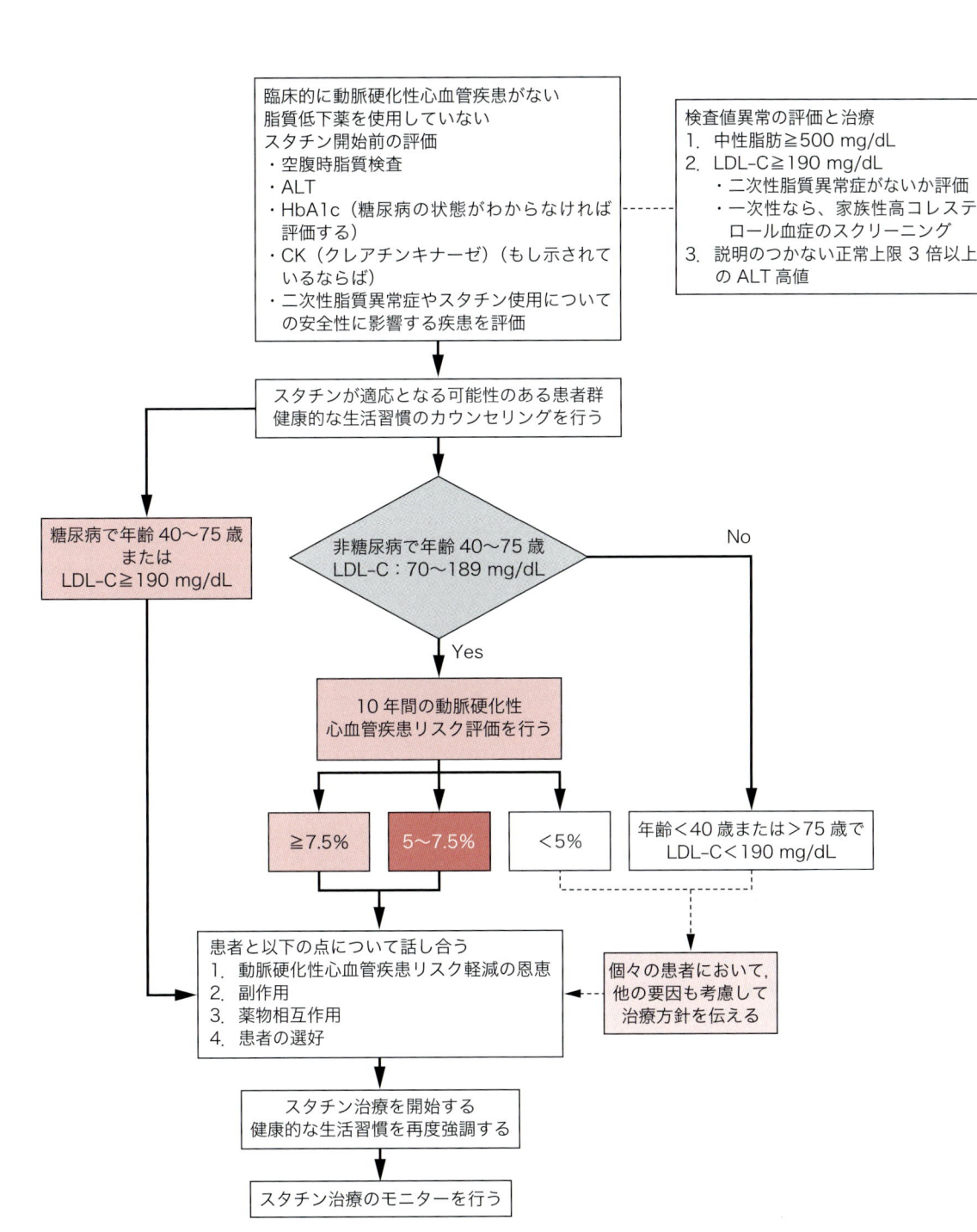

```
                                    ┌─────────────────────────────┐
                                    │ 検査値異常の評価と治療          │
┌──────────────────────────┐       │ 1. 中性脂肪≧500 mg/dL        │
│ 臨床的に動脈硬化性心血管疾患がない │       │ 2. LDL-C≧190 mg/dL          │
│ 脂質低下薬を使用していない         │       │   ・二次性脂質異常症がないか評価 │
│ スタチン開始前の評価               │       │   ・一次性なら、家族性高コレステ │
│ ・空腹時脂質検査                   │------ │     ロール血症のスクリーニング   │
│ ・ALT                             │       │ 3. 説明のつかない正常上限3倍以上 │
│ ・HbA1c（糖尿病の状態がわからなければ│       │   のALT高値                   │
│   評価する）                       │       └─────────────────────────────┘
│ ・CK（クレアチンキナーゼ）（もし示されて│
│   いるならば）                     │
│ ・二次性脂質異常症やスタチン使用について│
│   の安全性に影響する疾患を評価      │
└──────────────────────────┘
```

図2 動脈硬化性心血管疾患がない患者に対するスタチン治療の初回導入
文献4より引用

ライン（NICE guidelines）[7]を見てみよう. 表5を参照されたい.
　スタチンが第一選択にみえる. エゼチミブも効果ありとしているようであるが, その他の薬剤は最初の推奨とはなっていない. 動脈硬化性心血管疾患の予防には, とにかくスタチン, 他剤は

表4　どの薬がどれくらいコレステロールを下げるか？

薬品名	LDL	TG	HDL
HMG-CoA還元酵素阻害薬（スタチン）	18～55% ↓	7～30% ↓	5～15% ↑
ニコチン酸製剤	5～25% ↓	20～50% ↓	15～35% ↑
陰イオン交換樹脂	15～30% ↓	—	3～5% ↑
フィブラート	5～20% ↓	20～50% ↓	10～20% ↑
エゼチミブ	18% ↓	8% ↓	

文献6，16を参考に作成

表5　一次予防に関する推奨

薬剤	推奨
HMG-CoA還元酵素阻害薬（スタチン）	リスクの高い人に勧める（アトロバスタチン20 mg/日）
フィブラート系薬剤	勧めない
ニコチン酸誘導体	勧めない
陰イオン交換樹脂（レジン）	勧めない
オメガ-3脂肪酸エチル	勧めない
エゼチミブ	一次性脂質異常症の患者には考慮

文献6を参考に作成

スタチンが使えないときだけ，というのが各国のガイドラインに共通している点である．どのような知見に基づいているかは，Q6で述べる．

Q5. スタチンの有用性って？ 二次予防だけ？ 一次予防も？

　スタチンの有用性は，一次予防についても**ランダム化比較試験**（randomized controlled trial：RCT）や**メタアナリシス**（meta-analysis）で示されている．例えば，心血管系疾患の既往歴の割合が10％以下である成人を対象患者にした18件のRCTのメタアナリシス[8]では，全死因死亡率はスタチン投与により低下し（オッズ比0.86, 95％CI 0.79～0.94），致死的および非致死的心血管系疾患を統合したリスク比も0.75（95％CI 0.70～0.81）と低下していた．総コレステロールおよびLDLコレステロールは全試験で低下したが，その効果には差があった．スタチンに関する重篤な有害性のエビデンスは認められなかった．レビューワーは，スタチン投与による一次予防は，費用効果があり患者の生活の質を改善するものと結論付けている．

Q6. どのスタチンがよいの？ 適切な投与量は？

1 どのスタチンがよいの？

　極端な言い方をすると，「どのスタチンを使っても一緒」ではある．スタチンの間で差があるかどうかを示した研究はいくつもあるが，3つのスタチン（プラバスタチン，シンバスタチン，アトルバスタチン）のを三つ巴で比較した研究でも冠動脈疾患の減少に関して大きな差はなかった[9]．

表6 国内での最大量とACC/AHAガイドラインの推奨量

	国内での最大量	ACC/AHAガイドラインの推奨量（単位：mg）		
		高強度	中強度	低強度
アトルバスタチン	40	40〜80	10〜20	
ロスバスタチン	20	20〜40	5〜10	
シンバスタチン	20		20〜40	10
プラバスタチン	20		40〜80	10〜20
フルバスタチン	60		80	20〜40
ピタバスタチン	4		2〜4	1

文献1，4を参考に作成

- シンバスタチン vs プラバスタチン　RR 0.93 [95% CI 0.84-1.03]
- アトルバスタチン vs シンバスタチン　RR 0.84 [95% CI 0.66-1.08]
- アトルバスタチン vs プラバスタチン　RR 0.79 [95% CI 0.61-1.02])

4つのスタチン（プラバスタチン，ロバスタチン，アトルバスタチン，フルバスタチン）の比較をした研究[10]でも有意な差はなかった．

しかし，副作用については，135のRCTから24万6,955人を対象としたメタアナリシスで，治療中断，筋痛，CK高値，トランスアミナーゼ高値を指標とした場合，最も副作用の少ないスタチンはプラバスタチンとシンバスタチンという研究結果[11]もあり，副作用を考えてのスタチンの選択はありうる．また，スタチン一般に，糖尿病発症リスクの増大（リスク比1.09；95% CI 1.02-1.16），トランスアミナーゼ上昇（リスク比1.51；95% CI 1.24-1.84）がある[11]ので，注意が必要である．

2 適切な投与量は？

どれくらいの量を使うかは，ACC/AHAのガイドラインによれば，リスク，患者の状態に応じて，治療後の脂質そのものを評価しなくてもよい（fire and forget）という方法で投与することとなる．ただし，脂質がどれくらい低下するかは，アドヒアランスの評価にもなり，測定しないわけではない．高強度（high-intensity）では50%以下，中強度（moderate-intensity）では30%〜50%，低強度（low-intensity）では30%以下に低下することが期待されるとしている．どのリスクでどの用量かについては，ACC/AHAガイドラインで細かく分類されており，ガイドライン本文を参照されたい．

ACC/AHAのガイドラインでは，ハイリスクでは，高強度が勧められているが，日本での認められている使用量とはやや解離がある．表6に国内での最大量とACC/AHAガイドラインの推奨量をまとめてみた．

Q7. スタチンが使えないときは？

1 生活習慣の改善

いうまでもないが，まずは生活習慣の改善である．日本動脈硬化学会のガイドでは，表7を勧めている．

表7　生活習慣の改善

生活習慣の改善
・禁煙し，受動喫煙を回避する
・過食を抑え，標準体重を維持する
・肉の脂身，乳製品，卵黄の摂取を抑え，魚類，大豆製品の摂取を増やす
・野菜，果物，未精製穀類，海藻の摂取を増やす
・食塩を多く含む食品の摂取を控える（6 g/日未満）
・アルコールの過剰摂取を控える（25 g/日以下）
・有酸素運動を毎日30分以上行う

文献3より引用

表8　スタチン内服で問題が生じたときの対応

①一旦スタチンを中止，症状がスタチンと関係があるかどうか調べ，症状が改善したなら再開する
②同じスタチンか同じ強度グループ内スタチンで服用量を減らす
③別のより低い強度グループのスタチンに変更する

文献7を参考に作成

2 スタチンでねばる

　スタチン以外の薬剤で，動脈硬化性心血管疾患の予防効果が明らかでないことから，まずは，なんとかスタチンでねばる作戦を取ることになる．イギリスのガイドラインでは，スタチン内服で問題が生じたときの対応を**表8**としている．

　10万規模のコホート研究[12]では，1万1,124人はいったんスタチンを中止となったが，6,579人は12カ月間以内にスタチン再開，再開となったほとんどの患者（92.2％）は，その後スタチン継続となった．また，問題となった同じスタチンで再開となった患者は2,721人であった．スタチン中止となっても，慎重に経過を追うことで半数は再開できるのかもしれない．

3 スタチンでねばれないとき：他剤への変更

　スタチンがどうしても使えないときは，動脈硬化性心血管疾患に対する予防効果の限界を知ったうえで，他剤への変更となる．

1）エゼミチブは？

　イギリスのガイドライン[7]によれば，エゼミチブは選択肢になりそうであるが，臨床試験の結果はどうであろうか．ENHANCE試験[13]は，ヘテロ接合型家族性高脂血症の患者を対象に，シンバスタチンを1日80 mg投与とエゼチミブを1日10 mg投与の両方，またはシンバスタチンだけを1日80 mg投与を2年間投与して，頸動脈のアテロームの拡大を抑制する効果を比較したものであるが，主評価項目でも，副次的評価項目でも，有意差は出なかった．これだけの結果で判断するのは時期尚早であるが，スタチンを超える薬では現在のところなさそうである．

2）イコサペント酸エチル（EPA）は？

　18,645例の患者を無作為にEPA＋HMG-CoA還元酵素阻害薬（EPA）群9,326例と，HMG-CoA還元酵素阻害薬単独（対照）群9,319例に割り付けたJELIS（japan EPA lipid intervention study）試験[14]では，主要冠動脈イベントの発症率は，EPA群で2.8％，対照群で3.5％とEPA群が対照群に比べて有意に低かった．またEPA群における相対リスクは19％の減少を

示した．スタチンの代わりになるかどうかは別ではあるが，スタチンが使えないときには考慮される薬であろう．

3）フィブラート

二次予防11試験，一次予防4試験などRCT18試験，45,058例を解析したメタアナリシス[15]によると，主要心血管イベントのリスク比（RR）は0.90（95％ CI 0.82-1.00，P = 0.048）と低下，その他，冠動脈イベント，非致死的冠動脈イベント，冠動脈血管再建術，アルブミン尿の増加，糖尿病性網膜症は有意に減らしたが，有意差はないものの脳卒中（RR 1.03）と非血管死（RR 1.10）のリスク比は増加傾向，総死亡，心臓死では，効果がみられなかった．心血管には効果があるが，予後を変えないとも読めるこの結果から，スタチンが使えないときにフィブラートが代用できるか判断は難しい．

症例へのアプローチ～よくある？ケースにもどって

ケースの答えを考えてみたい．

Q1. 脂質異常症治療薬とは？ どんなものがあるの？
A1. スタチンが処方されている可能性が高いが，本当にスタチンなのか，病歴を聞きなおす必要がある．

Q2. 誰に薬が必要なの？ リスク評価はどうするの？
A2. 男性，喫煙歴あり，LDL 200 mg/dLとなれば，リスクは十分である．

Q3. 治療目標は？ LDLの目標値は？
A3. 日本動脈硬化学会ガイドではLDL管理目標値は120 mg/dL以下である．ACC/AHAガイドラインでは，50％以下にLDLが下がることを期待しての高強度スタチン治療開始となる．

Q4. 脂質異常症治療薬の治療薬に効果の差はあるの？
A4. このケースならまずはスタチン（図2参照）だが，副作用がみられている可能性もある．

Q7. スタチンが使えないときは？
A7. まずは生活習慣の改善が第一だが，そのうえで慎重にスタチンを再開する方法もある[11]．

まとめ

脂質異常症治療薬の使い分けは，個人の心血管，脳血管障害のリスクによって異なるため，その選択は簡単ではないが，スタチンが第一選択であるとはいえるであろう．その前に食習慣，運動習慣，禁煙などの患者教育が重要なのはいうまでもない．

文献・参考文献

1) 「JAPIC医療用医薬品集2015」(一般財団法人日本医薬情報センター/編), 一般財団法人日本医薬情報センター, 2014
2) 「動脈硬化性疾患予防のための脂質異常症治療ガイド 2013年版」(一般社団法人日本動脈硬化学会/編), 一般社団法人日本動脈硬化学会, 2013
3) 「動脈硬化性疾患予防のための脂質異常症治療のエッセンス」(一般社団法人日本動脈硬化学会/編), 一般社団法人日本動脈硬化学会, 2014：http://dl.med.or.jp/dl-med/jma/region/dyslipi/ess_dyslipi2014.pdf (2015年2月閲覧)
4) Stone NJ, et al：2013 ACC/AHA guideline on the treatment of blood cholesterol to reduce atherosclerotic cardiovascular risk in adults：a report of the American College of Cardiology/American Heart Association Task Force on Practice Guidelines. J Am Coll Cardiol, 63：2889-2934, 2014
5) これがNCEP ATPIIIに続く新しいコレステロール診療ガイドライン？：http://cholestero.jugem.jp/?eid=138 (2015年2月閲覧)
6) Third report of the National Cholesterol Education Program (NCEP) Expert Panel on detection, evaluation, and treatment of high blood cholesterol in adults (Adult Treatment Panel III). ：http://www.nhlbi.nih.gov/guidelines/cholesterol/atp3full.pdf (2015年2月閲覧)
7) Lipid modification：cardiovascular risk assessment and the modification of blood lipids for the primary and secondary prevention of cardiovascular disease NICE guidelines [CG181] Published date：July 2014：http://www.nice.org.uk/guidance/cg181/chapter/key-priorities-for-implementation (2015年2月閲覧)
8) Taylor F, et al.Statins for the primary prevention of cardiovascular disease. Cochrane Database Syst Rev, 2013 Jan 31；1：CD004816. doi：10.1002/14651858.CD004816.pub5.
9) Zhou Z, et al：Are statins created equal? Evidence from randomized trials of pravastatin, simvastatin, and atorvastatin for cardiovascular disease prevention. Am Heart J, 151：273-281, 2006
10) Mills EJ, et al：Primary prevention of cardiovascular mortality and events with statin treatments：a network meta-analysis involving more than 65,000 patients. J Am Coll Cardiol, 52：1769-1781, 2008
11) Naci H, et al：Comparative tolerability and harms of individual statins：a study-level network meta-analysis of 246 955 participants from 135 randomized, controlled trials. Circ Cardiovasc Qual Outcomes, 6：390-399, 2013
12) Zhang H, et al：Discontinuation of statins in routine care settings：a cohort study. Ann Intern Med, 158：526-534, 2013
13) Steinberg D, et al：Simvastatin with or without ezetimibe in familial hypercholesterolemia. N Engl J Med, 359：529-533, 2008
14) Yokoyama M, et al：Effects of eicosapentaenoic acid on major coronary events in hypercholesterolaemic patients (JELIS)：a randomised open-label, blinded endpoint analysis. Lancet, 369：1090-1098, 2007
15) Jun M, et al：Effects of fibrates on cardiovascular outcomes：a systematic review and meta-analysis. Lancet, 375：1875-1884, 2010
16) Pandor A, et al：Ezetimibe monotherapy for cholesterol lowering in 2,722 people：systematic review and meta-analysis of randomized controlled trials. J Intern Med, 265：568-580, 2009

プロフィール

本村和久 (Kazuhisa Motomura)
沖縄県立中部病院プライマリケア・総合内科
ガイドラインが多く出ていますが, 同じ疾患に対するものでも内容が大きく異なることがあります. 本当に患者さんのためになるものなのか, 注意して読み込む必要性を感じています.

第4章　腎・内分泌・代謝系

3. インスリンの使い方を教えてください

比嘉康志

Point

- 最も簡単なインスリン導入法はBOT療法で，そこに段階的に超速効型インスリンを追加すれば頻回インスリン注射になる（BOT療法についてはOHAのAdvanced Lectureを参照）
- 日中の血糖（特に食後血糖）だけに目がいきやすいが，1日のはじまりの起床時血糖も同じくらい大切
- 食後血糖は追加分泌（超速効型・速効型インスリン）を上げ下げするだけ
- 目標血糖を達成する際にはあくまで低血糖を避けることが大事（低血糖脳症はもちろんだが，低血糖後の高血糖で最終的にはHbA1cは悪くなることもある）

はじめに

　インスリンは注射製剤のイメージでつい身構えてしまうが，要は健常人のインスリン分泌に近づけて，各種インスリン製剤で塗り絵・ブロックゲームのようにインスリン分泌を埋めていくだけである．その際，開始時には低血糖を起こさないように低用量ではじめ，あとは血糖をみながらインスリンを上げ下げするだけである．

1. 健常人のインスリン分泌とインスリン製剤の用い方

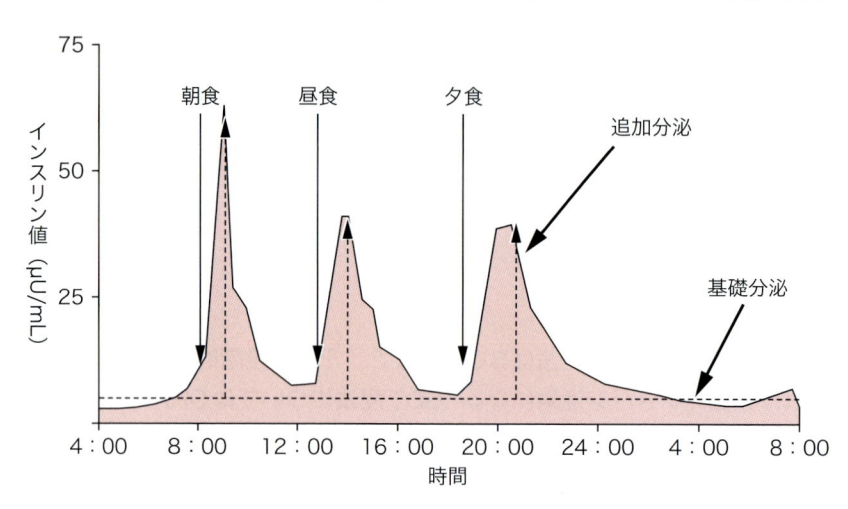

図1 健常人のインスリン分泌
文献1を参考に作成

追加分泌は速効型インスリンまたは超速効型インスリンで補う．
基礎分泌は中間型インスリンまたは持効型インスリンで補う（図1）[1]．

2. 目標血糖値について―起床時血糖の重要性

空腹時血糖が **100 mg/dL** を超えれば**末梢組織での糖利用が低下**し，**140 mg/dL** を超えると**肝糖産生の亢進**がみられる[2]．1型糖尿病患者ほど起床時血糖が高ければその1日は血糖が大荒れになることがよくある．

→積極的に起床時血糖を下げることは空腹時血糖だけでなく食後血糖の改善ももたらす．

次に，食後血糖目標値としてIDF（国際糖尿病連合）は **1時間値・2時間値 160 mg/dL** としており，食後血糖はIMT（内頸動脈内膜中膜複合体肥厚度）や心血管死亡率と相関することが指摘されている[3,4]．

ただ，食後に低血糖を起こしそうな場合は次の食事の食前血糖が **200 mg/dL** を超えないことを暫定目標にしておくのもコツ！

3. 各種インスリン製剤について

1 超速効型インスリン

	商品名	発現時間	最大作用時間	持続時間
超速効型	ノボラピッド®注フレックスペン® ノボラピッド®注フレックスタッチ®	10〜20分	1〜3時間	3〜5時間
	ノボラピッド®注イノレット®	10〜20分	1〜3時間	3〜5時間
	ヒューマログ®注ミリオペン®	15分未満	30分〜1.5時間	3〜5時間
	アピドラ®注ソロスター®	15分未満	30分〜1.5時間	3〜5時間

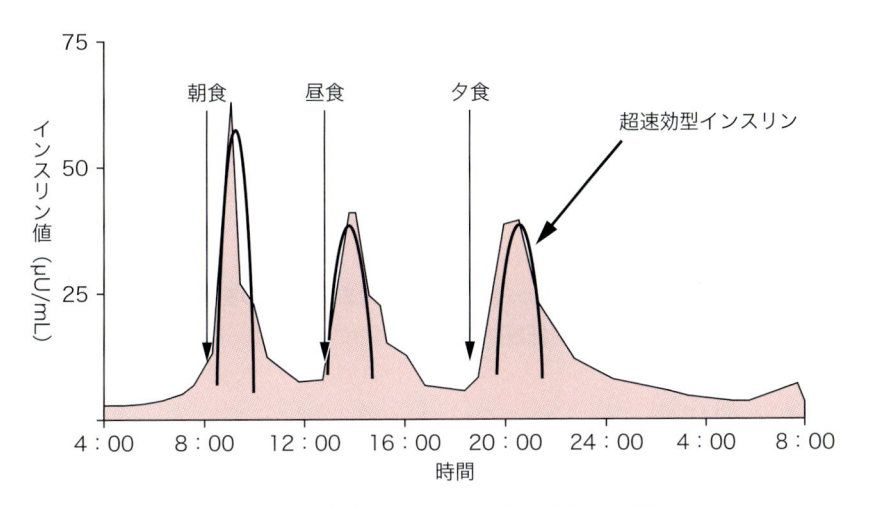

図2　超速効型インスリンの作用（イメージ）

- **追加分泌**として使用．
- 開始用量は**4単位前後**からとし，**1〜2単位**で増減．
- **アピドラ®**は他の2剤に比べて**作用発現が早く，作用消失が早い**→sick dayなど食事量が不安定なときの**食後打ちに適している**．
- 速効型のようにわざわざ食事の30分前に打たなくてもよい．
- 速効型に比べ次の食事には影響が少ない．

2 速効型インスリン

	商品名	発現時間	最大作用時間	持続時間
速効型	ノボリン®R注	約30分	1〜3時間	約8時間
	ヒューマリン®R注	30分〜1時間	1〜3時間	5〜7時間

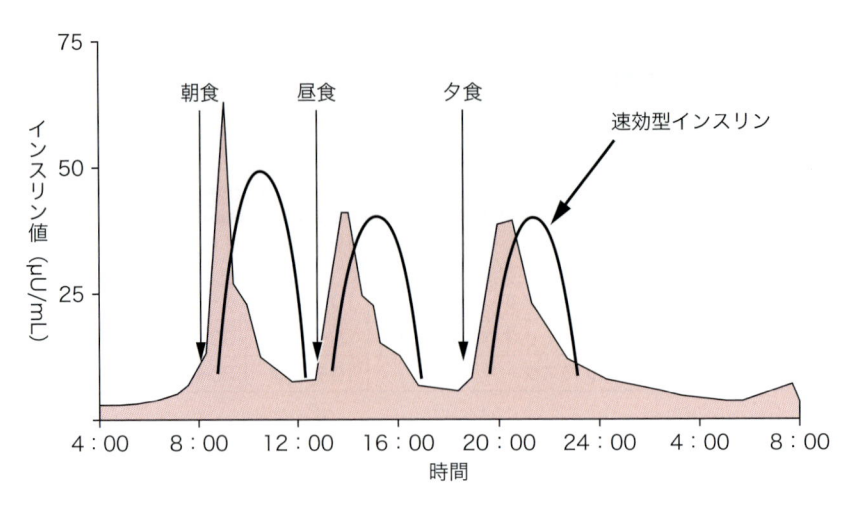

図3　速効型インスリンの作用（イメージ）

・**追加分泌**として使用．
・開始用量は**4単位前後**から開始し，**1～2単位**で増減．
・超速効型より作用発現が遅いためわざわざ**食前30分前**に打たないといけない．
・超速効型に比べ半減期が長いために**次の食事時間まで若干の影響を及ぼす**．
・今では**妊娠糖尿病・糖尿病合併妊娠**での使用が主であり追加分泌としては超速効型が主流．

3 混合型インスリン

	商品名	発現時間	最大作用時間	持続時間
混合型	ノボラピッド®30ミックス注フレックスペン® ノボラピッド®50ミックス注フレックスペン® ノボラピッド®70ミックス注フレックスペン®	10～20分	1～4時間	約24時間
	ノボリン®30R注フレックスペン®	約30分	2～8時間	約24時間
	イノレット®30R注	約30分	2～8時間	約24時間
	ヒューマログ®ミックス25注ミリオペン® ヒューマログ®ミックス50注ミリオペン®	15分未満	30分～6時間 30分～4時間	18～24時間
	ヒューマリン®3/7注ミリオペン®	30分～1時間	2～12時間	18～24時間

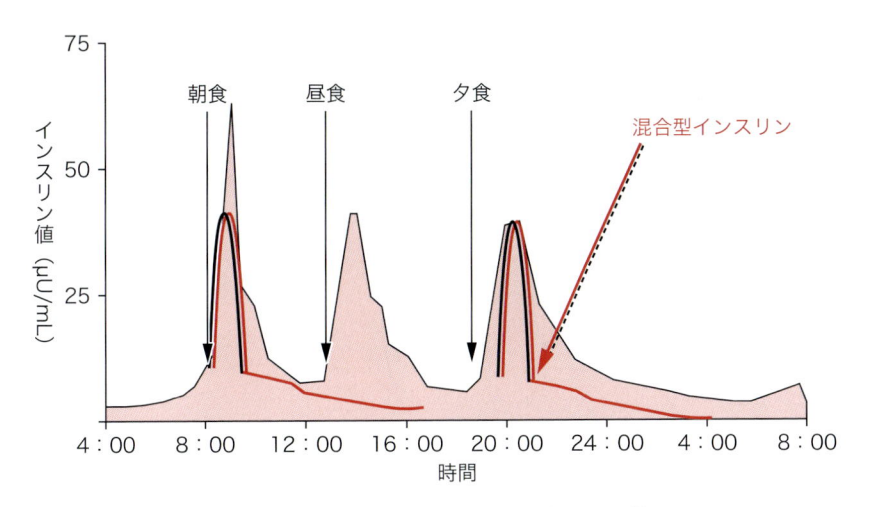

図4　混合型インスリンの作用（イメージ）

- 基礎分泌と追加分泌を同時に補う．
- 商品名内の数字は超速効型や速効型の配分を表す（例えばミックス20→20％は超速効型，80％は中間型）．
- ミックス製剤は静置すると中間型画分が沈殿し，二層に分かれる→**使用前には懸濁が必要**．
- 1日2回朝夕の使用の場合は**昼の追加分泌がカバーされないので**，ある程度**インスリン分泌が保たれている**例がよい適応．
- 日常生活の日差が少なく，朝食と夕食の間が10時間以内など**食生活が規則的である**ことが好ましい（次の食事までに低血糖を起こしてしまうこともあるため）．
- 頻回注射の準備不足の例で導入として使用する場合もある．
- 25ミックスと30ミックスでは効果に差はない．
- 開始用量として25ミックスまたは30ミックス0.2〜0.3単位/kgを朝：夕＝1〜2：1に分けて開始．
- 25ミックス，30ミックス⇔50ミックスへの変換には**中間型の部分の単位をそろえるように変換**．

4 中間型インスリン

	商品名	発現時間	最大作用時間	持続時間
中間型	ノボリン®N注フレックスペン®	1.5時間	4〜12時間	約24時間
	ヒューマログ®N注ミリオペン®	30分〜1時間	2〜6時間	18〜24時間
	ヒューマリン®N注ミリオペン®	1〜3時間	8〜10時間	18〜24時間

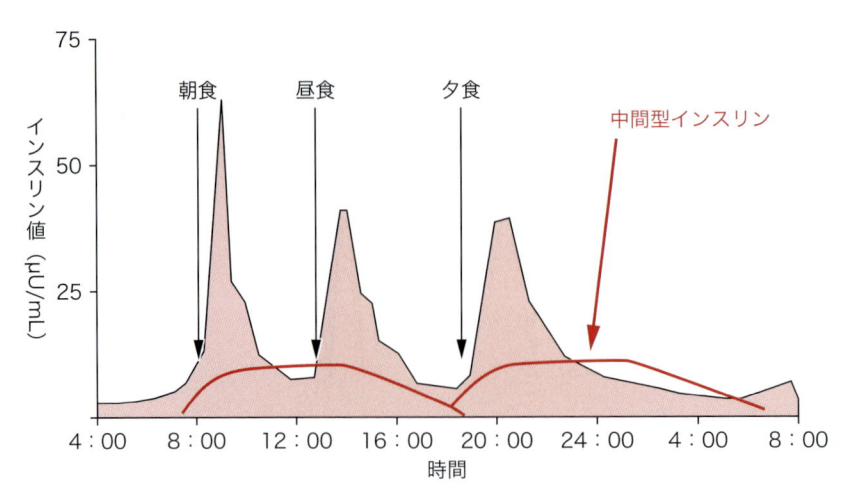

図5　中間型インスリンの作用（イメージ）

- **基礎分泌**として使用．
- 実際に効果を実感できるのはせいぜい12時間→1日2回朝夕が基本．
- 0.1～0.2単位/kgまたは4～6単位 眠前注射から開始する．起床時血糖の第一目標は140 mg/dL以下，さらに厳密なコントロールが可能なら90～100 mg/dLを目標に，増量する場合は1～2日おきに1～2単位．減量する際にも同様に1～2日おきに1～2単位（重篤な低血糖時は適宜多めに減量）．
- **腎不全パターン，ステロイドパターン**の糖尿病に有効！（起床時には正常～低血糖を示すことが多いため）．

5 持効型インスリン

	商品名	発現時間	最大作用時間	持続時間
持効型	レベミル®注フレックスペン®	約1時間	3～14時間	約24時間
	レベミル®注イノレット®	約1時間	3～14時間	約24時間
	ランタス®注ソロスター®	1～2時間	明らかなピークなし	約24時間
	トレシーバ®注フレックスペン®	—	明らかなピークなし	約42時間

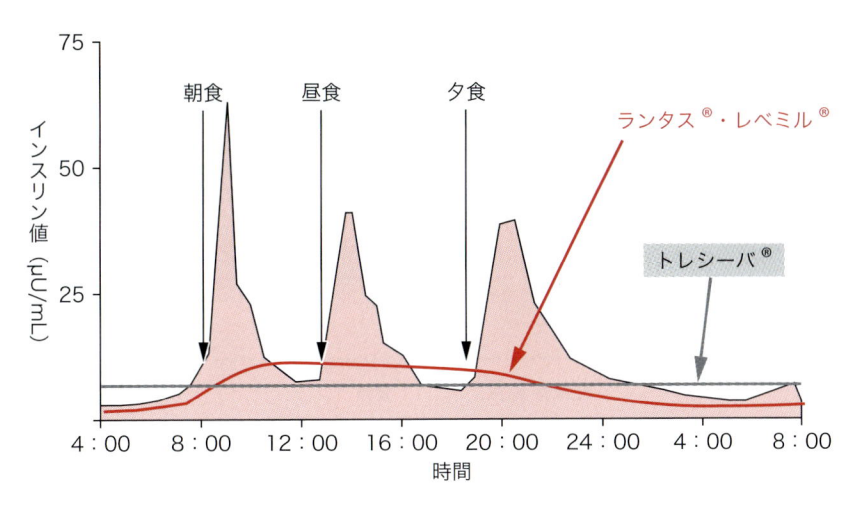

図6　持効型インスリンの作用（イメージ）

- 基礎分泌として使用．
- 基礎分泌としてはできるだけ長く効いて，ピークをもたない平坦なものが最適！（ピークをもってしまうと1日のうちで低血糖を生じる時間帯ができてしまう）．
- ランタス®・レベミル®はともにピークをもっており，レベミル®については実感として24時間はもたない印象がある（1日2回投与が必要なことも多い）．
- 一方，トレシーバ®はピークをもたず，作用持続時間も長く便利だが使い方に注意が必要．

1）ランタス®・レベミル®の使い方

0.1〜0.2単位/kg または 4〜6単位 眠前注射から開始．起床時血糖の第一目標は140 mg/dL以下，さらに厳密なコントロールが可能なら90〜100 mg/dLを目標に，増量する場合は1日1〜2単位．減量する際にも同様に1日1〜2単位（重篤な場合は適宜多めに減量）．

2）トレシーバ®の使い方

基本的にはランタス®・レベミル®の総使用量の8割量で開始．起床時血糖の目標はランタス®・レベミル®と同じだが，増量する場合は1〜2日おきに1〜2単位と増量間隔を長めにする．減量する際はランタス®・レベミル®と同様に1日1〜2単位減量，重篤な低血糖の際は持続時間が42時間と長いため丸1〜2日スキップするのもコツ！

4. インスリン導入と調整の実際

インスリン導入には・BOT療法に必要に応じて超速効型インスリンを追加していくパターン，混合製剤を1日2〜3回より開始して強化療法へ移行していくパターン，重度の高血糖例ではじめから強化インスリン療法をはじめるパターンに分かれる．最も，簡便なのはBOT療法に超速効型インスリンを追加していく方法である．

実際の調整としては，①起床時血糖（空腹時血糖），②食前食後での血糖の動きの2点に注目して1日全体の大きな流れで血糖変動整理することが大事！

●処方例1

ランタス® 4単位 1日1回眠前　　ヒューマログ® 4単位 毎食直前

	起床時	朝前/後	昼前/後	夕前/後	眠前
血糖	183	192/201	212/224	193/226	181

1日の流れを見るとおおむね次のようになる

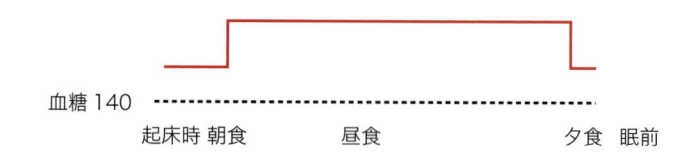

　起床時血糖も含めて全体的にまだまだ血糖は高いが，食前後で見ると血糖の上昇20〜30 mg/dL程度なのでさほど悪くないと考える．
　つまり食事の際の追加分泌は十分と考え，起床時血糖を下げるために次のように持効型インスリンのみ増量する．

　例：ランタス® 8単位 1日1回眠前　　ヒューマログ® 4単位 毎食直前のまま

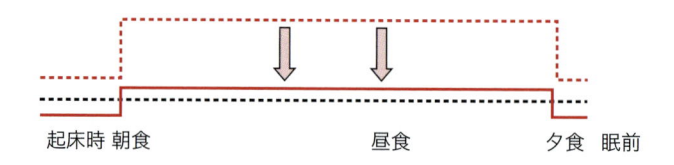

　前述のとおり起床時血糖の改善は食後血糖の改善にもつながるので，食後血糖がさらによくなる場合にはヒューマログ®を減量していけばよい．

●処方例2

ランタス® 4単位 1日1回眠前　　ヒューマログ® 4単位 毎食直前

	起床時	朝前/後	昼前/後	夕前/後	眠前
血糖	121	130/183	140/121	116/196	173

1日の流れを見るとおおむね次のようになる

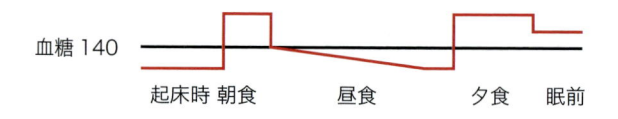

　起床時血糖はさほど高くなく，朝食後と夕食後に血糖上昇の山が2つあるので，次のように朝食時と夕食時のヒューマログ®を増量すればよい．

　例：ランタス® 4単位 1日1回眠前のまま　　ヒューマログ® 朝6/昼4/夕6単位 毎食直前

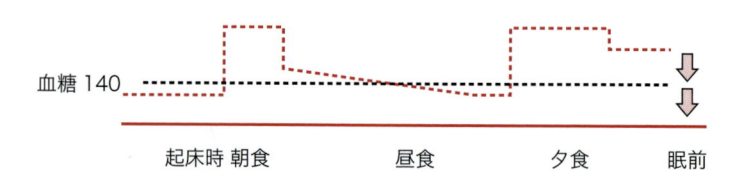

> インスリン治療をしていると，徐々に糖毒性が解除され血糖が予想以上に低下したり，基礎分泌を増量することで食後血糖も改善することもあり，慣れないうちは基礎分泌と追加分泌の部分を一度に変更することは避けよう（もちろん，低血糖のために減量したり，著しい高血糖を急速に是正するために増量したりする場合は両者を変更することが必要なこともある）．

5. インスリン以外の注射製剤 ― GLP-1 受容体作動薬について

商品名	血中半減期	作用時間	1日の使用量
ビクトーザ® 皮下注18 mg	13〜15時間	＞24時間	0.9 mg
バイエッタ® 皮下注5μgペン300	1.4時間	8時間	10〜20μg
バイエッタ® 皮下注10μgペン300	1.3時間		
ビデュリオン® 皮下注2 mg	＊	＊	2 mgを週に1回
リキスミア® 皮下注300μg	2.12時間（10μg），2.45時間（20μg）	15時間	10〜20μg

＊徐放剤のため該当データなし

- 食事時小腸より分泌されるGLP-1（**インスリン分泌を促進し，グルカゴン分泌を抑制する**）と同様の作用を有するGLP-1受容体作動薬．
- 胃内容物排出遅延作用があり，**食欲抑制・体重低下**の作用もある．
- 副作用は何といっても胃内容物排出遅延作用による**悪心・嘔吐・胃部不快感・便秘**であり，患者によっては気持ち悪くなるから体に悪い薬というイメージをもつ患者もいる．**前もって十分な説明が大事！**
- DPP4阻害薬と同様，血糖依存性に作用するため**単独では低血糖をきたしにくい**．
- インスリンに比べて高価な治療であるので（薬価上1月あたり13,000〜21,000円），体重をリセットさせるために短期限定で使用する方法もある．
- 併用薬の保険のしばりに注意（**製剤によって異なることに注意**）．
  ビクトーザ®はSU（スルホニル尿素薬），IS（グリンド薬），α-GI（α-グルコシダーゼ阻害薬），BG（チアゾリン薬），TZD（ビグアナイド薬），すべてのインスリン製剤と併用可能．
  バイエッタ®はSU単独，SU＋BG，SU＋TZDとのみ併用可能．
  ビデュリオン®はSU単独，BG単独，TZD単独，これらのうちの2剤使用と併用可能．
  リキスミア®はSU単独，SU＋BG，持効型または中間型インスリンと併用可能．

Advanced Lecture

■ CSII（持続皮下インスリン注入療法）[5]

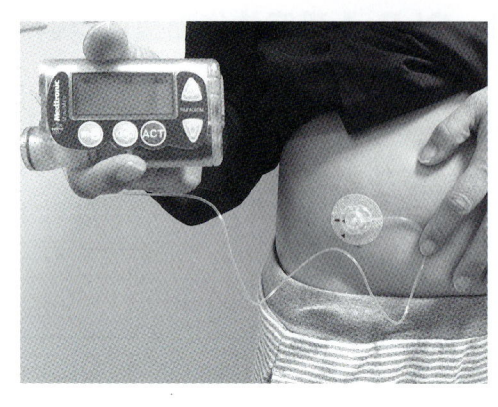

図7　持続皮下インスリン注入療法
パラダイム インスリンポンプ
（日本メドトロニック）

・強化インスリン療法でも血糖コントロール不良な場合，適切な食事・インスリンメニューでも頻回に低血糖くり返す場合，仕事・学校・育児などでより柔軟なインスリンプログラムが必要な場合に適応（必ずしも1型糖尿病とは限らない）．
・インスリン注入器（図7）から基礎分泌にあたるベーサル（Basal）注入と追加分泌にあたるボーラス（Bolus）注入を時間・量・注入パターンなどを細かく設定できる（使用するのは超速効型インスリン）．

ノーマル　　スクウェアウェーブ　　デュアルウェーブ

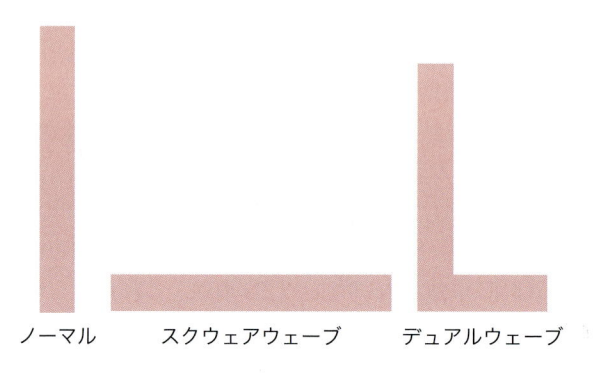

図8　ボーラス注入のパターン

特徴として，2点あげられる
① ボーラス注入は**0.1単位/回**で設定でき，投与形式も通常のノーマルボーラス以外に図8のようにほかに2種類のパターンがある．
スクウェアウェーブとは結婚式・立食パーティーなどのように少しずつ時間をかけて食事する場合に使用（30分〜8時間まで設定可能）．
デュアルウェーブとはピザ・カレーなど糖質と一緒に油（脂質）が多く長時間にわたって吸収が続く食事の際に使用．
② ボーラス注入は通常のペン型注射器と違い1単位が30秒ほどで注入されることから皮下か

らのよりスムーズなインスリン吸収が期待できる．

ベーサル注入は**30分刻み・0.05単位刻み**で設定でき，また時間によって自由にベーサル注入の増減を設定できる．入眠中の明け方に起こる**暁現象にも対応できる**（1型糖尿病の8割には暁現象があるともいわれている）．

さらに激しい運動をする際には一時的にベーサルインスリンを止めたり，注入速度を減速させることで対応できる．

以上より頻回インスリン注射よりも生理的状態に近いインスリン投与が行えるため，インスリン使用量は**約半分**となり，**血糖を強力に抑えると同時に低血糖も少なくなる利点がある**．

- インスリンポンプの交換や穿刺は3日に1回であり，**入浴も運動も通常どおり可能**（アメフト・プロゴルファー・プロ野球選手のなかでもプレイ中を含めてCSIIをしている選手がいる）．ボーラス注入時もボタンを押すだけで自動的に注入してくれる．
- 患者にとっては糖尿病による**肉体的・社会的・精神的制限をすべて軽減**してくれる理想的な治療法である．

おわりに

インスリンについて，外来で「このまま血糖が悪ければインスリン注射になってしまうよ〜」「インスリンは最終手段」と患者さんは説明されることも多く，インスリンには負のイメージをもつ患者も多いが，「怖いのはインスリンでなく糖尿病の合併症」と説明することで**インスリン治療に前向きになってもらうよう努力する**ことも大事である．

文献・参考文献

1) 「Insulin Therapy」(Leahy JL, Cefalu WT, eds.) 87-112, Marcel Dekker, Inc., 2002
2) 石田俊彦，他：糖代謝異常のインスリン製剤による修正．Pharma Medica, 19 (6)：19-26, 2001
3) Kawamori R, et al：Prevalence of carotid atherosclerosis in diabetic patients. Ultrasound high-resolution B-mode imaging on carotid arteries. Diabetes Care, 15：1290-1294, 1992
4) Yamasaki Y, et al：Asymptomatic hyperglycaemia is associated with increased intimal plus medial thickness of the carotid artery. Diabetologia, 38：585-591, 1995
5) 「インスリンポンプ療法マニュアル CSII療法導入・管理のための手引き 改訂第2版」(小林哲郎，難波光義/編)，南江堂，2014

プロフィール

比嘉康志（Yasushi Higa）
沖縄県立中部病院腎臓内科
沖縄の県立病院はcommon diseaseを学ぶには最適の場だと思います．糖尿病に関しても最新の治療を経験する機会も十分にあります．ご興味のある方はぜひ見学にいらしてください．

第4章　腎・内分泌・代謝系

4. 経口血糖降下薬（OHA）の使い方を教えてください

比嘉康志

●Point●

- 経口血糖降下薬（oral hypoglycemic agent：OHA）には7種類あるが，まずは簡単に作用機序を覚えるだけでよい
- OHAは禁忌がない限りメトホルミンからはじめ，CPR index[*1]次第で2剤目，3剤目を選択しよう
    - [*1]　CPR index＝空腹時CPR[*2]（ng/mL）/ 空腹時血糖（mg/mL）× 100
    - [*2]　CPR＝C-peptide immunoreactivity（C-ペプチド免疫活性）
- インスリンを選択するかOHAを選択するかについてもCPR indexを指標に

はじめに

　OHAはただ何となく漫然と選択されていくケースをよくみかける．インスリン分泌と糖代謝の流れ，各薬剤の正しい使い方を理解して，ちょっとした原則を知ればOHAを使いこなすのはそう難しいものではない．

1. インスリン分泌と糖代謝の流れとOHA

　インスリンは，門脈にブドウ糖が流入すると直ちに分泌刺激が生じる門脈を経由したルートと，小腸から分泌されるGIP/GLP-1（GIP：glucose-dependent insulinotropic polypeptide/GLP-1：glucagon-like peptide 1）（インクレチンという消化ホルモン）によって分泌が刺激されるGIP/GLP-1を経由したルートの2つのルートにより分泌が促進される．
　分泌されたインスリンにより血液中の糖分は肝・筋肉へ取り込まれ血糖を下げるほか，脂肪の分解を抑制して遊離脂肪酸の放出を抑制する．
　図1④の尿糖排泄については血糖180〜200 mg/dLのときに生じるが，患者の腎機能・糖尿病の有無により閾値は上昇する．
　上述のインスリン分泌と糖代謝の観点からOHAはわずか4つのカテゴリーに分類される（表1）．

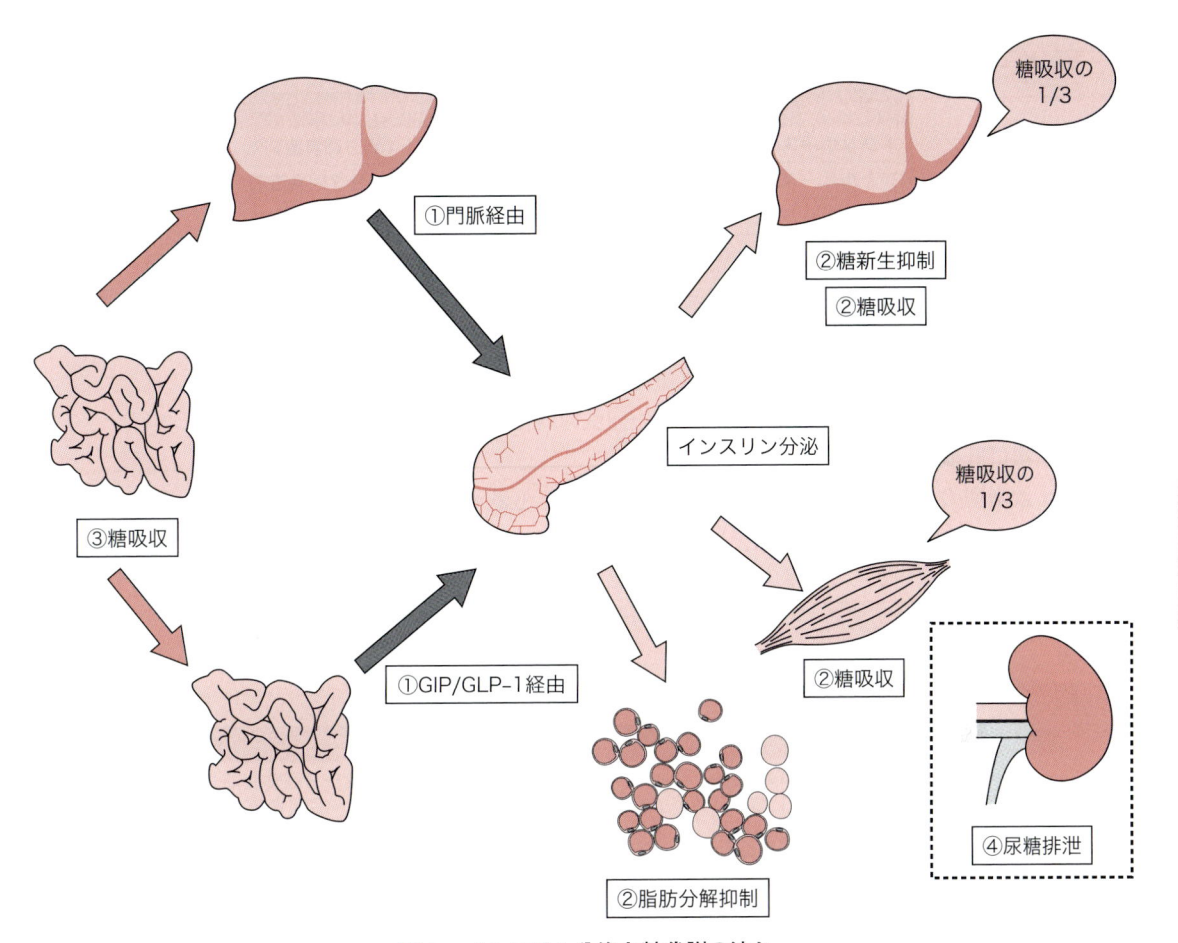

図1 インスリン分泌と糖代謝の流れ

表1 インスリン分泌と糖代謝におけるOHAのカテゴリー

作用機序	薬剤
1. インスリン分泌刺激（図1の①のところに働く）	SU，IS，DPP4阻害薬
2. インスリン抵抗性改善（図1の②のところに働く） （肝・筋肉の糖吸収亢進，肝の糖新生抑制，脂肪分解抑制）	BG，TZD
3. ブドウ糖吸収遅延（図1の③のところに働く）	α-GI
4. 尿糖排泄亢進（図1の④のところに働く）	SGLT2阻害薬

SU：スルホニル尿素薬，IS：グリニド薬，BG：ビグアナイド薬，TZD：チアゾリン薬，α-GI：α-グルコシダーゼ阻害薬

2. 7種類のOHAの特徴と使用法

OHAには7種類あり，それぞれ作用機序・特徴を覚えよう．

1 α-グルコシダーゼ阻害薬（α-GI）

一般名	商品名	1日の使用量
ボグリボース	ベイスン®	0.6〜0.9 mg/日　1日3回食直前
アカルボース	グルコバイ®	150〜300 mg/日　1日3回食直前
ミグリトール	セイブル®	150〜225 mg/日　1日3回食直前

- 2糖類を分解する酵素を阻害して**糖吸収を遅らせる**.
- **HbA1cを下げるには弱い**.
- **重篤な腎機能障害**には慎重投与（遷延性の低血糖に注意）.
- **放屁の増加・腹満・下痢**がみられる→開腹術既往・腸閉塞既往例には慎重に.
- 稀に肝機能障害あり.
- **欧米型の食事には効果が弱い**．日本人の食生活も欧米化しているため食事内容についても聴取が必要（ADAガイドライン[1]に含まれていない）．
- 境界型糖尿病から2型糖尿病への進展を防ぐエビデンスがあるが，一次アウトカムとして糖尿病合併症を予防するエビデンスはない[2]．

2 ビグアナイド薬（BG）

一般名	商品名	1日の使用量
メトホルミン	メトグルコ® グリコラン®/メデット®	50〜1,500 mg/日　1日2〜3回食直前または食後 500〜750 mg/日　1日2〜3回食後
ブホルミン	ジベトス	50〜150 mg/日　1日2〜3回食後

- 筋肉・脂肪細胞・肝の**インスリン抵抗性を改善**させる．
- 費用対効果が最もよい！[3]
- **肥満例**に第一選択．
- **肝障害例**には使用しない．
- Cr（血清クレアチニン）1.4 mg/dL以上，eGFR30 mL/分以下には使用しない．
- 乳酸アシドーシスに気をつける（メトグルコ®なら750 mg/日より開始し，悪心などなければ1,500 mg/日まで増量）用量依存的に効果あり．
- 造影剤使用時には48時間前〜翌日まで中止する．
  造影剤により一過性に腎機能低下→ビグアナイド薬の排泄低下→乳酸アシドーシス出現の可能性．
- 糖尿病合併症のうち，糖尿病関連死，大血管障害を予防するエビデンスがあり，OHAのなかでも第一選択薬となる[4,5]．

3 チアゾリン薬（TZD）

一般名	商品名	1日の使用量
ピオグリタゾン	アクトス®	15〜30 mg/日　1日1回朝食前または後

- 筋肉・脂肪細胞・肝の**インスリン抵抗性を改善**させる．
- 肥大した脂肪細胞を小型脂肪細胞に分化させることで**内臓脂肪を皮下脂肪に変化させる作用**あり．

- 肥満例に適応だが，アジア人は欧米人と比べてやせていても脂肪肝を発症しやすいため，やせている人でも試す価値はあり[6]．
- 浮腫が生じる（尿細管のNa再吸収亢進）ため，**継続するのに15 mg/日に留めたり，サイアザイドなどの少量利尿薬と併用したり**するのもコツ．
- **心機能低下・心不全例**には使用しない．
- **膀胱癌治療中の患者には使用しない．膀胱癌既往者には慎重投与**．

4 スルホニル尿素薬（SU薬）

一般名	商品名	1日の使用量
グリベンクラミド	オイグルコン®／ダオニール®	1.25〜7.5（10）mg/日　1日1〜2回（朝夕）食前または食後
グリクラシド	グリミクロン®	40〜120（160）mg/日　1日1〜2回（朝夕）食前または食後
グリメピリド	アマリール®	0.5〜4（6）mg/日　1日1〜2回（朝夕）食前または食後

- **膵β細胞刺激でインスリン分泌を促進**させる．
- **血糖を下げる力はOHAのなかで最強！** ただし，**低血糖のリスク**もあり（特に空腹時・夜間）．
- **食欲亢進・体重増加**の可能性あり膵保護作用はない．
- 膵α細胞も同時に刺激→アクセルと同時にブレーキを踏むようなもの！（DPP4阻害薬との違いの1つ）．
- **重篤な肝疾患，腎機能障害例**には慎重に（グリミクロン® 40 mg/日までは透析患者にも使用できる）．
- 第三世代のSU薬は第一・第二世代に比べ空腹感，低血糖少ない．
- **グリニド薬・速効型・超速効型インスリンとは併用しない**（作用が類似しているため）．
- 合併症予防に関しては，細小血管合併症の発症・進行を抑えることが明らかになったが，大血管合併症については不明であった[7]．

5 グリニド薬（IS）

ISとはnon-sulfonylurea insulin secretagogue のこと．

一般名	商品名	1日の使用量
ナテグリニド	ファスティック®／スターシス®	270（360）mg/日　1日3回食直前
ミチグリニドカルシウム水和物	グルファスト®	30（60）mg/日　1日3回食直前
レパグリニド	シュアポスト®	0.75〜1.5（3）mg/日　1日3回食直前

- **膵β細胞刺激でインスリン分泌促進**させる．
- SU薬の短時間作用型のイメージ．SU薬に比べてインスリン分泌促進作用は**小さい**．
- 食事の不規則な場合など，SU薬の代わりに用いることもあり．
- **腎機能低下例**にも使用しやすい．
- 透析患者の場合は半量より開始，1日2回までに留める．
- **SU薬・速効型・超速効型インスリンとは併用しない**．
- 糖尿病合併症のうち，大血管障害を予防する可能性がある（メトホルミンと同等とするコホート研究がある）[8]．

6 DPP4阻害薬

一般名	商品名	1日の使用量
シタグリプチン	ジャヌビア®/グラクティブ®	50〜100 mg/日　1日1回
ビルダグリプチン	エクア®	100 mg/日　1日2回（朝夕）
アログリプチン	ネシーナ®	25 mg/日　1日1回
リナグリプチン	トラゼンタ®	5 mg/日　1日1回
テネリグリプチン	テネリア®	20〜40 mg/日　1日1回
アナグリプチン	スイニー®	200〜400 mg/日　1日2回（朝夕）
サキサグリプチン	オングリザ®	5 mg/日　1日1回

・小腸から分泌されインスリン分泌刺激作用をもつGLP-1の分解酵素である**DPP4の作用を阻害**することでGLP-1の濃度を高める．
・**血糖依存性**にインスリン分泌促進，**血糖依存性**にグルカゴン分泌抑制．
　→血糖降下作用はマイルド．単独では低血糖少ない（SU薬との違い）．
・**膵β細胞を保護**する．
・過度な血糖低下が少なく食欲亢進・体重増加が少ない（SU薬との違い）．
・**SU薬との併用で遷延性の低血糖の報告あり**（SU薬を前もって漸減しよう）．
・シタグリプチン・ビルダグリプチン・アログリプチン・アナグリプチン・サキサグリプチンは腎機能により用量の調整が必要．
・肝疾患がある場合はリナグリプチン（トラゼンタ®）を使用．

7 SGLT2阻害薬

一般名	商品名	1日の使用量
イプラグリフロジン	スーグラ®	50（100）mg/日　朝食前または朝食後
ダパグリフロジン	フォシーガ®	5（10）mg/日　1日1回
ルセオグリフロジン	ルセフィ®	2.5（5）mg/日　朝食前または朝食後
トホグリフロジン	デベルザ®/アプルウェイ®	20 mg/日　朝食前または朝食後
カナグリフロジン	カナグル®	100 mg/日　朝食前または朝食後

・**近位尿細管のSGLT2を阻害して尿糖の再吸収を阻害**．
　→尿糖を排泄させて血中のブドウ糖濃度を下げる作用．
・**体重減少効果・血圧低下・脂質改善**が期待できる．
・すべてのOHAと作用機序が異なるのですべてにadd onの効果が期待できる．
・**膵β細胞保護作用**あり．
・**脱水・尿路感染症・性器感染症**（特に女性）の副作用．
・**高齢・利尿薬併用の患者**（十分な飲水ができない），**利尿薬使用者**では使用しない．
・糖質制限に近い状態となり**ケトーシスの傾向**となるため，**インスリン分泌不全例ではケトアシドーシスの危険**が生じる可能性がある．
・重度の腎不全，透析例では使用しない．
・国内ではまだ使用が始まったばかりで，副作用の面からは安易に使用せずに**専門医へのコンサルトを考える**．
　以上よりOHAの作用比較を簡単にまとめたのが**表2**となる．

表2　OHAの作用比較のまとめ

	インスリン分泌刺激作用	インスリン抵抗性改善	膵保護作用	低血糖リスク
SU薬	○	−	−	○
IS薬	○	−	−	±
α-GI	−	−	−	−
BG薬	−	○	−	−
TZD	−	○	−	−
DPP4阻害薬	○	−	○	−
SGLT2阻害薬	−	−	○	−

3. インスリン vs インスリン分泌刺激薬OHA（SU薬・IS薬・DPP4阻害薬）の選択にはCPR indexを指標に！

OHAの選択方法について述べる前にCPR indexについて学ぶ必要がある．

CPR index ＝空腹時CPR*（ng/mL）/ 空腹時血糖（mg/mL）× 100
　　＜ 0.8　　→　insulin therapy
　　0.8～1.2　→　insulin therapy or OHA
　　＞ 1.2　　→　OHA
＊CPR＝C-ペプチド

- CPR indexとはインスリンの分泌能を表す指標．
- OHAのうちインスリン分泌刺激作用をもつSU薬・IS薬・DPP4阻害薬の効果が期待できるかの判断に有用．
- 厳密に空腹時で施行しないと正確性に欠けるので注意が必要．

＊インスリン抵抗性を評価するHOMA-Rについて
　2型糖尿病の患者はもともとインスリン抵抗性がある例がほとんどであり，また空腹時血糖140 mg/dL以上の場合は正確性に欠けるので筆者はあまり使用しない．

4. OHAは何からはじめるのか？　どう追加したらよいか？

治療アルゴリズムはADAのガイドラインが基本である．第一選択薬は糖尿病合併症の予防効果が示されている，メトホルミンである．メトホルミンで血糖コントロールが不十分な場合は他剤併用となっていく．

第2剤，第3剤の選択肢5つに優先順位はなく横並びの状態である．第2剤，第3剤を選択する際にはCPR indexを評価しよう（図2）．

CPR indexを用いての第2剤，第3剤を選択は個人的には図3のように考えている．

さらにCPR indexの条件だけではなく，以下のような場合にもOHAではなくインスリンを選択していく．

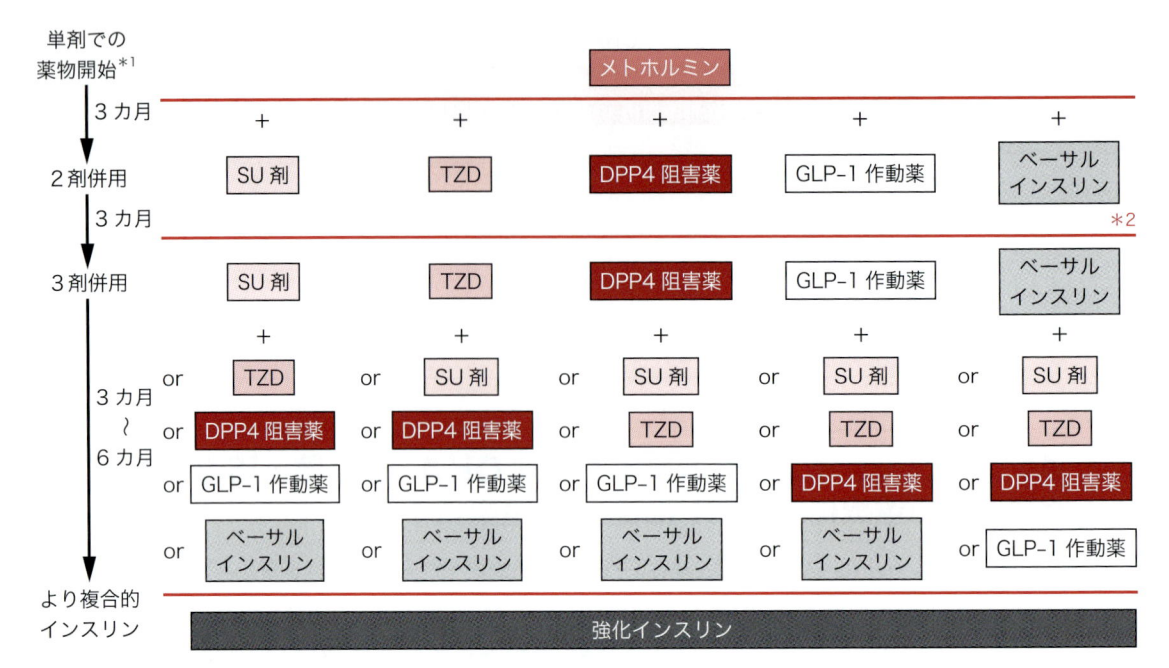

図2　ADAガイドライン
＊1　必要に応じて2剤併用から
＊2　ベーサルインスリン（basal insulin）とは持効型インスリンを指す
文献1を参考に作成

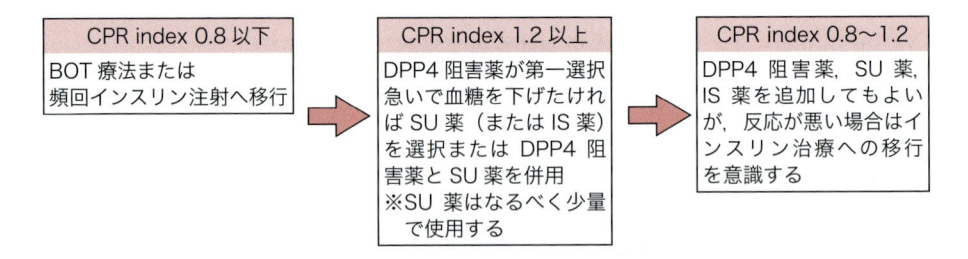

図3　CPR indexを用いた第2剤，第3剤選択の考え方

- 妊娠中，妊娠計画中，授乳中
- ケトン体陽性，体重減少，空腹時血糖250 mg/dL以上，随時血糖350 mg/dL以上がみられる場合
- 重度の肝不全，腎不全の場合
- 周術期
- 中心静脈栄養法中の場合
- 感染症で厳密な血糖コントロールが必要な場合

5. 目標HbA1cについて

　これまで5段階であったHbA1cが，熊本宣言2013にて6.0％・7.0％・8.0％の3つに集約された．

　「**合併症予防のための目標**」としてHbA1c7.0％，薬物療法中でも低血糖リスクがない例や食事・運動療法だけで達成できそうな軽症例に対して「**血糖正常化をめざす目標**」としてHbA1c 6.0％，低血糖や社会的な理由で「**治療強化が困難な際の目標**」としてHbA1c 8.0％をあげている．血糖を下げる目的は，患者によってさまざまである．数字（HbA1c）を下げるだけが目的ではなく，糖尿病による合併症の予防が重要な目的であることに注意したい．

　また，**OHAでは自己血糖測定が保険適用ではない**ため，あくまで参考だが「合併症予防のための目標」としてHbA1c 7.0％をめざす際には**空腹時血糖130 mg/dL以下**，**食後血糖180 mg/dL以下**とされている．

　ADAガイドラインでは，目標HbA1cを次のように示している[1]．

　約7％以下のHbA1c値の低下は，糖尿病の微小血管合併症を減少させることが示されており，糖尿病の診断後すぐに治療が行われた場合，大血管疾患の長期的な減少と関連している．そのため，多くの成人糖尿病患者（妊婦以外）の妥当なHbA1cの目標は7％以下である．

　低血糖や他の治療の副作用が起きないならば，より厳しいHbA1cのゴール（6.5％以下のような）を提案することは妥当である．これに該当する患者は，糖尿病歴が短く，余命が十分長く，心血管疾のない患者である．

　さらに緩いHbA1c（例えば8％以上など）の目標は，重度低血糖の既往，限られた余命，重度な微小血管または大血管合併症，多くの併存疾患をもつ，糖尿病の自己管理教育，適切な血糖モニタリングやインスリンを含めた多剤併用療法を十分に行っていても目標血糖に到達が困難な患者には妥当である．

Advanced Lecture

■ BOT療法

　BOT（basal supported oral therapy）療法とは基礎分泌に相当する**持効型インスリンとOHAを併用**することである．

　早期に基礎分泌に相当するインスリンを注射することで膵β細胞の負担を軽減し膵保護作用を期待できる．

　まずはインスリン注射が**1日1回のみ**であるため，**患者の心理的受け入れや手技導入も比較的容易**になり，外来でのインスリン導入にも最適である．

　さらに，頻回インスリン注射へ段階的に移行しやすい特徴がある（**図4**）．

　BOT療法の効果判定は**6カ月**までとし，それでも改善に乏しければ頻回インスリン注射への移行をすすめよう．

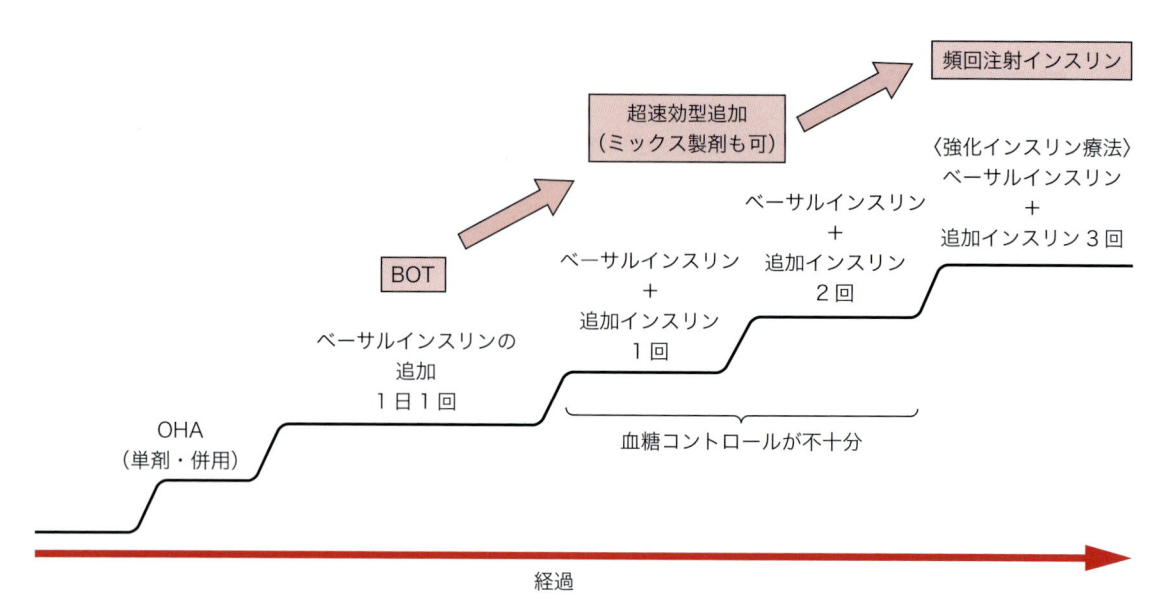

図4　BOTからの段階的インスリン追加法
インスリンもまず1日4回注射の強化療法でいくのではなく，図のような段階的なインスリン注射の追加していく方法もある．ここで，よく出てくるのがＢＯＴ（basal supported oral therapy）という言葉だが，経口血糖降下薬に1日1回の持効性インスリンを追加する方法である．具体的にはまず，ＢＯＴからはじまって，超速効性を1日1回追加，今度は2回追加，そして3回追加，すなわち強化療法へと進めたり，ＢＯＴからはじまって，ミックス製剤の2回ないし3回打ちから強化療法へ進める方法である

おわりに

　はじめにも述べたが，明確な目標HbA1cなしにOHAを何となく漫然と使ってしまうことには注意が必要である．血糖値を下げることのメリットが何であるのかを明確に考える必要がある．「HbA1cは年齢と同じでいいんだよ．70歳の人は（HbA1cは）7％台，80歳の人は8％台でいいんだよ」という意見を聞くことがあるが，目標設定を年齢で一括りにはできない．虚血性心疾患発症抑制が目的であるなら，新規発症の糖尿病患者ではより厳密な血糖コントロールが重要となる．80歳であっても，認知症がなく，ADLが良好で，予後が長いと思われるケースであれば，目標HbA1cを6％台にすることも可能である．逆に，認知症がある場合や経口摂取が不安定な場合であれば，厳密な血糖コントロールは低血糖リスクのみを上げ，予後を悪くさせるかもしれないので注意が必要である．

文献・参考文献

1) American Diabetes Association：Standards of medical care in diabetes-2014. Diabetes Care, 37 Suppl 1：S14-80, 2014〔http://care.diabetesjournals.org/content/37/Supplement_1/S5.full（2015年2月閲覧）〕
2) Chiasson JL, et al：Acarbose treatment and the risk of cardiovascular disease and hypertension in patients with impaired glucose tolerance: the STOP-NIDDM trial. JAMA, 290：486-494, 2003
3) Clarke PM, et al：Cost-utility analyses of intensive blood glucose and tight blood pressure control in type 2 diabetes (UKPDS 72). Diabetologia, 48：868-877, 2005
4) Effect of intensive blood-glucose control with metformin on complications in overweight patients with type 2 diabetes (UKPDS 34). UK Prospective Diabetes Study (UKPDS) Group. Lancet, 352 (9131)：854-865, 1998
5) Holman RR, et al：10-year follow-up of intensive glucose control in type 2 diabetes. N Engl J Med, 359：1577-1589, 2008

6) Azuma K, et al : Higher liver fat content among Japanese in Japan compared with non-Hispanic whites in the United States. Metabolism, 58：1200-1207, 2009
7) Intensive blood-glucose control with sulphonylureas or insulin compared with conventional treatment and risk of complications in patients with type 2 diabetes (UKPDS 33). UK Prospective Diabetes Study (UKPDS) Group. Lancet, 352（9131）：837-853, 1998
8) Schramm TK, et al : Mortality and cardiovascular risk associated with different insulin secretagogues compared with metformin in type 2 diabetes, with or without a previous myocardial infarction: a nationwide study. Eur Heart J, 32：1900-1908, 2011

プロフィール

比嘉康志（Yasushi Higa）
沖縄県立中部病院腎臓内科
詳細は第4章-3参照.

第4章　腎・内分泌・代謝系

5. 骨粗鬆症治療薬の適応と使い分けを教えてください

金城光代

Point

・骨折リスクの高い患者さんを積極的に評価する
・50歳以上男女では，脆弱骨折の既往または骨粗鬆症あれば治療を開始する
・ビスホスホネート製剤が骨粗鬆症治療の中心となる

はじめに

　高血圧や高脂血症の心疾患に対するリスクと同様に，骨粗鬆症は骨折のリスクが増している状態であり，このリスク自体を病気と捉える．大腿骨頸部骨折をきたしたら，寝たきりになる可能性があるし，椎体骨骨折が多発したら腰痛によるADLの低下のみならず円背になって呼吸機能低下や無気肺，腹圧上昇による便秘や胃食道逆流症などが生じうる．

　骨折危険率は骨の強さ（骨強度）を反映し，骨強度は骨量（骨密度）および骨質（微細構造，骨代謝回転，骨組織の石灰化）の2つの要因によって決まる．骨折リスクの重要な要因の1つは骨密度低下であるが，家族歴や危険因子など，骨折リスクに寄与する他の因子も総合的に評価しなければならない．駆幹骨二重X線吸収法で測定した骨密度（BMD）を骨粗鬆症の診断に用いる．日常診療で「薬物治療が強く勧められる対象患者さん」をどのように捉えていったらよいのか，以下のステップを踏んで考えていきたい．

> **症例**
> 　72歳女性，テレビで骨粗鬆症を取り扱った番組を見て，自分も治療した方がいいかを主治医のあなたに尋ねた．高血圧にて内科でフォロー中．
> 　Q1. 骨粗鬆症性骨折を起こすリスクが高いのはどんな患者さん？
> 　Q2. 骨密度はいつ測る？
> 　Q3. どの部位を検査するのがいい？
> 　Q4. 骨密度をどのように読む？
> 　Q5. 骨粗鬆症治療薬の使い分けは？
> 　Q6. いつまでビスホスホネートを飲まなくてはいけないのでしょうか？
> 　Q7. ビスホスホネートの副作用でよく聞く，顎骨壊死について教えてください

```
                    脆弱性骨折（大腿骨近位部骨折または椎体骨折）#1
                              │
                    ┌─────────┴─────────┐
                   ない                  ある
                    ↓                    │
        脆弱性骨折（大腿骨近位部骨折および椎体骨折以外）#2
                    │                    │
           ┌────────┴────────┐           │
          ない               ある         │
           ↓                 ↓           │
  BMDがYAMの70%以上80%未満#3  BMDがYAMの70%未満#3  BMDがYAMの80%未満#3
     │          │              │              │
     ↓          ↓              ↓              ↓
  FRAX®の10年間の  大腿骨近位部
  骨折確率（主要骨折） 骨折の家族歴
  15%以上#4,5
     │          │              │              │
     └──────────┴──────────────┴──────────────┘
                              ↓
                          薬物治療開始
```

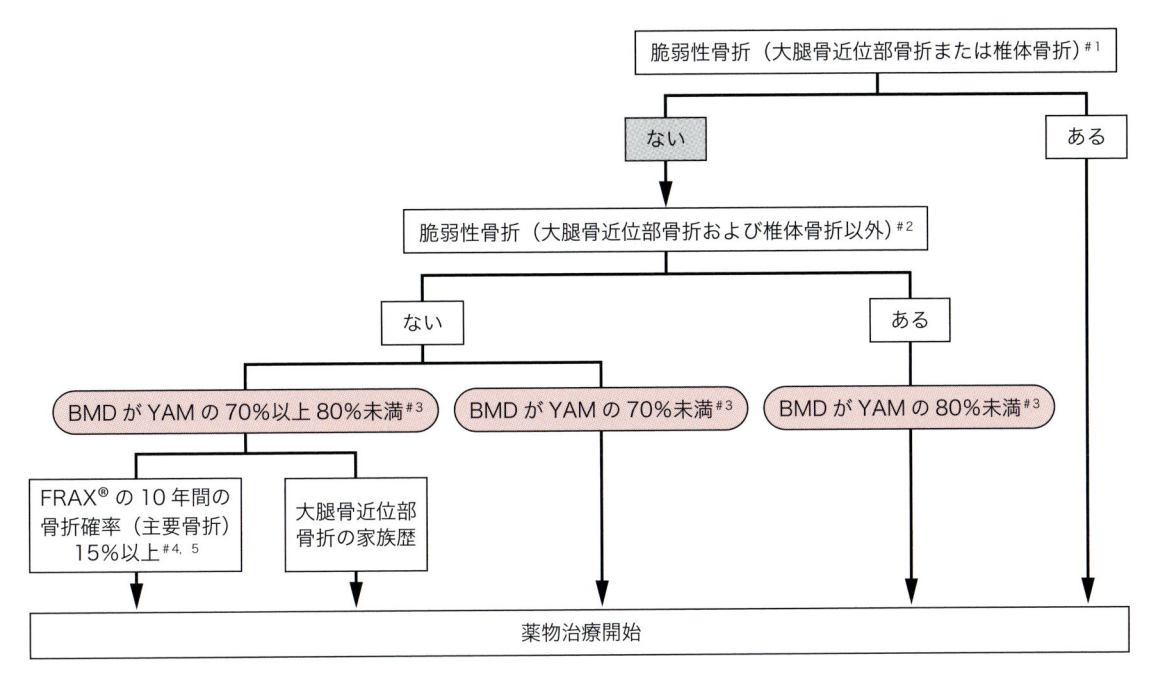

図1　原発性骨粗鬆症の薬物治療開始基準

#1：女性では閉経以降，男性では50歳以降に軽微な外力で生じた，大腿骨近位部骨折または椎体骨折をさす．
#2：女性では閉経以降，男性では50歳以降に軽微な外力で生じた，前腕骨遠位端骨折，上腕骨近位部骨折，骨盤骨折，下腿骨折または肋骨骨折をさす．
#3：測定部位によってはTスコアの併記が検討されている．
#4：75歳未満で適用する．また，50歳代を中心とする世代においては，より低いカットオフ値を用いた場合でも，現行の診断基準に基づいて薬物治療が推奨される集団を部分的にしかカバーしないなどの限界も明らかになっている．
#5：この薬物治療開始基準は原発性骨粗鬆症に関するものであるため，FRAX®の項目のうち糖質コルチコイド，関節リウマチ，続発性骨粗鬆症にあてはまる者には適用されない．すなわち，これらの項目がすべて「なし」である症例に限って適用される

文献1より引用

Q1. 骨粗鬆症性骨折を起こすリスクが高いのはどんな患者さん？

まず，日常診療のなかで骨折リスクが高いと考えられる人を同定し，治療を決めなければならない（図1）．簡単には①骨折，②転倒の2つの軸で考える．

■ 骨折リスク＋転倒→骨折

1）−①骨折したことがあるか

「軽微な外力で発生した脆弱性骨折」を骨粗鬆症性骨折と定義する．実際の診療では転倒を含め微小外力で骨折したことがあるかを確認する．本人が骨折を自覚していなくても25歳時の身長と現在の身長を確認し4 cm以上の身長低下，または経過観察中に2 cm以上の身長低下あったら無症候性であっても椎体圧迫骨折がすでに生じていると判断する．

表1　骨密度とは独立した骨粗鬆症性骨折のリスク

- 年齢
- 既存骨折
- 低体重
- 現在の喫煙
- アルコール過剰摂取（3単位以上）
- 副腎皮質ステロイド（プレドニゾロン5 mg/日3カ月以上使用，現在または既往）
- 続発性骨粗鬆症（精巣機能低下症・早期閉経，関節リウマチ，吸収不良症候群，慢性肝疾患，炎症性腸疾患など）

文献2を参考に作成

1）-②骨折リスクはあるか？ 病歴・診察から（表1）[2]

a）どんな臨床的因子が骨粗鬆症と関係しているのか？
b）どのような基礎疾患が続発性骨粗鬆症を起こすのか？
c）薬で骨粗鬆症の原因となるものは？
d）ステロイド性骨粗鬆症はいつから予防治療を行うべきか？

a）～d）の疑問について以下に答える．

a）Body Mass Index（BMI）低値，喫煙，骨折家族歴があるとリスクが高い．

b）続発性骨粗鬆症は原発性副甲状腺機能亢進症，甲状腺機能亢進症，骨髄腫，関節リウマチなど炎症性疾患，吸収不良症候群や食思不振症などで起こる．

c）副腎皮質ステロイドのほか，抗痙攣薬，長期ヘパリンの使用，甲状腺ホルモン過剰使用などを調べる．

d）「ステロイド性骨粗鬆症」は医原性疾患の第1位であり，海綿骨の多い椎体や大腿骨近位部が骨折好発部位である．ステロイド使用による骨密度減少は二相性で，ステロイド開始後1年，特に開始後3カ月で骨量が急激に低下する．投与開始後数カ月が8〜12％と最も減少し，その後の投薬継続において2〜4％/年で減少していく．閉経後女性や50歳以上の男性において，プレドニゾロン換算にて5 mg/日を3カ月以上内服中または今後内服予定の場合は骨粗鬆症の有無にかかわらず治療対象として考える．とくに，すでに骨折歴がある，骨粗鬆症がある，高リスク群の患者（後述）では，プレドニゾロン使用早期より骨量減少が生じるため骨粗鬆症治療は可能な限り早く開始すべきである[3]．

2）転倒するリスクが高いか

転倒しやすいと判断される人はすなわち骨折しやすいといえるので積極的に骨粗鬆症の評価・治療閾値を低くする．起立性低血圧，脳梗塞後やParkinson病，認知症，糖尿病性ニューロパチーなどを確認する．

症例　続き①

骨粗鬆症のリスクを聞くと，転倒による骨折なし，ほかの既往歴なし．閉経は48歳．内服薬はアムロジピンのみ．飲酒・喫煙なし．母親は65歳で大腿骨頸部骨折歴あり．診察上，身長148 cm（60歳時では150 cm，25歳歳時は152 cm），BMI 17 kg/cm^{2}と痩せ型．その他は特に所見なし．スクリーニングでの血算および血清カルシウム正常．

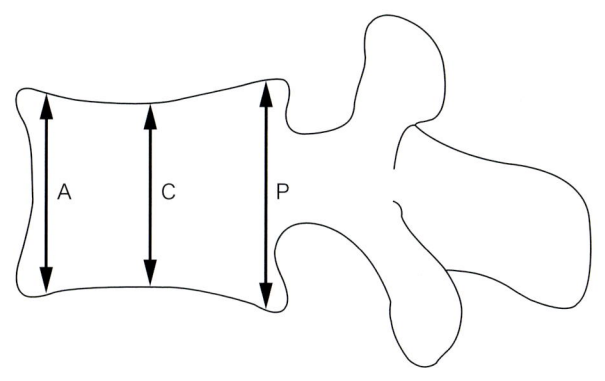

図2　脊椎骨折判定の模式図
前縁高（A），中央高（C），後縁高（P）
文献3より引用

Q2. 骨密度はいつ誰に測る？

　上記の症例では身長低下より無症候性の脊椎圧迫骨折の可能性がある．有意な身長低下あり脊椎圧迫骨折があると考えられ骨密度の値にかかわらず，骨粗鬆症治療を開始すべきである．また，痩せ型で骨折家族歴もあり，骨粗鬆症性骨折に対して，今後の治療介入前の骨密度を測定したい．
　骨密度をいつ誰に測定するのか，骨粗鬆症の予防と治療ガイドライン2011年版[1]から抜粋して示す．
① 脆弱骨折の既往
② 65歳以上女性，または70歳以上の男性
③ 閉経後女性または50歳以上男性で危険因子（アルコール1日3単位以上，喫煙，大腿骨近位部骨折の家族歴）
④ ステロイド投与前のようにこれから骨粗鬆症治療を行う可能性がある症例

> ●注意：椎体の既存骨折はどのように評価するか？
> 疼痛を伴う場合と無症候性の場合があるが，椎体の既存骨折の評価は単純X線で行う．
> 胸椎または腰椎側面像（図2）にて以下の評価を行う．
> ・C/A＜0.8またはC/P＜0.8
> ・A/P＜0.75
> の場合を，椎体骨折ありと判断する．

Q3. どの部位を検査するのがいい？

　骨は骨質（コラーゲンなど）と骨ミネラル（骨塩）からなる．骨質の測定は困難であることから，骨密度（骨ミネラル量を面積か体積で除した値）を骨折リスクの評価に用いている．骨密度測定にはX線を用いる方法と超音波を用いる方法があるが，躯幹骨二重X線吸収法DXA（Dual

A 大腿骨

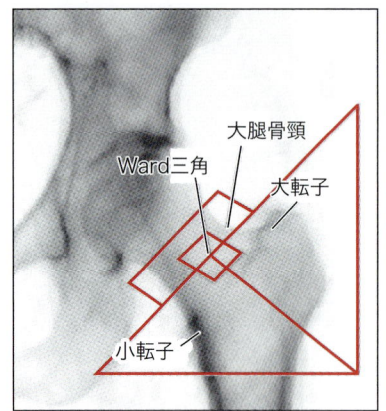

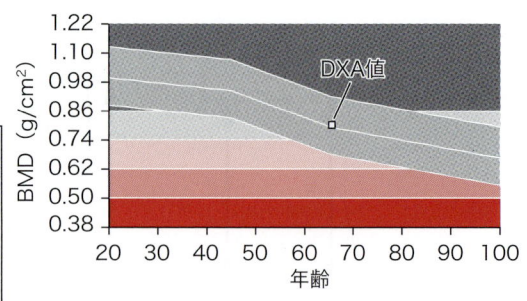

部位	BMD (g/cm²)	若年成人 (%)	(T)	同年齢比 (%)	(Z)
大腿骨頸	0.829	85	− 1.3	101	+ 0.1
Ward三角	0.670	74	− 1.8	101	− 0.1
転子	0.769	97	− 0.2	107	+ 0.5
全体	0.941	94	− 0.5	106	+ 0.4

B 腰椎

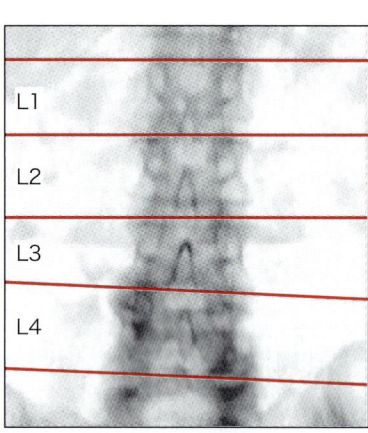

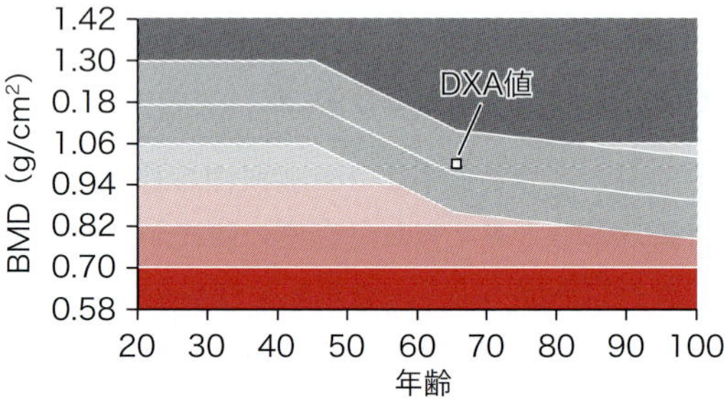

部位	BMD (g/cm²)	若年成人 (%)	(T)	同年齢比 (%)	(Z)
L1	0.772	68	− 3.0	84	− 1.3
L2	0.975	81	− 1.9	98	− 0.2
L3	1.039	87	− 1.3	104	+ 0.4
L4	1.203	100	0.0	121	+ 1.7
L2-L4	1.086	91	− 0.9	109	+ 0.8

図3　「症例」の大腿骨と腰椎のDXA
BMD：Born Mineral Density（骨密度）

energy X-ray Absorptiometry）がしばしば用いられる．測定部位は腰椎L1〜4と両側大腿骨近位部を推奨している．DXA値にてよりパーセンテージの低い部位を用いる．ここでは，骨折がないことが条件である．椎体骨折や仮骨形成，変形性関節症による骨棘形成によって，実際の骨密度が低いにもかかわらず高いDXA値が得られることもしばしばあり，椎体骨の骨密度の判断には注意が必要である．

症例　続き②

骨密度を測定したところ，図3のような結果になった．

表2　TスコアとYAM値の比較

	Tスコア（WHO基準）	YAM値（日本骨粗鬆症学会）
正常	− 1.0SD 以上	80 ％以上
骨減少症	− 1.0 ～ − 2.5SD	70 ～ 80 ％
骨粗鬆症	− 2.5SD 以下	70 ％以下

Q4. 骨密度をどのように読む？

　WHOでは骨密度DXA値が若い女性（20～29歳）の平均値よりマイナス2.5標準偏差以下（− 2.5SD）であるとき，Tスコアとして示し骨粗鬆症と定義している．

　日本では若年成人（20～44歳）の平均値（Young Adult Mean：YAM）を用い，その相対値で骨粗鬆症が定義される．YAM値70％未満を骨粗鬆症とし，Tスコアの− 2.5SDとほぼ一致する．WHO基準に合わせ今後は日本でもYAM値とTスコアを併記していく方向になっている（表2を参照）．

　骨密度を測定した結果の図3を参照してほしい．図3A，BではTスコアの平均値からは骨粗鬆症という診断に至らないが，腰椎の変性変化により実際より高いDXA値が得られている．したがって低値2つの平均をとることが重要で，これによりこの症例は骨粗鬆症と診断できる．視覚的にTスコアを認識できるようになっており，赤い領域にあればかなり注意すべき骨粗鬆症である．

> ●付記 FRAX® （fracture risk assessment tool）について
>   2008年にWHO（世界保健機関）が開発した今後10年間の骨折リスクを予測する方法がある（図4，http://www.shef.ac.uk/FRAX/tool.aspx/country=3）．
>   患者（受診者）が12項目の質問に答えると，10年以内に骨折する確率（％）が算出される．骨密度以外のさまざまな骨折危険因子が反映された骨折リスクが，比較的簡単に，わかりやすい形で得られる．また，質問のなかには骨密度値も含まれるが，身長と体重から得られるBMIで代用できるので，骨密度測定設備のない地域でも使える．10年間の予想骨折率10％以下では低リスク，10～20％を中等度リスクとし，20％以上・既存の骨折・Tスコアが− 2.5以下を高リスクと分類し米国リウマチ学会では治療指針を提唱している．

Q5. 骨粗鬆症薬の使い分けはどうするの？

　日本では「骨粗鬆症の予防と治療ガイドライン2011年版」[1]にもとづいて治療が行われている．

　前述のように，脆弱性骨折歴があれば50歳以上の男女では骨密度の値にかかわらず治療を開始する．骨折の既往はないが骨密度測定で骨粗鬆症があれば治療適応となる．

> 症例　続き③
>   症例では閉経後女性で既存骨折のある骨粗鬆症あり，週1回のアレンドロン酸にビタミンDとカルシウム製剤を加えて治療する．

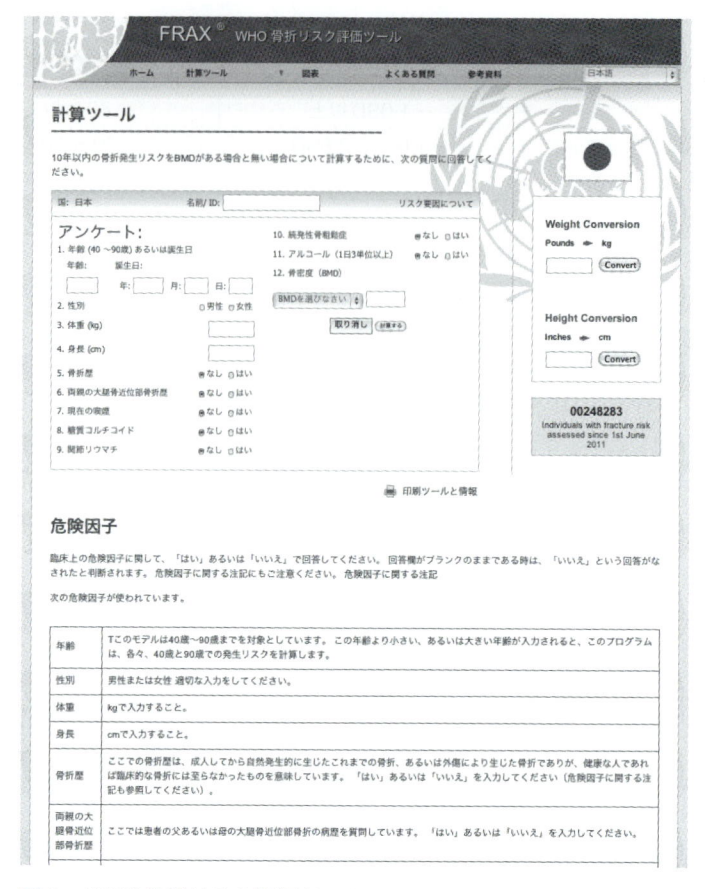

図4　WHO骨折リスク評価ツール
http://www.shef.ac.uk/FRAX/tool.aspx/country=3

1 食事と運動

　サプリメントよりも食品からカルシウムやビタミンDをとる方が望ましい．カルシウムは700〜800 mg/日，ビタミンDは10〜20μg/日が推奨されている．

2 どんな薬があるか？

1）中心となる薬剤

①ビスホスホネート*1
・アレンドロン酸（フォサマック®，ボナロン®）35 mgを1錠，週1回
・リセドロン酸（ベネット®，アクトネル®）17.5 mgを1錠，週1回
　　　　　　　　　　　　　　　　　　　　75 mgを1錠，月1回
・ミノドロン酸（ボノテオ®，リカルボン®）50 mgを1錠，月1回

②ビタミンD製剤：活性型ビタミンD3製剤*2
　アルファカルシドール（0.25，0.5，1μg）：ワンアルファ®，アルファロール®　1日1錠
　カルシトリオール：ロカルトロール®（0.25，0.5μg）　1日1錠
　エルデカルシトール：エディロール®（0.5μg）　1日1錠

③ **カルシウム製剤**[*3]
アスパラギン酸カルシウム　0.6 g/日　1日2回，
乳酸カルシウム　1回1 g　1日2～3回

● **注意事項！**

＊1　ビスホスホネート製剤
　アレンドロン酸およびリセドロン酸はいずれも椎体骨骨折および非椎体骨折を減少させ，骨密度増加効果がある．骨粗鬆症治療薬の中心となる薬剤である．
　30分以上の座位を取れない，嚥下困難や食道炎などがある場合は慎重投与が必要である．また，腎機能低下とくにCCr＜30 mL/dL以下では使用を避けるべきである．
　診療現場でよく目にするのは，ビスホスホネートが単独で投与され，カルシウムやビタミンDの補充が行われていないことである．ガイドラインで採用されたエビデンスは，カルシウムとビタミンDが充足された状態でのデータをもとにしていることを理解して，きちんとこれらの補充をしながらビスホスホネートを用いたい．

＊2　ビタミンD₃製剤
骨密度維持効果のほか，転倒防止効果もあると考えられている．

＊3　カルシウム製剤
高齢者では高カルシウム血症になりやすいため，血中カルシウムを定期的にモニターする．

2) 新薬および第二選択薬など
① **PTH製剤：テリパラチド**
フォルテオ®　600 μgを1日1回，皮下注射
テリボン®　56.5 μgを週1回，皮下注射（医療機関にて）
② **RANKL阻害薬**
デノスマブ　プラリア®（60 mg），6カ月に1回皮下注射
③ **選択的エストロゲン受容体モジュレーター　SERM（selective estrogen receptor modulator）**
ラロキシフェン塩酸塩　エビスタ®（60 mg）　1日1錠
④ **カルシトニン製剤**
エルカルシトニン（10, 20単位）　エルシトニン®　週1回　20単位
⑤ **ビタミンK₂製剤**
メナテトレノン　グラケー®（15 mg）　1回1カプセル　1日3カプセル

3 処方例

1) 50歳以上女性・男性：既存骨折あり，または骨粗鬆症あり
　第一選択はビスホスホネートで，ビタミンD₃製剤およびカルシウム製剤（経口カルシウム摂取量が少ない場合）を合わせて投与する．
リセドロン酸（75 mg）　1錠，月1回
活性型ビタミンD₃（0.5 μg）1カプセル1日1回
乳酸カルシウム　1回1 g　1日2回

● **Advanced Lecture**

ビスホスホネートが使用できないとき，または，ビスホスホネート使用後も脆弱骨折を起こすときは？

　　カルシウム製剤とビタミンD₃に併用して以下の薬剤を使用する．

- PTH製剤：フォルテオ®（600μg）　1日1回　皮下注（ビスホスホネートとPTH製剤の併用は行わない）
- デノスマブ：プラリア®（60 mg）　6カ月に1回　皮下注
  →椎体骨骨折，非椎体骨骨折を減らす
- ラロキシフェン塩酸塩：エビスタ®（60 mg）1日1回　（女性のみ）
  →SERMの効果は椎体骨骨折を低下するとされるが，効果はビスホスホネート・PTH製剤，デノスマブに比べ不十分．
- カルシトニン製剤
  →椎体骨骨折の疼痛に有効であるが，骨折率低下には効果不十分．
- エストロゲン製剤
  →乳癌や心血管イベントのリスク上昇が懸念され，現在では使用を控える方向にある．
- ビタミンK₂製剤
  →外国でのエビデンスははっきりしていないが，日本では臨床試験で骨折抑制効果を認めている．

2）ステロイド性骨粗鬆症GIOP[3]

プレドニゾロン5 mg/日，3カ月以上使用予定なら **3 処方例1）** と同様にカルシウム，ビタミンD，ビスホスホネートにて治療を開始する．GIOPの治療において，PTH製剤は骨折率低下のデータがあるが，デノスマブについてはデータがない．

3）閉経前（妊娠を考えている）女性

2001年米国リウマチ学会ガイドラインでは「閉経前女性でステロイド長期使用中の患者においてはビスホスホネートの使用も考慮すべき」としながらも「避妊に対するカウンセリングをしっかり行ったうえで使用する」と述べている[6]．ただし，ビスホスホネート中止後も骨に累積したビスホスホネートがその後胎児にどのような影響を与えうるのかはわかっていない．したがって，カルシウムとビタミンDの使用は全員に行い，ビスホスホネート使用は勧める一方，妊娠の可能性を今後考慮する場合は安全性が確立していないためその使用を勧めない[8]．

> **症例　続き④**
>
> 質問がさらに患者さんからありました．
> 「いつまで薬（ビスホスホネート）を飲まなくてはいけないの？　飲み方の注意が多くて面倒なんですけど．それに，虫歯の治療（で詰めもの）をしたいけど，「顎骨壊死」って書いたポスターが歯医者さんに貼ってあり，心配」

以下の2つの疑問について考えてみたい．

Q6. いつまでビスホスホネートを飲まなくてはいけないの？

現時点では骨折リスクの高い閉経後女性は飲み続けた方がいいとされるが，リスクが中等度以下の人ではアレンドロン酸を5年続けてからその後5年中止しても骨折リスクは変わらない可能性があると報告されている[7]．

Q7. ビスホスホネートの副作用 顎骨壊死について教えてください

ポジションペーパーが発表されている[5]．顎骨壊死の頻度は0.01〜0.02％と報告され，注射剤での頻度が高く，主に癌や化学療法中で口腔内衛生不良の患者が抜歯などの侵襲的治療にて報告されている．危険因子は，飲酒・喫煙，糖尿病，肥満，口腔内衛生不良，抗癌剤治療，ステロイド治療，である．経口ビスホスホネート服用期間が3年以内で，リスク因子がなければ休薬せず，歯科治療を行ってよい．一方，服用期間が3年以上や，リスク因子がある場合には原則3カ月以上休薬してから歯科治療を行うことが望ましい．

その他，非典型骨折を危惧したとしても，骨粗鬆症による脆弱骨折のリスクが圧倒的に上回るため，ビスホスホネート使用を阻むものではない．

おわりに

市町村で行う骨密度スクリーニングはいまだ一律でなく，診療所などすぐに骨密度検査を行うことができない場合には，FRAX®などを用いた臨床的骨折リスクアセスメントを積極的に用いながら，骨折予防につながるよう各患者さんの評価を行っていきたい．薬の使い分けは，患者さんによるが，効果が最も期待できるのは，ビスホスホネートにビタミンDとカルシウム製剤を加えて治療する方法である．

文献・参考文献

1) 「骨粗鬆症の予防と治療ガイドライン2011年版」（骨粗鬆症の予防と治療ガイドライン作成委員会/編），ライフサイエンス出版，2011
2) National Osteoporosis Foundation：Clinician's Guide to Prevention and Treatment of Osteoporosis, 2014
   ↑NOFがまとめている臨床家向けの骨粗鬆症のガイド．二次性骨粗鬆をおこす病気の精査や外来フォローまで記載されている．
3) 日本骨代謝学会骨粗鬆症診断基準検討委員会：原発性骨粗鬆症の診断基準（1996年度改訂版），Osteoporsis Jpn, 4：643-632, 1996
4) Suzuki Y, et al：Guidelines on the management and treatment of glucocorticoid-induced osteoporosis of the Japanese Society for Bone and Mineral Research：2014 update. J Bone Miner Metab, 32：337-350, 2014
5) Yoneda T, et al：Bisphosphonate-related osteonecrosis of the jaw：position paper from the Allied Task Force Committee of Japanese Society for Bone and Mineral Research, Japan Osteoporosis Society, Japanese Society of Periodontology, Japanese Society for Oral and Maxillofacial Radiology, and Japanese Society of Oral and Maxillofacial Surgeons. J Bone Miner Metab, 28：365-383, 2010
6) Grossman JM, et al：American College of Rheumatology 2010 recommendations for the prevention and treatment of glucocorticoid-induced osteoporosis. Arthritis Care Res（Hoboken），62：1515-1526, 2010
7) Black DM, et al：Effects of continuing or stopping alendronate after 5 years of treatment：the Fracture Intervention Trial Long-term Extension（FLEX）：a randomized trial. JAMA, 296：2927-2938, 2006

8) Gourlay ML & Brown SA：Clinical considerations in premenopausal osteoporosis. Arch Intern Med, 164：603-614, 2004

プロフィール
金城光代（Mitsuyo Kinjo）
沖縄県立中部病院総合内科
総合内科外来とリウマチ膠原病外来に携わっています．研修医の先生とともに，患者さんからもたくさん勉強させてもらっています．

第5章 血液・腫瘍系

1. 外来化学療法について教えてください

堀之内秀仁

●Point●

- 外来化学療法は適切ながん治療に不可欠である
- 外来実施可能なレジメン，副作用の管理が可能な場合には，外来化学療法が原則である
- 外来化学療法においては特に，患者さんを中心とした多職種によるチーム医療が重要である

はじめに

　1990年代頃まではほとんどの化学療法は入院で施行されていたが，現在は大学病院や各地のがん拠点病院で外来化学療法室がオープンしている．**外来化学療法**が増加した背景には患者さんのニーズと，社会的制度的背景の2つがある．支持療法の発展により化学療法の有害事象が軽減されるようになり，QOLや社会生活の維持が可能な外来化学療法のニーズに応えられるようになった．また，2002年の保険診療点数改正で**外来化学療法加算**が設定され，「がん診療連携拠点病院の整備に関する指針」において外来化学療法室の設置が指定要件に盛り込まれたことも，外来化学療法普及を後押ししている．

> **症例**
> 　56歳男性．健康診断で胸部異常陰影を指摘され，精査を行ったところ左下葉原発肺腺がんT3N2M1b Stage（骨転移，第8胸椎，疼痛・神経症状なし）であった．performance status（PS）0であり，一次化学療法カルボプラチン（パラプラチン®），パクリタキセル（タキソール®），ベバシズマブ（アバスチン®）併用療法の1サイクル目を入院で行い，Grade1の筋肉痛，食指不振を認めた．骨転移に対しては，歯科受診しビスホスホネート製剤使用前のスクリーニングがおおむね問題ないことを確認したのちデノスマブ（ランマーク®）投与を開始した．退院後，2サイクル目からの化学療法を外来で行うこととなった．

1. 外来化学療法の適応

　薬剤，患者，医療従事者のそれぞれに一定の条件が必要とされる．

薬剤：投与方法，投与時間，投与間隔，有害事象管理の諸点から，外来化学療法で実施しやすい薬剤を検討する．例えば，投与中に頻回のバイタルサインチェックを要し，投与が日中に終了せず，連日の投与が必要で，最大限の支持療法でも副作用管理に苦労するレジメンは外来化学療法には向いていない．ただし，近年の薬剤でこれらすべてに該当するものはむしろ少数派であり，薬剤側の理由のみで外来化学療法が困難になる頻度は少なくなっている．

患者：外来通院可能な状態であり，化学療法とその有害事象について一定の理解を得られ，セルフコントロールが可能なことが望ましい．高齢者であっても家族の協力があれば十分外来化学療法が可能である．

医療従事者：入院化学療法同様に，投与管理，患者教育，モニタリング，有害事象管理に際して各医療者が連携して対応する必要がある．

2. 外来化学療法の実際の流れ

1 前日までの準備

　医師はあらかじめ投与薬剤をオーダーし，看護師，薬剤師などの多職種によりチェックを行う．多職種がかかわる**レジメン審査委員会**で承認され，電子カルテに登録されたレジメンを利用してオーダーされることが望ましい．

　また，患者さんに対して，あらかじめ外来化学療法室の見学，オリエンテーションの機会を確保し，医師以外の多職種でのアプローチを行うことが重要である．

2 当日の流れ

　施設ごとに異なるが，大きな流れは採血，診察，投与の順である．

1）血液検査，画像検査
- 骨髄機能，腎機能，肝機能のチェック
- 必要に応じた画像評価

2）診察
- バイタルサインのチェック
- 当日の体調に関する聴取
- （外来経過表を利用している施設では）患者さんが記録した経過表のチェック
- 有害事象の評価
- 化学療法実施の適否を判断

3）投与
- 患者誤認を防止する
- 適切な支持療法，適切な投与管理
- **インフュージョンリアクション**などの過敏反応，血管外漏出への適切な対応
（**3．抗がん剤投与当日の有害事象**を参照）

表1　過敏症を起こす可能性のある薬剤

常に注意が必要な薬剤	L-アスパラギナーゼ，パクリタキセル，ブレオマイシン，ペプロマイシン，エトポシド，メトトレキサート
頻度は少ないが注意する薬剤	シタラビン，エノシタビン，シスプラチン，カルボプラチン，ドセタキセル
稀に報告のある薬剤	ドキソルビシン，ダウノルビシン，シクロホスファミド，ダカルバジン，ミトキサントロン，メルファラン，5-FU，アザチオプリンなど

文献1, p.72から引用

3. 抗がん剤投与当日の有害事象

点滴中に起きうる有害事象には，抗がん剤に対する**過敏反応**や**血管外漏出**がある．

1 過敏反応・インフュージョンリアクション

過敏反応はほとんどの抗がん剤で報告されており，パクリタキセル（タキソール®），L-アスパラギナーゼ（ロイナーゼ®），エトポシド（ベプシド®，ラステット®），メトトレキサート（メソトレキセート®）などは特に頻度が高く注意が必要である．その他の薬剤に関しては**表1**を参照にされたい．

トラスツズマブ（ハーセプチン®）やリツキシマブ（リツキサン®）といった抗体製剤の投与時には一定の頻度でインフュージョンリアクションが発生する．中等症までは解熱鎮痛薬，抗ヒスタミン薬などの投与で症状が消失すれば速度を遅くして再投与が可能であるが，再投与時には約1割の症例で再発現がある．

過敏反応・インフュージョンリアクション出現後の同薬剤再投与は，治療の必要性と出現した症状の程度（リスク）のバランスに基づいた慎重な検討を要する．

1）症状
皮膚の痒感，顔面のほてり，浮腫，蕁麻疹，呼吸困難，気管支痙攣，頻脈，血圧低下，アナフィラキシー症状

2）治療
症状出現を確認した時点で，対応のための人員を集めることが重要である．
① 抗がん剤の点滴を中止する
② 血圧低下が認められれば，外液の点滴を開始し，**エピネフリン（ボスミン®）** 0.3 mg皮下注または筋注投与を検討する
③ 低酸素血症が認められれば，酸素投与や呼吸の補助を検討する
④ 抗ヒスタミン薬（ポララミン®，トラベルミン®など）とステロイド〔ソル・コーテフ® 100 mg，メチルプレドニゾロン（ソル・メドロール®）125 mg〕投与をする

2 血管外漏出

抗がん剤投与の0.5〜6.5％に起きているという報告もある．抗がん剤は細胞毒性を有するものが多く，**血管外漏出**により重篤な組織障害を残すことがあり，不可逆的な場合もある．抗がん剤は壊死性，炎症性，非炎症性に分類され，漏出した薬がどの種類にあたるのか，確認することが重要である．特に壊死性と分類され利用頻度の多い薬剤（アドリアマイシン，エピルビシン，

表2　化学療法の副作用発現時期の目安

時期	症状
投与初日	アレルギー反応，血管痛，急性悪心・嘔吐
2〜3日目	全身倦怠感，食欲不振，遅発性悪心・嘔吐，発熱，皮疹
7〜14日目	口内炎，下痢，食欲不振，胃部重感，血液毒性
14〜28日目	臓器障害，膀胱炎，皮膚の角化・肥厚，色素沈着，脱毛，神経障害，免疫不全
2〜6カ月	肺線維症，うっ血性心不全
5〜6年	二次発癌

パクリタキセル，ビンクリスチン）には注意が必要である．

・治療
① 直ちに注入を中止する．抜針しないように注意！
② シリンジを用いてできる限り薬剤を吸引する
③ 腫脹部位に27Gの針を刺し，シリンジで吸引除去する
④ 副腎ステロイドを塗布し，必要に応じステロイド局所注射を検討する．
⑤ 漏出部位は保冷（アンスラサイクリン系）もしくは保温（ビンカアルカロイド系，エトポシド）する

遅発性の組織障害は漏出後1週間以上してから起こることもあり，完治するまで十分なチェックが必要である

4. 帰宅後に起こりうる有害事象

化学療法薬の副有害事象は，帰宅後にも起こる．どのような有害事象がどの時期に起こりうるかをあらかじめ説明し（表2），有害事象が起きた際の適切な対応を教育する必要がある．

Advanced Lecture

■ シスプラチンのショートハイドレーションを用いた外来投与

シスプラチンはさまざまながん種で引き続きキードラッグとして利用されている．消化器毒性，腎機能障害が主な有害事象であり，その両面を管理するための長時間，大量の輸液療法が一般的に行われてきた．近年制吐薬などの支持療法薬の進歩はめざましく，消化器毒性については外来治療も十分可能な水準で管理できるようになってきている．そのため，米国National Comprehensive Cancer Networkは，**シスプラチン**の適切な投与法について推奨しており，外来化学療法で用いることを何ら制限していない．近年わが国においても，適切な制吐薬を使用し，**ショートハイドレーション法**を用いて，シスプラチンを外来化学療法室でも実施可能とする投与方法の安全性，前向き試験により確認されている[2]．これらの知見に基づき，シスプラチン外来投与が普及しつつある．

おわりに

　外来化学療法を安全に施行するためには，患者さんを中心とした多職種のかかわりが重要である．医師，看護師，薬剤師，医療ソーシャルワーカーなどを含むチームでのアプローチが，外来化学療法をの適切な実施の鍵になる．

文献・参考文献

1) 「安全使用これだけは必要！外来がん化学療法Ｑ＆Ａ注射薬28品目ワークシート」（古川 洋，松山賢治/監，阿南節子/編著，河野えみ子，他/共著），じほう，2004
2) Horinouchi H, et al：Short hydration in chemotherapy containing cisplatin（≥75 mg/m^2）for patients with lung cancer：a prospective study. Jpn J Clin Oncol, 43：1105-1109, 2013

プロフィール

堀之内秀仁（Hidehito Horinouchi）
独立行政法人国立がん研究センター中央病院呼吸器内科　医長
日本最高のがん医療教育施設で皆さんをお待ちしています．
国立がん研究センター教育・研修のページ：http://www.facebook.com/CancerEducation/

第5章　血液・腫瘍系

2. 抗がん剤の作用機序と，代表的な副作用について教えてください

堀之内秀仁

Point

- 抗がん剤の作用機序を理解することは，特徴的な副作用を理解することにつながる
- 抗がん剤共通の副作用には，消化器症状，骨髄抑制などがある
- 抗がん剤の代謝経路の知識は，臓器障害時の減量，相互作用の理解のために重要である

はじめに

　以前はがん薬物療法といえば，**殺細胞薬**すなわち「抗がん剤」を意味していた．しかし，医学の進歩により，現在は「抗がん剤」のほかに**分子標的治療薬**，**ホルモン療法薬**など選択肢の幅も広まっている．代表的な殺細胞薬の作用部位を図に示した．以下，各薬の特徴を解説していく．

> **症例**
> 　肺腺がんの53歳の女性．慢性腎臓病のためクレアチニンクリアランスが40 mL/分と低下している．
> 　上皮成長因子受容体遺伝子変異陽性（EGFR遺伝子変異陽性）と診断され，一次治療としてゲフィチニブ（イレッサ®）を内服し効果を認め，1年半経過したところで病勢増悪が明らかとなった．その後カルボプラチン（パラプラチン®）・パクリタキセル（タキソール®）による二次治療を実施された．今回再度病勢の悪化を認め，次期治療として，ペメトレキセド（アリムタ®），ドセタキセル（タキソテール®）を検討している．
> 　Q. ペメトレキセドとドセタキセルでは，三次治療としてどちらが適切か．

1. アルキル化剤

　第一次大戦中に使用された毒ガスである「マスタードガス」を改良したものが，アルキル化剤である．DNA塩基に対してアルキル基を結合させ，強力で異常な結合をDNAとの間につくることでDNAの複製を阻害する．主な毒性は骨髄抑制で，晩発性副作用として性腺機能障害や二次性白血病の問題がある．

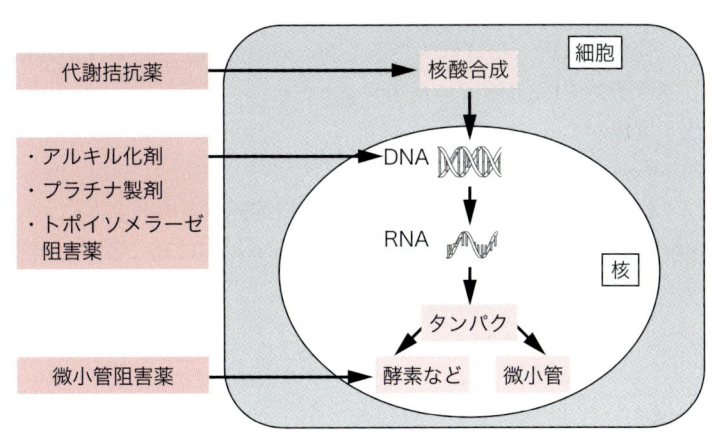

図 代表的な殺細胞薬の作用部位

■ 代表的な薬

- **シクロホスファミド**：CPA（エンドキサン®）
  頻用疾患：非ホジキンリンパ腫，乳がん
  排泄経路：腎排泄
  注意点　：出血性膀胱炎の予防のために，尿量の確保が必要である

2. プラチナ製剤

　代表薬であるシスプラチン（CDDP）は，電磁場による大腸菌への影響を調べていた際，偶然プラチナ電極付近で大腸菌の増殖が抑制されていることから発見された薬剤である．プラチナ錯体がDNA鎖内に架橋形成をし，DNA合成阻害する．CDDPは腎機能障害や悪心・嘔吐などの強い副作用が発現するため，より副作用の少ない類似化合物の開発が進められてきた．

■ 代表的な薬

- **シスプラチン**：CDDP（ブリプラチン®，ランダ®，シスプラメルク，プラトシン，動注用：アイエーコール®）
  頻用疾患：精巣腫瘍，頭頸部がん，膀胱がん，小細胞肺がんなど
  排泄経路：腎排泄
  注意点　：固形がんに対して幅広く高い奏効率を示す．腎障害は尿細管障害が主体であり，適切な輸液療法，マグネシウムの併用によって軽減される．悪心・嘔吐も強いため，NK-1受容体拮抗薬，セロトニン受容体拮抗薬やステロイドの予防投与が必要である
- **カルボプラチン**：CBDCA（パラプラチン®，カルボメルク®）
  頻用疾患：卵巣がん，非小細胞肺がん
  排泄経路：腎排泄
  注意点　：腎毒性はCDDPに比べて軽度であるが，血小板減少の頻度が高い．一般に抗腫瘍活

性はCDDPとほぼ同等であるが，同等性が証明されていない疾患も多い
- **オキサリプラチン**：L-OHP（エルプラット®）
  頻用疾患：大腸がん
  排泄経路：腎排泄
  注意点　：ほぼ全例で感覚異常が出現し，末梢神経障害の頻度も高い．アレルギー反応は治療サイクルにかかわらず，投与開始30分以内に起こることが多く，特に注意が必要である

3. 代謝拮抗薬

　正常な代謝物と類似した低分子化合物で，核酸，タンパク質の生合成や分解の段階で正常な代謝物の代わりにとりこませることで細胞死を導く薬剤を代謝拮抗薬という．抗がん剤として有効な代謝拮抗薬は，ほとんどがDNA・RNAの合成にかかわる核酸代謝の阻害薬である．ピリミジン拮抗薬，プリン拮抗薬，葉酸拮抗薬に分けられる．主な毒性は骨髄抑制と消化管粘膜障害であり，色素沈着，脱毛などもある．

■ 代表的な薬

- **5-FU**（フルオロウラシル）
  頻用疾患：胃がん，肝がん，結腸・直腸がんなど
  排泄経路：腎排泄
  注意点　：ピリミジン拮抗薬．軟膏もあり，皮膚悪性腫瘍に使われている
- **ゲムシタビン**：GEM（ジェムザール®）
  頻用疾患：非小細胞肺がん，膵がん
  排泄経路：腎排泄
  注意点　：ピリミジン拮抗薬．Ara-Cの誘導体．間質性肺炎が起こることがあり，胸部放射線療法との併用は禁忌である
- **メトトレキサート**：MTX（メソトレキセート®）
  頻用疾患：急性白血病，肉腫（骨肉腫，軟部肉腫など），悪性リンパ腫
  排泄経路：腎排泄
  注意点　：葉酸拮抗薬．腎障害の予防には，尿のアルカリ化と十分な水分補給が必要である．投与局所への障害が少ないため，髄注を含めたほとんどの箇所へ投与できる
- **ペメトレキセド**（アリムタ®）
  頻用疾患：悪性中皮腫，非小細胞肺がん
  排泄経路：腎排泄（クレアチニンクリアランス45 mL/分未満では慎重投与）
  注意点　：葉酸拮抗薬．非小細胞肺がんの適応が2009年6月に承認された．血液・胃腸毒性の軽減のため，1週間前より葉酸・ビタミンB_{12}補充を行う
- **テガフール・ギメラシル・オテラシルカリウム**（ティーエスワン®）
  頻用疾患：胃がん，大腸がん，頭頸部がん，非小細胞肺がん，乳がん，膵がん，胆道がん
  排泄経路：フルオロウラシルの異化代謝酵素剤であるギメラシルが腎排泄であり，腎機能障害患者では毒性増強の可能性がある

注意点　　：経口の葉酸拮抗薬．下痢などの消化器毒性，骨髄抑制に注意が必要．投与スケジュールに特徴があり，4週投与2週休薬，2週投与1週休薬など注意が必要

4. 微小管阻害薬

　ビンカアルカロイド系，タキサン系の2系統がある．いずれもがツルニチニチソウ，イチイといった植物からの抽出物をルーツにもつ薬である．紡錘体形成など細胞分裂に不可欠な微小管は，チューブリンから形成されている．チューブリンは重合と脱重合の動的平衡状態にあるが，重合を阻害するのがビンカアルカロイド系，脱重合を阻害するのがタキサン系である．いずれも平衡状態を崩すことにより，細胞分裂を阻害し，抗腫瘍効果を発揮する．また，微小管は神経細胞の働きにも重要な役目を負っているため，手足のしびれなどの神経障害が出ることがある．

■ 代表的な薬

- **ビンクリスチン**：VCR（オンコビン®）
  頻用疾患：白血病，悪性リンパ腫，小児腫瘍（神経芽腫，Wilms 腫瘍）
  排泄経路：肝代謝
  注意点　　：ビンカアルカロイド系．末梢神経障害が特徴的である
- **パクリタキセル**：PTX，TAX（タキソール®）
  頻用疾患：卵巣がん，乳がん，非小細胞肺がん，胃がん，子宮体がん
  排泄経路：肝代謝
  注意点　　：タキサン系．アレルギー反応予防のため，ステロイド，ヒスタミンH_1受容体拮抗薬の前投薬が必要である
- **パクリタキセル注射剤（アルブミン懸濁型）**：ABX（アブラキサン®）
  頻用疾患：乳がん，非小細胞肺がん，胃がん
  排泄経路：肝代謝
  注意点　　：アルブミンにパクリタキセルを結合させナノ粒子化した製剤．パクリタキセルと同様の薬剤だが，アレルギー反応が軽減され，投与が簡便である
- **ドセタキセル**：DTX，TXT（タキソテール®）
  頻用疾患：乳がん，非小細胞肺がん，胃がん，頭頸部がん
  排泄経路：肝代謝
  注意点　　：タキサン系．アレルギー反応あり．特徴的な毒性に末梢性の浮腫，体液貯留があり，予防にステロイドが有効である

5. トポイソメラーゼ阻害薬

　DNAは相補的な二重らせん構造のために，複写，転写，組換え時に高度のねじれが生じる．DNAを切断し再結合させることでこのねじれを解消するのが，DNAトポイソメラーゼであり，一本鎖の切断を行うⅠ型酵素と二本鎖の切断を行うⅡ型酵素がある．トポイソメラーゼ阻害薬は切断複合体へ結合することで，DNAとの再結合を阻害し，がん細胞の分裂を阻害する．トポイソ

メラーゼⅠ阻害薬の毒性には，骨髄抑制，出血性膀胱炎，下痢などがあり，トポイソメラーゼⅡ阻害薬の毒性には，骨髄抑制，心毒性などがある．

■ 代表的な薬

- イリノテカン：CPT-11（トポテシン®，カンプト®）
  頻用疾患：肺がん，悪性リンパ腫，子宮頸がん，卵巣がん，胃がんなど
  排泄経路：肝代謝
  注意点　：トポイソメラーゼⅠ阻害薬．高度な下痢が認められることがある．UGT1A1の遺伝子多型により代謝酵素の活性が異なり，毒性が強く出る症例がある．使用前に遺伝子検査が行えるようになった
- エトポシド：VP-16（ベプシド®，ラステット®）
  頻用疾患：肺小細胞がん，悪性リンパ腫，急性白血病
  排泄経路：肝代謝，腎排泄
  注意点　：トポイソメラーゼⅡ阻害薬．過敏反応に注意が必要である．

6. 抗腫瘍性抗生物質

　抗菌薬のなかにがんの増殖を阻止する活性をもつものがあり，抗がん剤として用いられる．土壌中の微生物からつくられたものや，抗生物質の化学構造を変化させたものもある．多くの化学療法において中心的薬剤になっており，アントラサイクリン系とアントラキノン系がある．作用機序は単一ではなく，RNA，DNAポリメラーゼの阻害，トポイソメラーゼⅡ阻害作用，アポトーシス誘導作用，ミトコンドリアの障害などが考えられている．毒性には，骨髄抑制，粘膜障害，脱毛，血管外漏出による皮膚潰瘍形成，悪心・嘔吐がある．心毒性も特徴的であり，蓄積毒性として生じるため，定められた総投与量を超えないように注意する必要がある．

■ 代表的な薬

- ドキソルビシン：DOX（アドリアシン®）
  頻用疾患：非ホジキンリンパ腫，泌尿器がん
  排泄経路：胆汁排泄，腎排泄
  注意点　：アントラサイクリン系．肝障害時には減量が必要である．総投与量が400 mg/m²を超えたら定期的に心エコーを実施する
- アムルビシビン：AMR（カルセド®）
  頻用疾患：小細胞肺がん，非小細胞肺がん
  排泄経路：胆汁排泄
  注意点　：アントラサイクリン系の薬剤としてははじめて完全合成で製造された．骨髄抑制が特徴であり，特に二次治療，三次治療として実施する際には注意する

症例へのアプローチ～Answer

EGFR阻害薬，プラチナ併用療法を実施された後に増悪した患者さんである．三次治療としては，再発肺がんで効果が確認されているドセタキセル，ペメトレキセド双方が候補となりうる．ただ，**本患者では腎機能障害があることから，ドセタキセルが適切と考えられる．**

Advanced Lecture

■ がんの免疫療法

手術，放射線治療，抗がん剤治療，緩和ケア治療に続く第5のがん治療として近年実用化されたのががん**免疫療法**である．わが国でも悪性黒色腫の治療薬としてニボルマブ（オプジーボ®）が最初に保険適用となり，注目を集めている．**ニボルマブ**は，PD-1（programmed cell death-1）に対するモノクローナル抗体である．PD-1は生体内で免疫調整を担っており，一部のがん細胞はこのPD-1を利用して自らに対する腫瘍免疫を回避していることが明らかになった．ニボルマブに代表される抗PD-1抗体は，抗腫瘍免疫を回復させることで，抗腫瘍作用を発揮すると考えられている．同様にがん細胞に対する免疫反応を増強する薬剤として，**抗PD-L1抗体**，**抗CTLA-4抗体**などが開発中である．

おわりに

抗がん剤と日常診療で使う多くの薬剤との大きな違いは，抗がん剤では有害事象が不可避であることである．抗がん剤の使用を検討する際には，患者の全身状態と肝臓・腎臓・心臓・肺などの機能が保たれていることが原則である．抗がん剤治療の適応と考えられる場合，医療者は期待しうる効果とリスクを十分に説明する義務があり，治療開始にあたっては適切なインフォームド・コンセントが必要である．

文献・参考文献

1) 「新臨床腫瘍学　がん薬物療法専門医のために」（日本臨床腫瘍学会 編），南江堂，2012
2) 「がん診療レジデントマニュアル　第6版」（国立がん研究センター内科レジデント 編），医学書院，2013
3) 「がん薬物療法学」，日本臨床増刊，日本臨床社，2009

プロフィール

堀之内秀仁（Hidehito Horinouchi）
独立行政法人国立がん研究センター中央病院呼吸器内科　医長
詳細は第5章-1参照．

第5章 血液・腫瘍系

3. 抗がん剤の吐き気止めの使い方について具体的に教えてください

堀之内秀仁

Point

- 急性悪心は投与後24時間以内に発症し，NK-1受容体拮抗薬，5-HT$_3$阻害薬が効く
- 遅発性悪心は1〜5日目に出現し，NK-1受容体拮抗薬，ステロイドが効く
- 予測性悪心の予防は，初回治療での急性悪心・遅発性悪心のコントロール，ベンゾジアゼピン製剤！

はじめに

　抗がん剤といえば，髪の毛が抜けて，吐き気が強い，というイメージを連想する人は多い．嘔気・嘔吐のコントロールは，患者さんのQOLの維持のためにも，抗がん剤継続のためにも，大切であり，近年制吐薬の進歩により嘔気・嘔吐を完全に制御することも可能となってきた．

　抗がん剤を使っている状況下での嘔気であれば，つい，抗がん剤が原因と考えてしまう．しかし，嘔気の鑑別診断は常に頭の片隅で考えておくべきである．特にがん患者では，脳転移による頭蓋内圧亢進，ペインコントロール目的のオピオイド製剤による嘔気，オピオイド製剤による便秘からくる嘔気，高カルシウム血症など嘔気をきたすさまざまな病態になりやすいので注意が必要である．

症例
　肺腺がんで加療中の63歳の男性．他院で行った一次治療のシスプラチンとペメトレキセド併用療法では，悪心・嘔吐が初日から数日間持続して大変だった．来週から再発治療として二次治療のドセタキセルを開始する予定になっている．患者さんは前回と同様の悪心・嘔吐が起こらないか心配している．
　Q1．本症例における抗がん剤による悪心・嘔吐を適切に分類・評価できるか？

1. 時間による分類

　発症時間により，24時間以内に起こる急性悪心・嘔吐，24時間以降に起こる遅発性悪心・嘔吐に分類される．また，過去に経験した悪心・嘔吐の記憶により，投与前から条件反射的に出現するものを予測性悪心・嘔吐という．特に，抗がん剤投与にともない，セロトニンが分泌され

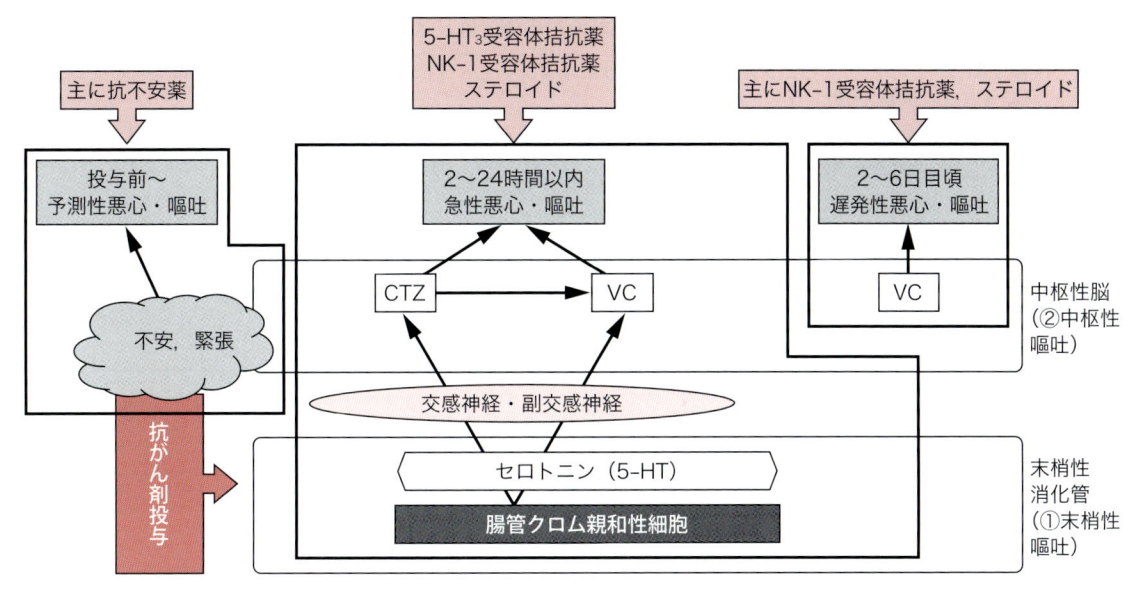

図 悪心・嘔吐の時間による分類と発生機序
VC：vomiting center（嘔吐中枢），CTZ：chemoreceptor trigger zone（化学受容器引金帯）

5-HT₃受容体を介して嘔気・嘔吐が出現する経路，第4脳室のchemoreceptor trigger zone（CTZ）でNK-1受容体を介して嘔気・嘔吐が出現する経路が明らかにされてきた（図）．

1 急性悪心・嘔吐

抗がん剤投与開始1，2時間〜24時間以内に出現し，投与4〜6時間後に起こることが多い．抗がん剤投与にともない，セロトニンが分泌され5-HT₃受容体を介して嘔気・嘔吐が出現する経路が重要とされている．

2 遅発性悪心・嘔吐

抗がん剤投与後24〜48時間後より始まり，2〜5日ほど続く．機序は不明であるが，セロトニンの関与は薄いと考えられている．シスプラチン，カルボプラチン，シクロホスファミド，ドキソルビシンを含むレジメンによって生じることが多いとされている．

3 予測性悪心・嘔吐

過去の抗がん剤投与時にコントロールが不十分であった場合に，投与前より出現する悪心・嘔吐である．おもに視覚・嗅覚や情動などにより刺激が誘発され，大脳皮質を介して嘔吐中枢が刺激されるものと考えられている．

> **症例へのアプローチ〜 Answer 1**
> 初日から数日間持続しており，急性悪心・嘔吐，遅発性悪心・嘔吐があったと考えられる．さらに，また悪心・嘔吐が起こるのではないかと不安を抱いており，予測性悪心・嘔吐も加わっていた可能性がある．

表1　各抗がん剤の催吐性リスク分類

高リスク 90％以上の患者が嘔吐	シスプラチン，シクロホスファミド（1,500 mg/m² 以上），ダカルバジン
中等リスク 30～90％の患者が嘔吐	オキサリプラチン，シタラビン（1 g/m² 以上），カルボプラチン，イホスファミド，シクロホスファミド（1,500 mg/m² 以下），ドキソルビシン，ダウノルビシン，エピルビシン，イリノテカン，アレムツズマブ，ベンダムスチン
低リスク 10～30％の患者が嘔吐	パクリタキセル，ドセタキセル，トポテカン，エトポシド，ペメトレキセド，メトトレキサート，マイトマイシン，ゲムシタビン，シタラビン（1 g/m² 以下），フルオロウラシル，ボルテゾミブ，トラスツズマブ，カバジタキセル，ドキソルビシン塩酸塩リポソーム注射剤，パニツマブ，テムシロリムス
最小リスク 10％以下の患者が嘔吐	ベバシズマブ，ブレオマイシン，ブスルファン，フルダラビン，リツキシマブ，ビンブラスチン，ビンクリスチン，ビノレルビン，セツキシマブ

文献2を参考に作成

2. 嘔気・嘔吐の機序による分類

末梢性嘔吐と中枢性嘔吐に分かれる（図）．

1 末梢性嘔吐

腸管粘膜上皮に存在するエンテロクロマフィン細胞からセロトニンが分泌され，これが腹部迷走神経終末に局在するセロトニン受容体に作用することで発生する（図中①）．

2 中枢性嘔吐

延髄最後野にあるCTZを介して嘔吐中枢を刺激，あるいは直接嘔吐中枢を刺激することで発生する（図中②）．

> **症例へのアプローチ～Question 2**
> シスプラチン，ペメトレキセド，ドセタキセルは，ASCOのガイドラインの催吐性分類では，どのリスクに当てはまるか？

3. リスクグループによる分類

MASCC（Multinational Association of Supportive Care in Cancer）が中心となってコンセンサス会議を開き，催吐性分類を制定した．制吐薬を用いずに抗がん剤を投与した場合に嘔吐する比率に基づき，高リスクから最小リスクまでの4段階に分類されている．ASCOのガイドラインでもこれを採用している．

表1に示したリスクごとに制吐薬の予防的投与量が推奨されている（表2）．予測性嘔吐を起こさないためにも，リスク分類別に従った予防的投与をしっかり行うことが重要である．

表2　催吐性リスクによる推奨治療

高リスク 90％以上の患者が嘔吐	5-HT₃受容体拮抗薬：1日目 デキサメタゾン：1日目～4日目 アプレピタント＊：1日目～3日目
中等リスク 30～90％の患者が嘔吐	5-HT₃受容体拮抗薬：1日目 デキサメタゾン：1日目～3日目
低リスク 10～30％の患者が嘔吐	デキサメタゾン：1日目
最小リスク 10％以下の患者が嘔吐	必要に応じて対応（基本的には予防投薬不要）

＊Advanced Lectureを参照
文献3を参考に作成

症例へのアプローチ～Answer 2

シスプラチンは高リスク，つまり制吐薬を使わないと90％以上の患者が嘔吐する可能性がある．ペメトレキセドとドセタキセルは低リスク，つまり制吐薬を使わないと10～30％の患者が嘔吐する可能性がある．

症例へのアプローチ～Question 3

ドセタキセルは低リスクの薬剤であるが，投与する際の制吐薬は必要か？　必要とすれば，何を投与するか？

症例へのアプローチ～Answer 3

低リスクの薬物に対しては，1日目にデキサメタゾンを投与する．

● 参考：高リスク薬剤であるシスプラチン投与時の例
　5-HT₃受容体拮抗薬：グラニセトロン（カイトリル®）1日目1 mg点滴　または
　　　　　　　　　　　パロノセトロン（アロキシ®）1日目0.75 mg静注
　NK-1受容体拮抗薬：アプレピタント（イメンド®）1日目125 mg，2～3日目80 mg　経口
　ステロイド：デキサメタゾン（デカドロン）1日目12 mg，2～4日目8 mg　経口もしくは
　　　　　　　静注

---

4. 発症時期に関連した対応

リスク分類にもとづいた適切な制吐薬が用いられたにもかかわらず，悪心・嘔吐が出現した場合には，時期により適切なレスキュー治療を行う必要がある．

1 急性悪心・嘔吐

選択的5-HT₃受容体拮抗薬が第一選択である．経口薬は注射薬と同等の効果がある．ステロイドとの併用で効果が増強することが知られている．アプレピタントとの3剤併用はさらに効果を増強する．

> ●処方例
> アプレピタント（イメンド®）1日目125 mg，2～3日目80 mg　経口
> グラニセトロン（カイトリル®）1 mg　1日1回静注
> デキサメタゾン（デカドロン）4～12 mg　1日1回経口

2 遅発性悪心・嘔吐

　ステロイドが第一選択薬である．ステロイド単独では効果が弱く，アプレピタントとの併用が有効．

> ●処方例
> アプレピタント（イメンド®）1日目125 mg，2～3日目80 mg　経口
> デキサメタゾン（デカドロン）4～12 mg　1日1回経口

3 予測性悪心・嘔吐

　初回治療からしっかりとした制吐薬治療を行うことが重要である．ロラゼパム（ワイパックス®），アルプラゾラム（ソラナックス®）などの抗不安薬の使用が推奨されているが，単独での使用は推奨されておらず，急性悪心・嘔吐または遅発性悪心・嘔吐への対処も同時に必要である．

> ●処方例
> ロラゼパム（ワイパックス®）1回0.5 mg　経口適宜

Advanced Lecture

■ 高リスク催吐性抗がん剤投与時のアプレピタントを含む併用制吐療法

　NK-1受容体は末梢神経，中枢神経に分布し，化学療法による悪心・嘔吐に強く関連している．サブスタンスPは11個のアミノ酸からなるポリペプチドで，タキキニンと呼ばれる神経伝達物質の1つであり，腸管および脳に存在する．サブスタンスPはNK-1に親和性が高く，サブスタンスPがNK-1へ結合することが嘔吐を誘発する機序の1つであると考えられている．アプレピタントは，中枢神経系のNK-1受容体とサブスタンスPの結合を選択的に遮断することにより，嘔吐を抑制する．高リスク催吐性抗がん剤を使用する際には，**5-HT₃受容体阻害薬**，デキサメタゾンとともに，アプレピタントの併用が必須である．なお，アプレピタントはデキサメタゾンとの薬剤相互作用を有し，後者の血中濃度が上昇するため，デキサメタゾン併用量を減量する必要がある．

おわりに

　これまで解説したとおり，制吐薬は基本的に予防的に使用し，嘔気・嘔吐の完全抑制をめざした治療が重要である．NK-1受容体阻害薬，5-HT$_3$阻害薬，デキサメタゾンを適切に併用することにより，従来強い嘔気・嘔吐に悩まされた抗がん剤レジメンにおいても，外来通院での治療が可能となるほど進歩してきている．支持療法の知識・技術を身につけ，患者に最適な制吐療法を提供することが，抗がん剤を取り扱う医師の責務である．

文献・参考文献

1) 岡本渉，福岡正博：抗がん剤の副作用対策．臨牀と研究，85：384-394，2008
2) Basch E, et al：Antiemetics：American Society of Clinical Oncology clinical practice guideline update. J Clin Oncol, 29：4189-4198, 2011
3) 「がん診療レジデントマニュアル（第6版）」（国立がん研究センター内科レジデント/編），pp397-399，医学書院，2013
4) NCCNガイドライン：http://www.nccn.org/（2015年2月閲覧）
5) 高野利実：副作用とその対策 消化管毒性「特集 がん薬物療法学 – 基礎・臨床研究のアップデート：抗悪性腫瘍薬の副作用対策」．日本臨牀 増刊号，67（950）：487-491，2009

プロフィール

堀之内秀仁（Hidehito Horinouchi）
独立行政法人国立がん研究センター中央病院呼吸器内科　医長
詳細は第5章-1参照．

第5章 血液・腫瘍系

4. 疼痛コントロールの薬剤について具体的に教えてください

堀之内秀仁

● Point ●
- 疼痛は必ず軽減できることを患者に伝え，その努力をすることが大切である
- 医療用麻薬の使用をためらってはならない
- 疼痛コントロールはWHO方式がん疼痛治療法に則り行う

はじめに

がん患者さんから「病気が進んだら痛いですか，苦しいですか」と聞かれることはしばしばある．疼痛は著しくQOLを低下させるため，疼痛コントロールはがんそのものの治療と同様に大切である．1986年にWHO方式がん疼痛治療法が発表され，1996年にはガイドラインが作成され，世界的な標準治療となっている．

> **症例**
> 42歳女性．5年前に右乳房のしこりに気がつき，乳がんと診断された．右乳房切除術後に定期通院していたが，半年前に肝転移，骨転移で再発した．今回，胸椎の骨転移部に疼痛が出現した．
> Q1．疼痛の評価はどのように行うか？

1. 痛みの評価

痛みは主観的なものであり，客観的な指標をつくるのが難しい．痛みの強さの評価はvisual analog scale（VAS），数値による尺度，フェイスペインスケールなどを用いて行う（図1，2）．これらのスケールは絶対評価ではないため，変動を追うことが大切である．また，疼痛による日常生活への影響やQOLの低下の有無を確認することも，疼痛コントロールの目安になる．

> **症例へのアプローチ〜 Answer 1**
> 数値による評価では，「症状が全くないときを0，これ以上ひどい症状が考えられないときを10とすると，今日の（症状の）強さはどれくらいになりますか？」と聞く．その他，VASやフェイスペインスケールを用いることもある．

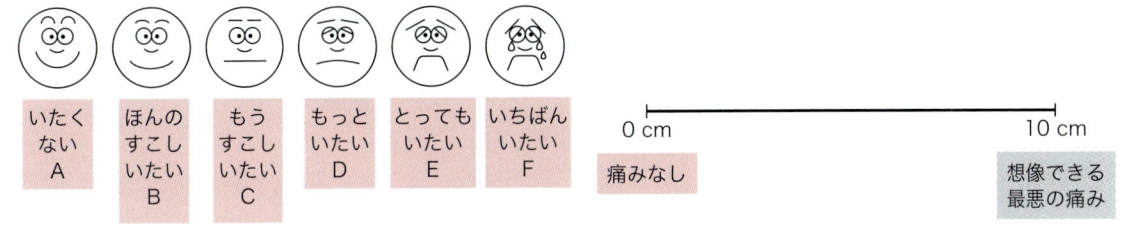

図1 フェイスペインスケール
文献1より

図2 VAS（visual analog scale）

> **症例へのアプローチ〜Question 2**
> この患者さんは，5〜6/10の疼痛が認められていた．疼痛コントロールのために，どのような処方から開始するのが適切であるか．投与方法（経口か静注か，定期処方か頓服か）も考えよう．

2. WHO方式がん疼痛治療法の5原則

① **By the mouth**
経口投与を基本とする．

② **By the time**
時間を決めて服用する．
これにより薬物の血中濃度を一定に保つようにする．

③ **By the ladder**
痛みの強さに応じて段階的に投与する（4．WHO 3段階除痛ラダー参照）．

④ **For the individuals**
個人の特性に合わせて使用する．薬剤の反応性には個人差があるため，鎮痛効果と副作用をみながら増減し，必要量を決定する．

⑤ **With attention to detail**
細かい配慮をする．進行性の疾患であり，疼痛コントロールが良好であるか，評価し続ける必要がある．心理的，精神的苦痛から疼痛が増強されることもあり，全人的な配慮が求められる．また，副作用が多い薬物療法であり，副作用対策も重要である（5．オピオイドの副作用とオピオイドローテーション参照）．

3. レスキュー

疼痛のパターンは持続痛と突出痛に分けられる．定期内服で持続痛のコントロールを行うと同時に，突出痛に対して即効性のある鎮痛薬を頓用処方する必要がある．これをレスキューという．レスキューの1回量は，定期鎮痛薬の1日投与量の約1/6量が適切といわれている．

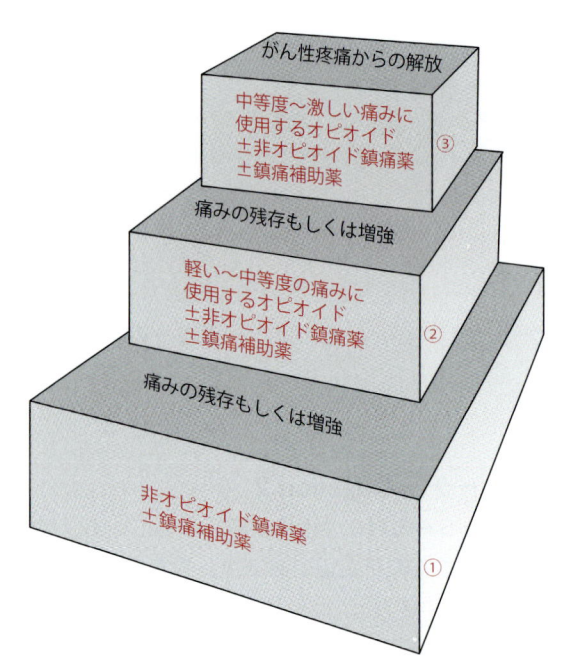

図3　WHO 3段階除痛ラダー
①Step1，②Step2，③Step3．文献3より引用

● 処方の注意点
　レスキューの回数に制限をつけてはいけない．レスキューが頻回に必要であれば，定期内服薬が持続痛のコントロールの必要量に達していないことを意味しており，増量の検討が必要である．

4. WHO 3段階除痛ラダー

　Step1からStep3の3段階が設定されている．Step1の治療から開始して，疼痛が残存していれば，次のStepに進む．Step2・3に進んでも，作用機序が異なり増強効果もあるStep1の治療を併用する．また，疼痛が強い場合には，Step2・3から開始することもある（図3）．

Step1
　非ステロイド性抗炎症薬（NSAIDs）かアセトアミノフェンのいずれかの薬物を定期内服する．

●処方例
- エトドラク（ハイペン®）200 mg錠　1回1錠　1日2回
  COX-2選択的阻害薬であり，胃腸障害や腎障害は比較的少ない
- メロキシカム（モービック®）10 mg錠　1回1錠　1日1回
  COX-2選択的阻害薬であり，胃腸障害や腎障害は比較的少ない
- ジクロフェナクナトリウム（ボルタレン® SR）37.5 mg錠　1回1錠　1日2回
  鎮痛効果が1番強い．ボルタレン®は半減期が短いため，長期作用型のSR錠がよい．
- アセトアミノフェン（カロナール®）200 mg錠　1回3錠　1日4回
  NSAIDsによる胃腸障害，腎障害が問題となるときに使用する．

症例へのアプローチ〜 Answer 2
ボルタレン® SR 37.5 mg錠　1回1錠　1日2回の定期内服を開始し，疼痛は0/10になった．

症例へのアプローチ〜 Question 3
2カ月程度はボルタレン® SR錠でコントロール良好であったが，再度5/10の疼痛が認められるようになった．どのような処方の変更を開始するのが適切であるか．

Step2
Step1の治療を行っても痛みが残存している場合には，**弱オピオイドを内服**開始する．代表的な弱オピオイドはコデインリン酸塩（リン酸コデイン）である．Step2以降で使用するオピオイドは便秘，嘔気，眠気などの副作用の頻度が多く，副作用対策が必須である．

症例へのアプローチ〜 Answer 3
Step2への変更が必要と考えられ，リン酸コデインの追加投与を開始した．NSAIDsは作用機序が異なるので併用する．

●処方例
ジクロフェナクナトリウム（ボルタレン® SR）37.5 mg錠　1回1錠　1日2回
＋コデインリン酸塩（リン酸コデイン）20 mg錠　1回1〜2錠　1日4回
＜副作用対策＞
酸化マグネシウム（マグミット®）330 mg錠　1回1〜2錠　1日3回

症例へのアプローチ〜 Question 4
リン酸コデインを追加し，普段の疼痛は0/10になったものの，1日に何回か，4/10程度の疼痛が認められた．この突出痛に対する処方はどうするか？

> **症例へのアプローチ〜 Answer 4**
> 　突出痛には定期内服量の約1/6量の即効性のある製剤をレスキューとして処方する．かならず，レスキュー用の頓服処方を同時に行うことが大切である．
> 　リン酸コデイン 20 mg 錠　1錠　疼痛時内服

●処方の注意点
　経口投与されたリン酸コデインは，代謝されて10％がモルヒネとなって鎮痛効果を発揮する．つまり，リン酸コデインの鎮痛効果はモルヒネの1/10程度である．20 mg 錠　1回2錠　1日4回でも疼痛コントロールできないときにはStep3への移行が必要である．

Step3
　Step2の治療を行っても疼痛が残存するときには，Step1の治療を継続したまま，弱オピオイドから強オピオイドに変更する．**強オピオイド**にはモルヒネ，フェンタニル，オキシコドンがある．呼吸困難にも有効であるのがモルヒネ，腎機能障害時に使いやすいのはフェンタニル，副作用が少ないのはオキシコドンである．強オピオイドの副作用は弱オピオイドとほぼ同じであるが，程度が強く，副作用対策はさらに重要である．

●薬の処方例
　メロキシカム（モービック®）10 mg 錠　1回1錠　1日1回
　＋硫酸モルヒネ徐放錠（MSコンチン®）10 mg 錠　1回1錠　1日2回
　＜副作用対策＞
　プロクロルペラジンマレイン酸塩（ノバミン®）5 mg 錠　1回1錠　1日3回2週間投与
　酸化マグネシウム（マグミット®）330 mg 錠　1回1〜2錠　1日3回
　ピコスルファートナトリウム水和物（ラキソベロン®）適宜
　＜レスキュー＞
　モルヒネ塩酸塩内服液（オプソ®）5 mg　1包

5. オピオイドの副作用とオピオイドローテーション

1 嘔気・嘔吐
　オピオイド開始時の3〜4割で出現する副作用であり，全例で予防的な投薬が必要である．2週間程度で改善することが多い．延髄のドパミン受容体を介して起こることが多く，ドパミン受容体拮抗薬（ノバミン®，セレネース®）が有効である．また，めまいを伴うときは前庭神経を介した症状のこともあり，ジフェンヒドラミン・ジプロフィリン複合剤（トラベルミン®）の併用で効果が認められる．

2 便　秘
　モルヒネ，オキシコドンではほぼ100％で出現する．フェンタニルでは少ないものの，増量により出現することがある．投与中はずっと便通コントロールに注意する必要がある．

表　オピオイド換算表（等鎮痛用量／日）

	コデイン	モルヒネ	オキシコドン	フェンタニル
経口	360 mg	60 mg	40 mg	
経直腸投与		40 mg		
持続皮下注		30 mg		600 μg
持続静注		20 mg		400 μg
経皮投与				4.2 mg/3日 （デュロテップ® MTパッチ）
レスキュー	60 mg	10 mg （オプソ®）	5〜7.5 mg （オキノーム®散）	25 μg （皮下注）

3 眠気

　開始して数日は眠気がみられることが多い．増量時に眠気が強まった場合は，呼吸抑制の徴候であることもあり，注意が必要である．また，疼痛がとれずに眠気だけ強まるときは，オピオイドが無効の疼痛である場合があり，抗うつ薬や抗痙攣薬などの鎮痛補助薬の使用を検討する．腎機能障害によるモルヒネの蓄積，高カルシウム血症，脳転移，感染症などのほかの原因がないかを確認することも重要である．

4 呼吸抑制

　脳幹の呼吸中枢に作用し呼吸抑制を起こす．睡眠時は深く回数の少ない呼吸になることが特徴であるが，覚醒や刺激によりすみやかに改善するようであれば，問題にはならない．過度の呼吸抑制が出現した場合には，ナロキソン塩酸塩（ナロキソン）により拮抗する必要があるが，急激な拮抗は激痛や退薬現象を引き起こすため，1アンプル（0.2 mg/mL）を10倍希釈し，1 mL（0.02 mg）ずつ投与していく必要がある．

5 その他の副作用

　せん妄，口渇，排尿障害などがある．せん妄の原因はオピオイド以外のこともあり，そのほかの原因の評価が重要である．

6 オピオイドローテーション

　オピオイドの種類を変更することを**オピオイドローテーション**という．難治性の副作用や鎮痛効果の改善目的の場合と，投与経路の変更目的の場合がある．
　フェンタニルは他剤と比較して便秘の副作用が軽いため，便秘の改善目的にモルヒネやオキシコドンからフェンタニルに変更することは多い．また経口投与が難しくなった在宅患者へのフェンタニルパッチへの変更は重宝されている．痛みが強く薬の適正量を早く探る場合は調節性のよい持続静脈注射や持続皮下注射にする（表）．

●変更処方例
オキシコドン（オキシコンチン®）20 mg錠　1回1錠　1日2回で内服していた
＜呼吸困難がある場合＞
硫酸モルヒネ徐放錠（MSコンチン®）30 mg錠　1回1錠　1日2回に変更
＜急激に疼痛が増悪しており，微調整が必要な場合＞
塩酸モルヒネ注射液　20 mg/2 mL＋生理食塩液10 mL　計12 mLを0.5 mL/時で開始
＜経口が困難になった場合＞
フェンタニル（フェントス®テープ）2 mg　24時間ごとに交換

Advanced Lecture

■ オピオイドの嘔気対策

　オピオイドは第4脳室近くのCTZ（chemoreceptor trigger zone）のμ受容体を刺激し，その活性化により分泌されるドパミンが嘔気・嘔吐の原因となると考えられている．そのため，中枢型のドパミンD_2受容体拮抗薬であるプロクロルペラジンマレイン酸塩（ノバミン®）1回5 mg　1日3回，ハロペリドール（セレネース®）1回0.75 mg　1日3回，メトクロプラミド（プリンペラン®）1回5 mg　1日3回などが多く用いられる．これらの薬剤によっても嘔気の制御が難しい場合には，オランザピン（ジプレキサ®）1回2.5〜5 mg　1日1回が利用されることがあるものの，保険適用外（統合失調症での適応症）であることや，糖尿病では禁忌であることなど，注意が必要である．

おわりに

　近年使用量が徐々に増加しているものの，日本は先進国のなかで，医療用麻薬の処方量が極端に少ない国である．国立がん研究センター中央病院では，緩和ケア科での研修を必須とした頃から適切なオピオイド使用により，処方量が明らかに増加したと報告されている．診断当初からの適切な緩和ケア治療を提供できることは，がん診療にたずさわる医師にとって基本的な技能であり，1人でも多くの患者さんが痛みから解放されることを願ってやまない．

文献・参考文献

1) Whaley L, et al：「Nursing care of infants and children. ed 3」，pp1070, 1987
2) 日本緩和医療学会　PEACEプロジェクト：http://www.jspm-peace.jp/（2015年2月閲覧）
　↑医師に対する緩和ケア教育を目的としたプロジェクトで，テーマ別にとてもわかりやすくまとまった緩和ケア研修会の資料がダウンロードできる．
3) WHOガイドライン：http://www.who.int/cancer/palliative/painladder/en/（2015年2月閲覧）

4) 「がん疼痛治療のレシピ〈2007年版〉」（的場元弘/著），春秋社，2006
   ↑ポケットサイズの疼痛コントロールのイロハから応用まで書かれた本．初学者でも明日からの臨床にすぐ役立てられるようにつくられている．
5) 「新臨床腫瘍学　がん薬物療法専門医のために　改訂第3版」（日本臨床腫瘍学会/編），南江堂，2012

プロフィール

堀之内秀仁（Hidehito Horinouchi）
独立行政法人国立がん研究センター中央病院呼吸器内科　医長
詳細は第5章 – 1参照．

第5章 血液・腫瘍系

5. 血液製剤の適応，注意すべき点，合併症を起こしたときの対応は？

堀之内秀仁

Point

・患者の取り違えにとにかく注意!!
・血液型不適合輸血は時に致死的である

はじめに

　がん患者にとって，骨髄抑制は頻繁に遭遇する有害事象である．多くの化学療法薬は分裂増殖細胞に作用するため，分裂増殖が盛んな骨髄細胞は障害を受けやすい．好中球減少症では状況に応じてG-CSF製剤の投与を行い，貧血と血小板減少症に対しては血液製剤の投与を行う．ここでは赤血球輸血と血小板輸血について述べる．

> **症例**
> 　卵巣がんStage Ⅳに対し，化学療法としdose-dense weekly カルボプラチン（パラプラチン®），タキソール（パクリタキセル®）併用療法実施中の53歳の女性．徐々に貧血の進行が認められ，血液検査でHbが7.0 g/dLであった．息切れ，動悸，全身倦怠感が出現している．今後も化学療法は継続予定である．
> 　Q1．輸血の適応はあるか？

1. 赤血球輸血

　がん患者では，出血，がんの骨髄浸潤，鉄の利用障害などにより貧血をきたしていることが多い．そのうえ，化学療法のコース数を重ねるごとに骨髄抑制による貧血の重症度が増し，輸血が必要となることもしばしば経験する．海外のガイドラインではエリスロポエチン製剤の投与も治療の選択肢にあがるが，現在の日本では赤血球輸血で主に対応している．

1 貧血をきたしやすい化学療法薬

　貧血をきたしやすい代表的な薬剤には，シスプラチン，カルボプラチン，シクロホスファミド，メトトレキサート，ペメトレキセドなどがあり，これら以外でも比較的長期間継続するレジメンでは問題になりうる．

2 適応

がん患者の貧血にもさまざまな原因があり，適応も原因によって異なってくる．

1）慢性貧血

輸血の目安：Hb 7.0 g/dL 以下．

化学療法中の患者の貧血は慢性貧血であることが多い．貧血の進行度，労作時の動悸・息切れ，浮腫などの日常生活に支障をきたす循環器系の臨床症状，罹患期間などにより適宜検討する必要がある．

2）急性出血性貧血

輸血の目安：Hb 6.0 g/dL 以下では輸血はほぼ必須．

3）輸血以外の方法で治療が可能である場合

鉄欠乏，ビタミンB_{12}欠乏，葉酸欠乏，自己免疫性溶血性貧血など，輸血以外の方法で治療可能である疾患には，原則として輸血を行わない．貧血の原因を鑑別することが必要である．

> **症例へのアプローチ～ Answer 1**
>
> 慢性貧血の輸血の目安は Hb 7.0 g/dL 以下であり，症状も出現しているため，輸血の適応と考えられる．今後の化学療法を安全に継続するためにも，赤血球輸血は合理的な判断といえる．

> **症例へのアプローチ～ Question 2**
>
> 本症例の体重は 50 kg で，心機能は正常であった．輸血を行うにあたり，何単位を何時間かけて投与するか？ また，それにより Hb はどのくらい上昇すると推測されるか？

3 赤血球輸血の実際の手順

赤血球濃厚液（red cell concentrates：RCC）2 単位は，全血 400 mL から作成されたもので，280 mL である．投与までは 2 〜 6 ℃で保管する必要がある．

投与量は以下の計算式から予測ができる．Hb 値を 10 g/dL 以上にする必要はない．

予想上昇 Hb 値（g/dL）＝投与 Hb 量（g）/ 循環血液量（dL）
※循環血液量（dL）＝体重（kg）× 70 mL/kg/100

輸血は 2 単位ずつ，つまり 280 mL ずつ投与を行うことが多い．一見それほど多い水分負荷ではない．しかし，細胞外液は 1/4 が血管内に分布するのに対し，血液製剤はすべて血管内に残る．つまり，約 1 L の細胞外液の負荷に相当する．心機能低下がある患者に急速に輸血をすると心不全を起こすことがあるため，注意が必要である．一般的には，急速に出血している状況などでなければ，2 単位を 2 〜 4 時間で投与することが多い．

表1　血小板濃厚液の使用指針

血小板数	
2〜5万/μL	止血困難な場合には血小板輸血が必要である
1〜2万/μL	時に重篤な出血をみることがあり，血小板輸血が必要となる場合がある
1万/μL未満	しばしば重篤な出血をみることがあるため，血小板輸血を必要とする

症例へのアプローチ〜 Answer 2

2単位を2〜4時間かけて投与する．

体重50 kgの成人（循環血液量35 dL）にHb値19 g/dLの血液製剤を2単位（400 mL由来の赤血球濃厚液-LR「日赤」の容量は約280 mLである．したがって，1バッグ中の含有Hb量は約19 g/dL×280/100 dL＝約53 gとなる）輸血することにより，Hb値は約1.5 g/dL上昇することになる．

2. 血小板輸血

白血球減少症をきたす化学療法薬は，同時に血小板減少症も引き起こすことがある．血小板減少症の治療は血小板輸血のみである．

1 血小板減少をきたしやすい化学療法薬

血小板減少が投与規制因子となる薬剤には，カルボプラチン，ゲムシタビン，ペメトレキセドなどがある．シスプラチン，エンドキサンなども比較的血小板減少をきたしやすい．

2 適応

「血液製剤の使用指針」では表1のように記載されている．

ASCOのガイドラインでも予防的血小板輸血投与の基準は1万/μLとしているが，病態によっては高い閾値にする必要もある旨が併記されている．

3 血小板輸血の実際の手順

血小板濃厚液は5単位あたり100 mLで，1.0×10^{11}個以上の血小板が含まれている．有効期間が短く，無駄が出ないように慎重にオーダーする必要がある．1回投与量は，原則として下記計算式によるが，実務的には通常10単位が使用されている．

20〜24℃で水平振盪しながら保存し，できるだけすみやかに輸血する．心機能低下例には投与速度に注意が必要である．

輸血による予想増加数（/μL）＝（輸血された血小板数/循環血液量（mL）×10^3）×2/3
＊2/3するのは脾臓へのトラップを考慮
＊循環血液量は70 mL/kgとする

表2　輸血副作用の発現時期

10分	血圧低下，アナフィラキシーショック，アナフィラキシー
1時間	蕁麻疹，呼吸困難，発熱
数時間	輸血関連急性肺障害
数日～数週間	遅発型溶血性副作用，GVHD（未照射血の輸血後）
数カ月～1年	輸血後感染症

GVHD：graft versus host disease（移植片対宿主病）

表3　赤血球輸血で不適合輸血の出現する組合わせ

輸血した血液バッグのABO型	患者のABO型
A型 or B型 or AB型	O型
B型 or AB型	A型
A型 or AB型	B型

3. 輸血の副作用

輸血の副作用には，輸血直後に起こるものから，何カ月も経って起こるものもある．表2に発現時期を示す．概論と代表的な副作用について説明する．

症例へのアプローチ～Question 3
輸血開始時には輸血速度を緩やかに行い，開始後5分間はベッドサイドで患者の状態を観察し，15分後に再度様子を確認する必要がある．これはなぜか？

1 溶血性輸血副作用と非溶血性輸血副作用

溶血性副作用には，輸血開始後数分～数時間以内に発症してくる即時型と，輸血後24時間～数日で発症する遅発型とがある．即時型は血液型不適合によるものが主である．遅発型は過去の輸血や妊娠中の胎児の赤血球が母体へ移入することにより抗体が産生され，輸血された赤血球を破壊する血管外溶血によるものが主である．

非溶血性副作用には，アナフィラキシーショック，細菌汚染血輸血による菌血症やエンドトキシンショック，播種性血管内凝固，循環不全，輸血関連急性肺障害（transfusion related acute lung injury：TRALI）などがあげられる．

症例へのアプローチ～Answer 3
開始15分以内には，血液型不適合輸血などによる溶血性副作用や，アナフィラキシーショックなど重篤な副作用が起こることがあるため，特に注意が必要である．

2 ABO型不適合輸血

表3に示すような赤血球輸血で不適合輸血が出現する．

輸血開始直後から血管痛，不快感，胸痛，腹痛などの症状が出現するため，開始時には輸血速度を緩やかに行い，最低5分間はベッドサイドで患者の状態を観察する必要がある．開始15分後に再度患者の状態を観察するのが望ましい．

● ABO型不適合輸血時の処置方法
① 直ちに輸血を中止し，点滴ルート内の血液は止めたまますみやかにルートを交換する．
② ルート交換後，生理食塩水や乳酸リンゲル液などを急速に輸液し，血圧維持と利尿につとめる
③ バイタルサインを15分ごとにチェックし，血圧低下がみられたときはドパミン（3〜5μg/kg/分）を投与する．
④ 時間尿を測定し，乏尿（時間尿が2 mL/kg/時間未満）の場合，利尿薬（マンニトール，フロセミドなど）を使用する．輸液療法，利尿薬投与に反応せず，無尿あるいは乏尿となった場合には血液透析などの治療が必要である．
⑤ 血管内溶血が証明されれば，ソル・メドロール®（1,000 mg）とヒト・ハプトグロビン（1A＝2,000単位，1〜2A点滴静注）を投与する．
⑥ FDP，フィブリノゲン，プロトロンビン時間，血小板数などを検査して，DIC（disseminated intravascular coagulation：播種性血管内凝固症候群）の合併に注意する．
⑦ 患者から採血し，溶血の程度を調べ，ABO型オモテ・ウラ検査を再検する．輸血した血液バックのABO型を確認する．

3 感染症

血液製剤投与による肝炎ウイルス感染は社会問題にもなった．輸血の際には必ず説明しなければいけない合併症の1つである．伝播する可能性がある感染症には，肝炎ウイルス（HBV，HCV），HIVウイルス，HTLV-1ウイルス，梅毒などがある．血液製剤作成時にこれらの感染症のスクリーニングを行うと同時に，HIVに関しては感染の可能性がある行為を行ったものの除外を行っている．しかし，感染は成立しているが抗原抗体反応はまだ起きていないウィンドウ期には偽陰性となってしまう．

Advanced Lecture

■ 輸血関連急性肺障害（TRALI）

輸血開始後数時間以内（1〜6時間以内で多くは2時間以内）に非心原性の急激な肺水腫による低酸素血症を呈する．呼吸困難に伴う頻脈，発熱，重篤な場合は血圧低下も起こすといわれている．原因としては，抗白血球抗体と白血球との抗原抗体反応により補体が活性化され，好中球が肺の毛細管に損傷を与えることで発症すると推測されている．治療は，輸血中止，呼吸管理，副腎ステロイドによる薬物治療が行われるが，時に致死的である．

おわりに

　末期患者に対しては，患者の自由意思を尊重し，単なる延命処置は控えるという考え方が広まりつつある．輸血療法においても，患者の意思を尊重しない単なる時間的延命のための投与は控えるべきである．適切で，患者にとって過不足のない輸血療法をマスターしてもらいたい．

文献・参考文献

1) 厚生労働省医薬食品局血液対策課：「輸血療法の実施に関する指針」（改定版），平成17年9月（平成24年3月一部改正）
2) 厚生労働省医薬食品局血液対策課：「血液製剤の使用指針」（改定版），平成17年9月（平成24年3月一部改正）
3) 「がん診療レジデントマニュアル 第6版」（国立がん研究センター内科レジデント/編），医学書院，2013
4) 「新臨床腫瘍学 がん薬物療法専門医のために 改訂第3版」（日本臨床腫瘍学会/編），南江堂，2012

プロフィール

堀之内秀仁（Hidehito Horinouchi）
独立行政法人国立がん研究センター中央病院呼吸器内科　医長
詳細は第5章–1参照．

第5章 血液・腫瘍系

6. 分子標的薬の種類と使用上の注意について教えてください

堀之内秀仁

Point

- 分子標的薬の出現により，がんの標準治療が大きく変化してきている
- 主な分子標的薬はモノクローナル抗体と酵素阻害薬である
- 薬剤の作用機序と，特徴的な副作用をコントロールし，適切に使用することが求められる

はじめに

　がん細胞に効果を示す複数の候補物質から選び出された従来の抗がん剤とは異なり，まずがん細胞の内部の標的を定め，それに対応する薬剤を選択して開発したものを**分子標的薬**と呼ぶ．従来の抗がん剤に比べ，がん細胞特異的な効果を示すことが多く，有害事象の軽減，効果の増強につながっている．2001年に乳がんの治療薬トラスツズマブ（ハーセプチン®），慢性骨髄性白血病の治療薬イマチニブ（グリベック®）が発売されて以来，新しい分子標的薬が続々と出現している．ここではがん治療を大きく変化させた分子標的薬を取りあげる．

症例

　非喫煙者の58歳の日本人女性．8カ月前に肺腺がんStage Ⅳと診断された．生検検体で行った遺伝子検査では，上皮成長因子受容体（epidermal growth factor receptor：EGFR）遺伝子の変異が認められている．
　Q. 初回治療で選択すべき薬剤は？

症例へのアプローチ〜Answer

　ゲフィチニブ（イレッサ®），エルロチニブ（タルセバ®），アファチニブ（ジオトリフ®）は，EGFR遺伝子変異陽性の肺がんに対して高い効果を示し，従来の抗がん剤に勝るという知見が複数得られている．この患者でもこれらの薬剤の効果が期待でき，初回治療として用いるべきである．

表1 分子標的薬の名称と分類

語尾	作用機序	分子量	代表薬
mab	モノクローナル抗体	大分子	トラスツズマブ（ハーセプチン®） リツキシマブ（リツキサン®） セツキシマブ（アービタックス®） ベバシズマブ（アバスチン®）
ib	酵素阻害薬	小分子	ゲフィチニブ（イレッサ®） エルロチニブ（タルセバ®） イマチニブ（グリベック®）

1. 分子標的薬とは

　分子標的薬の特性は3つある．治療の標的があること，抗腫瘍効果を示すこと，抗腫瘍効果を標的の修飾により説明可能なことである．ゲフィチニブ（イレッサ®），エルロチニブ（タルセバ®），アファチニブ（ジオトリフ®）などのEGFR阻害薬を例に説明する．EGFRの過剰発現は多くのがん種で認められており，がんの増殖，転移，予後との関連が報告されている．EGFR阻害薬の標的はEGFRから核へのシグナル伝達の過程にあるチロシンキナーゼである．このシグナル伝達を阻害することで抗腫瘍効果が得られる．

2. 分子標的薬の名前からみる分類

　分子標的薬の名前は，決まった法則に従ってつくられている．リツキシマブ（リツキサン®），トラスツズマブ（ハーセプチン®）といった名前の最後につく"mab"はmonoclonal antibody，つまりモノクローナル抗体を意味している．また，ゲフィチニブ（イレッサ®），イマチニブ（グリベック®）の"ib"はinhibitor，つまり阻害薬である．分子標的薬の大半は，分子標的の受容体に働く抗体と分子標的の活性部位に働く酵素阻害薬で占められている（表1，図）．

　モノクローナル抗体は，1975年にマウスでつくられたのが最初である．その後，ヒト抗原に対するマウス型抗体では，異種抗体産生によるアナフィラキシーや低い抗腫瘍効果が問題となり，キメラ抗体，ヒト化抗体，ヒト型抗体などが開発されるようになった．これらも語尾に反映されている（表2）．

3. 代表的な分子標的薬とその副作用

1 抗体製剤

① リツキシマブ（リツキサン®）
　　対　象：びまん性大細胞型B細胞性リンパ腫，濾胞性リンパ腫
　　標　的：抗CD20モノクローナル抗体薬
　　副作用：インフュージョンリアクション，腫瘍崩壊症候群，肝機能障害，皮膚粘膜症状，汎血球減少など
② トラスツズマブ（ハーセプチン®）

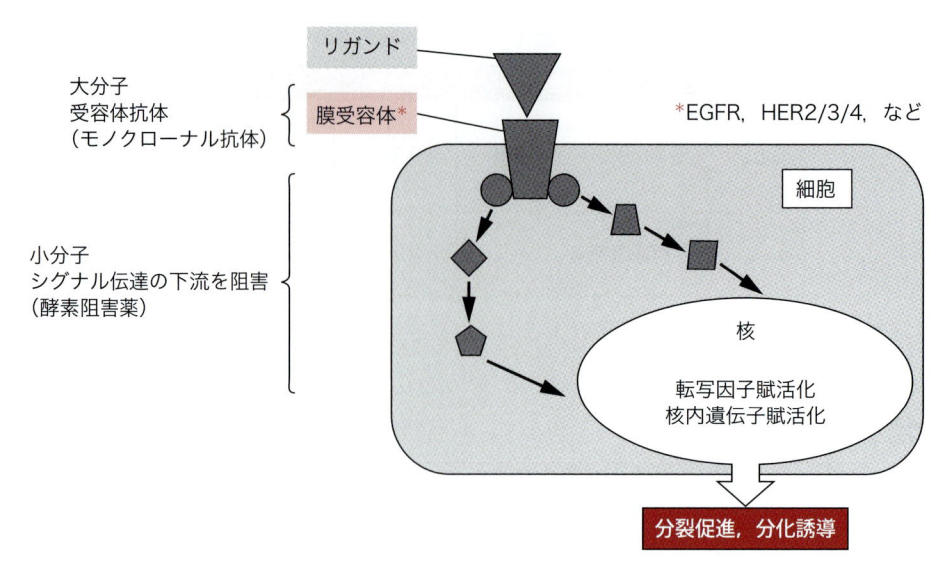

図　分子標的薬の作用点

表2　モノクローナル抗体の名称と意味

語尾	意味	例
momab	マウスの抗体	
ximab	キメラ抗体	リツキシマブ（リツキサン®）
zumab	ヒト化抗体	トラスツズマブ（ハーセプチン®）
mumab	完全ヒト型抗体	パニツムマブ（ベクティビックス®）

　　対　象：乳がん
　　標　的：抗HER-2モノクローナル抗体薬
　　副作用：インフュージョンリアクション，**心毒性**
③ **ペルツズマブ（パージェタ®）**
　　対　象：乳がん
　　標　的：抗HER-2モノクローナル抗体薬
　　副作用：インフュージョンリアクションなど
④ **セツキシマブ（アービタックス®）**
　　対　象：大腸がん，頭頸部がん
　　標　的：抗EGFRモノクローナル抗体薬
　　副作用：インフュージョンリアクション，皮膚障害，口腔・食道・鼻粘膜の障害，間質性肺炎
　　　　　　など
⑤ **パニツムマブ（ベクティビックス®）**
　　対　象：大腸がん
　　標　的：抗EGFRモノクローナル抗体薬
　　副作用：インフュージョンリアクション，皮膚障害，口腔・食道・鼻粘膜の障害など
⑥ **ベバシズマブ（アバスチン®）**

対　象：大腸がん，非小細胞肺がん，卵巣がん
標　的：抗VEGFモノクローナル抗体薬
副作用：インフュージョンリアクション，高血圧，蛋白尿，出血，血栓塞栓症，腸管穿孔など

⑦ ニボルマブ（オプジーボ®）
　　対　象：悪性黒色腫
　　標　的：抗PD-1抗体薬
　　副作用：インフュージョンリアクション，間質性肺炎，免疫学的有害事象（皮膚障害，肝障害，内分泌障害など）

2 酵素阻害薬

① ゲフィチニブ（イレッサ®），エルロチニブ（タルセバ®），アファチニブ（ジオトリフ®）
　　対　象：非小細胞肺がん
　　標　的：EGFRチロシンキナーゼ阻害薬
　　副作用：皮膚障害（皮膚乾燥，ざ瘡様皮疹，爪囲炎），下痢，肝障害，間質性肺炎など

> ※皮膚障害，下痢は一般にゲフィチニブ＜エルロチニブ＜アファチニブの順で増強する

② イマチニブ（グリベック®）
　　対　象：慢性骨髄性白血病，GIST（gastrointestinal stromal tumor：消化管間質腫瘍）
　　標　的：BCR-ABLチロシンキナーゼ阻害薬
　　副作用：嘔気・嘔吐，血小板減少，好中球減少，白血球減少，発疹，眼瞼浮腫，筋痙攣などが認められる．

③ ラパチニブ（タイケルブ®）
　　対　象：乳がん
　　標　的：HER2チロシンキナーゼ阻害薬
　　副作用：嘔気・嘔吐，発疹，疲労，心毒性など

④ クリゾチニブ（ザーコリ®），アレクチニブ（アレセンサ®）
　　対　象：非小細胞肺がん
　　標　的：ALKチロシンキナーゼ阻害薬
　　副作用：嘔気・嘔吐，下痢，肝障害，視覚障害，間質性肺炎

⑤ ソラフェニブ（ネクサバール®）
　　対　象：腎細胞がん，肝細胞がん，甲状腺がん
　　標　的：VEGFR-1,2,3，PDGFRβ，RETなどのチロシンキナーゼ阻害薬
　　副作用：手足症候群，皮疹，高血圧，肝障害，倦怠感，急性膵炎など

Advanced Lecture

■ 分子標的薬の耐性機序

　当初大きな効果をもつ分子標的薬も，ほぼ全例で耐性が出現し無効となる．近年，分子標的薬の体制機序に関する研究が急速に進んでおり，特にEGFR阻害薬，ALK阻害薬の耐性機序が明らかにされてきた．EGFR阻害薬では，ゲフィチニブ，エルロチニブなどの治療後に，EGFR遺伝子にT790Mという新たな遺伝子変異が出現し，薬剤耐性につながっている．また，ALK阻害薬では，クリゾチニブ治療後に，新たなALK遺伝子変異，ALKの遺伝子増幅などの機序で耐性が起こることが指摘されている．これらの知見に基づき，EGFR遺伝子変異陽性肺がんでは，耐性の原因となるT790M遺伝子変異も克服する新たな世代の分子標的薬の開発が進行しており，ALK融合遺伝子陽性肺がんにおいてはクリゾチニブの耐性を克服する効果を期待されるアレクチニブが世界に先駆けてわが国で承認された．

おわりに

　近年，抗がん剤の多くはがん細胞の内部の標的を定め，それに対応する薬剤を選択して開発が進められるようになっており，多くが分子標的薬である．大きな効果を比較的少ない副作用で得ることができる分子標的薬は，頻度の少ない遺伝子変異などであっても製薬会社にとって開発対象となり，これまで治療法の乏しかった患者さんの利益につながることも少なくない．すでに一部の標的では，治療耐性の克服をめざした薬剤が開発されつつあり，今後さらなる飛躍が期待される．

文献・参考文献

1) 西条長宏：分子標的治療薬 総論（コンセプト・分類）「特集 がん薬物療法学−基礎・臨床研究のアップデート：抗悪性腫瘍薬の副作用対策」．日本臨床 増刊号，67（950）：233-325，2009
2) 「新臨床腫瘍学 がん薬物療法専門医のために 改訂第3版」（日本臨床腫瘍学会/編），南江堂，2012

プロフィール

堀之内秀仁（Hidehito Horinouchi）
独立行政法人国立がん研究センター中央病院呼吸器内科　医長
詳細は第5章−1参照．

第6章　皮膚疾患・骨関節疾患・リウマチ・ステロイド系

1. 軟膏（特にステロイド）の使い分けが知りたいです

中野敏明，衛藤　光

Point

- 原因が明らかな急性の湿疹皮膚炎群に対してステロイド外用薬は有用である
- 皮疹の程度，年齢，部位，範囲などを考慮して，適切な強さと剤形を組合わせたものを適量処方し，長期間外用させない
- 原因が不明な急性の皮疹または慢性の皮疹では，皮膚科専門医に相談することが望ましい

はじめに

　ステロイド外用薬は，炎症性皮膚疾患を含め広く適応があり，日常的に多く処方されているのが現状である．軟膏の使い方の基本として，まず診断が正しいこと，また適切な外用治療の選択に加え，スキンケアの指導を併せてすることも重要である．一方，ステロイド外用による副作用の弊害もあり，軟膏の使い方を熟知することは重要である．

1. ステロイド外用薬について

　ステロイド外用薬は糖質コルチコイドの構造をもとに開発された薬剤で，細胞内DNAに働きかけリポコルチンを産生させる．アラキドン酸から炎症性化学伝達物質であるプロスタグランディンやロイコトリエンなどが産生される経路をアラキドン酸カスケードという．リポコルチンはホスホリパーゼA2活性を阻害してアラキドン酸の産生を抑制する．その結果，これら炎症性化学伝達物質の産生も抑制され，強い抗炎症作用を示す．

2. ステロイド外用薬の適応について

　ステロイド外用薬は，接触皮膚炎（図1）やアトピー性皮膚炎などの湿疹・皮膚炎群をはじめとするさまざまな皮膚疾患に適応がある（表1）．

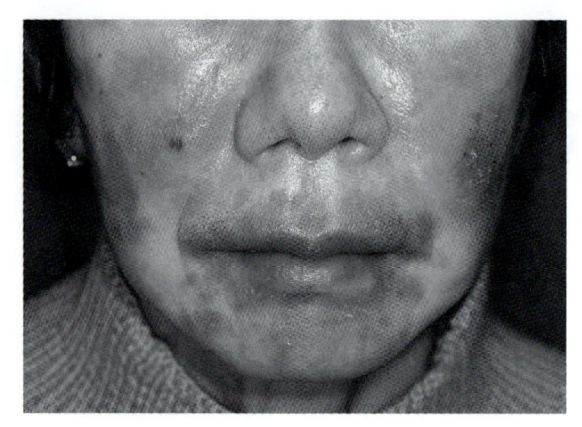

図1 接触皮膚炎の症例
67歳女性．化粧品による接触皮膚炎．滲出液を伴う漿液性丘疹と鮮紅色の紅斑を顔面に左右対称性に認める（Color Atlas①参照）

表1 ステロイド外用薬の主な適応疾患

・湿疹・皮膚炎群（接触皮膚炎やアトピー性皮膚炎など）	・ジベルバラ色粃糠疹
・乾癬	・慢性円板性エリテマトーデス
・痒疹	・薬疹・中毒疹
・虫刺症	・円形脱毛症
・皮膚瘙痒症	・熱傷
・紅斑症（多型滲出性紅斑など）	・天疱瘡群・類天疱瘡群
・紅皮症	・尋常性白斑
・掌蹠膿疱症	・特発性色素性紫斑
・扁平苔癬	・肉芽腫症（サルコイドーシス・環状肉芽腫）
・毛孔性紅色粃糠疹	・肥厚性瘢痕・ケロイド
・皮膚アミロイドーシス	・悪性リンパ腫

3. 外用薬の選び方

　ステロイド外用薬の強さは，ウィーク，ミディアム，ストロング，ベリーストロング，ストロンゲストまでの5段階に分類される（表2）[1]．日本皮膚科学会のアトピー性皮膚炎診療ガイドラインでは，皮疹（湿疹・皮膚炎）の重症度に応じた外用薬の選択指針が示されている（表3）[1]．皮疹の重症度は，軽微，軽症，中等症，重症の4つに分類され，軽微なものではステロイドを含まない外用薬を選択する．軽症であればミディアム以下のステロイド外用薬を第一選択とする．中等症ではストロングないしミディアムを第一選択とする．重症ではベリーストロングないしストロングを第一選択とし，痒疹結節ではベリーストロングで効果が不十分であれば，ストロンゲストを選択する．

表2 ステロイド外用薬の種類と強さ（文献1より引用）

ストロンゲスト	
0.05%	クロベタゾールプロピオン酸エステル（デルモベート®）
0.05%	ジフロラゾン酢酸エステル（ジフラール®，ダイアコート®）
ベリーストロング	
0.1%	モメタゾンフランカルボン酸エステル（フルメタ®）
0.05%	酪酸プロピオン酸ベタメタゾン（アンテベート®）
0.05%	フルオシノニド（トプシム®）
0.064%	ベタメタゾンジプロピオン酸エステル（リンデロン®DP）
0.05%	ジフルプレドナート（マイザー®）
0.1%	アムシノニド（ビスダーム®）
0.1%	吉草酸ジフルコルトロン（テクスメテン®，ネリゾナ®）
0.1%	酪酸プロピオン酸ヒドロコルチゾン（パンデル®）
ストロング	
0.3%	デプロドンプロピオン酸エステル（エクラー®）
0.1%	プロピオン酸デキサメタゾン（メサデルム®）
0.12%	デキサメタゾン吉草酸エステル（ボアラ®，ザルックス®）
0.1%	ハルシノニド（アドコルチン®）
0.12%	ベタメタゾン吉草酸エステル（ベトネベート®，リンデロン®V）
0.025%	ベクロメタゾンプロピオン酸エステル（プロパデルム®）
0.025%	フルオシノロンアセトニド（フルコート®）
ミディアム	
0.3%	吉草酸酢酸プレドニゾロン（リドメックス）
0.1%	トリアムシノロンアセトニド（レダコート®，ケナコルトA®）
0.1%	アルクロメタゾンプロピオン酸エステル（アルメタ®）
0.05%	クロベタゾン酪酸エステル（キンダベート®）
0.1%	ヒドロコルチゾン酪酸エステル（ロコイド®）
0.1%	デキサメタゾン（グリメサゾン®，オイラゾン®）
ウィーク	
0.5%	プレドニゾロン（プレドニゾロン）

（2009年4月現在）文献2より引用，改変

表3 皮疹の重症度とステロイド外用薬の選択（文献1より引用）

	皮疹の重症度	外用薬の選択
重症	高度の腫脹／浮腫／浸潤ないし苔癬化を伴う紅斑，丘疹の多発，高度の鱗屑，痂皮の付着，小水疱，びらん，多数の搔破痕，痒疹結節などを主体とする	必要かつ十分な効果を有するベリーストロングないしストロングクラスのステロイド外用薬を第一選択とする．痒疹結節でベリーストロングクラスでも十分な効果が得られない場合は，その部位に限定してストロンゲストクラスを選択して使用することもある
中等症	中等度までの紅斑，鱗屑，少数の丘疹，搔破痕などを主体とする	ストロングないしミディアムクラスのステロイド外用薬を第一選択とする
軽症	乾燥および軽度の紅斑，鱗屑などを主体とする	ミディアムクラス以下のステロイド外用薬を第一選択とする
軽微	炎症症状に乏しく乾燥症状主体	ステロイドを含まない外用薬を選択する

文献2より引用，改変

4. ステロイド外用薬の実際の使用方法

　実際には皮疹の重症度以外にも年齢や罹患部位，範囲など考慮して，総合的にステロイド外用薬の強さや剤形を選択する必要がある．乳幼児と小児では経皮吸収が高く，また高齢者では皮膚が菲薄化しているため，通常より1ランク低いものを選択する．ステロイド外用薬は部位により

経皮吸収が異なる．前腕屈側の吸収率を1とすると，頭部は3.5，前額6.0，下顎13.0，腋窩3.6，背部1.7，手掌0.83，陰嚢42.0，足関節0.42，足底0.14となり，顔面や頸部，腋窩，陰部などではミディアム以下のステロイド外用薬を短期間用いることを原則とする[2]．1日2回朝，夕（入浴後）の外用を原則とし，軽快したら1日1回に外用回数を減らし，その後，ステロイドの強さを弱めるか，ステロイド以外の外用薬への変更を考慮する[1]．ステロイド外用薬の至適塗布量として1 FTU（finger tip unit）という概念があり，塗布する軟膏の必要量を算定する目安として用いられる[3]．通常，軟膏チューブを示指の指先からDIP（distal interphalangeal）関節まで絞りとった量を1 FTUと定め，これはチューブの内径を5 mmと計算して約0.5 gに相当する．しかし日本ではチューブにより内径が定まっておらず，5 gのアンテベート®軟膏で4.7 mm，5 gのネリゾナ®ユンバーサルクリームで3.4 mmとなり，1 FTUがいずれも約0.25 gとなるので1 FTUの概念には注意が必要である[2]．通常，1 FTUで両手分の面積をカバーでき，3 FTUで片側上肢を外用できる．

5. 効果的な外用薬の使い方

効果的に外用薬を使用するコツとして，剤形を使い分けることが重要である．剤形には軟膏，クリーム，ローション，テープ，スプレーなどがある．軟膏には油脂性軟膏と乳剤性軟膏があり，前者にはステロイドの基剤となるワセリンと亜鉛華軟膏がある．ワセリン基剤の軟膏は，皮膚の保護作用のほか，痂皮の軟化作用と刺激性が少ないことから，潰瘍以外の多くの皮膚病変に対していい適応である．ただし，頭皮に軟膏を外用するとべたつき，使用感が悪いのでローションタイプ（リドメックスローション，リンデロン®VGローション，ネリゾナ®ソリューション，アンテベート®ローションなど）を選択する．一方，乳剤性軟膏には添加する界面活性剤によって，水の中に油が分散している水中油型（O/W）である親水軟膏と，油の中に水が分散している油中水型（W/O）である吸水軟膏がある．親水軟膏は塗布すると容易に白さが消えるためバニッシングクリームともいい，ザーネ®軟膏やレスタミン軟膏，ユベラ®軟膏が該当する．一方，吸水軟膏は冷却効果がありコールドクリームともいい，ヒルドイド®ソフト軟膏，パスタロン®ソフト軟膏，ネリゾナ®ユンバーサルクリーム，メサデルム®クリームなどが該当する．なお親水軟膏も同様に水分が蒸発して冷却効果がある．いずれも薬剤の浸透性が高いため，湿潤病変や亀裂部には適さない．

テープ剤（ドレニゾン®テープ，フルオロンアセトニド，エクラー®プラスター）は，ポリエチレンフィルムを基剤としてステロイドが均等に含有された貼付剤で，密封療法（occlusive dressing therapy：ODT）により，ステロイドの経皮吸収が促進される．通常，病変部に対して適切な大きさに切って，1日1回から2回貼付する．特に虫刺症など丘疹・痒疹型の皮膚病変に対して有効で，瘙破からの保護や軟膏に比べ薬効時間の延長も期待されるが，長期に皮疹部を超えて貼付すると，健常皮膚に潮紅や皮膚萎縮などの副作用を認めることがあるので注意する．スプレー剤（フルコート®スプレー，トプシム®スプレーなど）は，日光皮膚炎などの急性で皮疹が広範囲の場合に有用であるが，適量の散布が難しい．

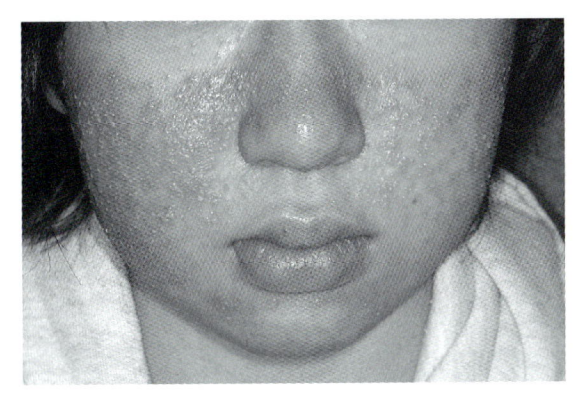

図2 ステロイド外用薬による副作用の症例
16際女性．ステロイドざ瘡の典型例．ストロングのステロイド外用薬を長期外用した結果，顔面に膿疱と丘疹が多発し，びまん性潮紅を認める（Color Atlas ②参照）

6. ステロイド外用薬の副作用について

　ステロイド外用薬を不適切に長期で使用すると，局所的には真菌や細菌などの皮膚感染症や皮膚萎縮，潮紅などの原因となり（図2），全身的には医原性のCushing症候群や副腎不全，高血糖や小児の成長遅延などが起こりうる（表4）[5, 6]．一般的に蕁麻疹にはステロイド外用薬は無効である．救急などの現場で蕁麻疹患者に外用薬を希望されて，蕁麻疹と湿疹・皮膚炎群の区別がつかず，ステロイド外用薬を処方されるケースを目にするが，健常皮膚に副作用をつくるようなものなので注意する．また抗生物質含有ステロイド外用薬（クロマイ®-P軟膏：プレドニゾロン＋硫酸フラジオマイシン＋クロラムフェニコール，リンデロン®VG軟膏：吉草酸ベタメサゾン＋硫酸ゲンタマイシン，ネオメドロール®EE軟膏：メチルプレドニゾロン＋硫酸フラジオマイシン，リンデロン®A軟膏：ベタメサゾン＋硫酸フラジオマイシンなど）の使用にあたっては，硫酸フラジオマイシンと硫酸ゲンタマイシンによる接触皮膚炎や耐性菌の出現に注意する．

Column

ステロイド外用薬の混合について

　前述のO/W型外用薬は混合すると乳化が破壊されるため，ステロイド外用薬の透過性と効果は半減する[2]．一方，W/O型外用薬は混合することによりステロイド外用薬の透過性が高まり，効果が増強される．またステロイド外用薬は酸性で安定しており（pH5.0〜7.0），リンデロン®VG軟膏など一部のステロイド外用薬では塩基性軟膏〔ザーネ軟膏，パスタロン®ソフト軟膏，ヒルドイドクリーム（いずれもpH7.8〜8）〕との混合で，その効果が減弱するため注意が必要である．またステロイド外用薬をワセリンなどで薄めてもその通りの濃度に薄まらないことに注意する．すなわちアンテベート軟膏では表示濃度の1/16しか基剤中に溶解していないため，2倍に薄めても希釈していない軟膏と基剤中の濃度にあまり変化はみられず，16倍に薄めても基剤中の濃度は1/2までしか低減しない．このように組合わせの善し悪しは複雑であり，配合を間違えると薬局と患者を困らせることになる．

表4 ステロイド外用薬の副作用

局所的副作用
1. 細胞ないし線維増生抑制作用に基づくもの
①皮膚萎縮 ②皮膚萎縮線条 ③ステロイド紫斑 ④毛細血管拡張 ⑤ステロイド潮紅 ⑥酒皶性皮膚炎 ⑦乾皮症ないし魚鱗癬様変化 ⑧創傷修復遅延 ⑨稗粒腫 ⑩色素脱失
2. ホルモン作用によるもの
①ステロイドざ瘡 ②多毛
3. 免疫抑制作用によるもの
感染症（細菌，真菌，ウイルス感染症）の誘発および増悪
4. その他
ステロイド外用薬による接触皮膚炎
全身的副作用
1. 内分泌系
Cushing症候群，満月様顔貌，中心性肥満，バッファローハンプ，皮膚線条
2. 代謝系
グルコース不耐症（高血糖），骨症状（骨折），副腎不全，成長遅延
3. 電解質バランス
浮腫，低カルシウム血症，高血圧
4. 眼症状
後嚢下白内障，緑内障

文献5, 6を参考に作成

Column

皮膚科専門医へのコンサルト

通常，接触皮膚炎や虫刺症など，原因が明らかな急性の炎症性皮膚疾患にはステロイド外用薬は速効性があり有用である．しかし原因が不確定で急速に全身に紅斑が拡大する多形滲出性紅斑やStevens-Johnson症候群，中毒性表皮壊死症（TEN），または重症薬疹では，ステロイドの全身投与が必要になる場合があり，早期に皮膚科専門医の診断を仰ぐことが必要になる．またアトピー性皮膚炎など慢性の湿疹病変では，ステロイド外用薬による長期コントロールが必要なことも多く，同様に皮膚科専門医への受診を勧めるべきである．

文献・参考文献

1) 古江増隆 他：アトピー性皮膚炎診療ガイドライン．日皮会誌，119：1515-1534，2009
2) 古江増隆 他：日本皮膚科学会アトピー性皮膚炎治療ガイドライン2003改訂版．日皮会誌，113：451-457，2003
3) 「現場の疑問に答える皮膚病治療薬Q&A」（宮地良樹，大谷道輝/編），中外医学社，2008．
4) Finlay AY, et al. "Finger-tip Unit" in Dermatology. Lancet, 334：115, 1989
5) 幸田 弘，他：ステロイド外用剤による副作用．西日本皮膚，40：177-187，1978
6) Hengge UR, et al：Adverse effects of topical glucocorticosteroids. J Am Acad Dermatol, 54；1-18, 2006

プロフィール

中野敏明（Toshiaki Nakano）
聖路加国際病院皮膚科

衛藤　光（Hikaru Eto）
聖路加国際病院皮膚科

第6章 皮膚疾患・骨関節疾患・リウマチ・ステロイド系

2. 蕁麻疹に対する抗ヒスタミン薬の使い方とその種類を教えてください

中野敏明，衛藤 光

Point

- 蕁麻疹の原因は多彩で，患者ごとに精査と治療法が異なる
- 皮疹を誘発可能な蕁麻疹では，その同定と回避が治療の中心で，特発性蕁麻疹では薬物療法が基本となる
- 第二世代の抗ヒスタミン薬が薬物治療の主体であり，効果と副作用の両面から適切な抗ヒスタミン薬を選択し，治療を企画する

1. 蕁麻疹の治療ガイドライン

日本皮膚科学会の蕁麻疹診療ガイドライン[1]は，わが国での蕁麻疹の標準的治療をめざすために作成され，2005年にガイドラインの初版が策定され，2011年に最新版に改訂された．これによると蕁麻疹の定義は以下の通りである．「膨疹，すなわち紅斑を伴う一過性，限局性の浮腫が病的に出没する疾患で，多くは痒みを伴う．通常の蕁麻疹に合併して，あるいは単独に，皮膚ないし粘膜の深部を中心とした限局性浮腫は，特に血管性浮腫と呼ぶ」（図1）．

2. 蕁麻疹の機序・治療の道筋

蕁麻疹の病態は，真皮の肥満細胞が何らかの機序で脱顆粒することにより，ヒスタミン含む化学物質が血管と神経に作用して血管拡張（紅斑）と血漿成分の漏出（膨疹）および瘙痒をきたすことである．実地診療では，蕁麻疹の患者を診た場合，その病態に関与する背景を考える．背景因子はⅠ型アレルギーのほか，物理的刺激や薬剤，運動，体温上昇などに対する過敏性によるものや，誘因が不明なものもあり（表1），これらが単独のときもあるが複数の関与も考えられるため，病歴聴取は詳しく行う．その結果，患者がどの病型（表2）に合致するかを検査し，治療にあたる必要がある．特定の刺激に対して蕁麻疹が出現する患者では，膨疹を誘発する悪化因子を回避ないし除去することが重要で，自発的に膨疹が出現する患者では，抗ヒスタミン薬を基本とする薬物療法が中心となる．

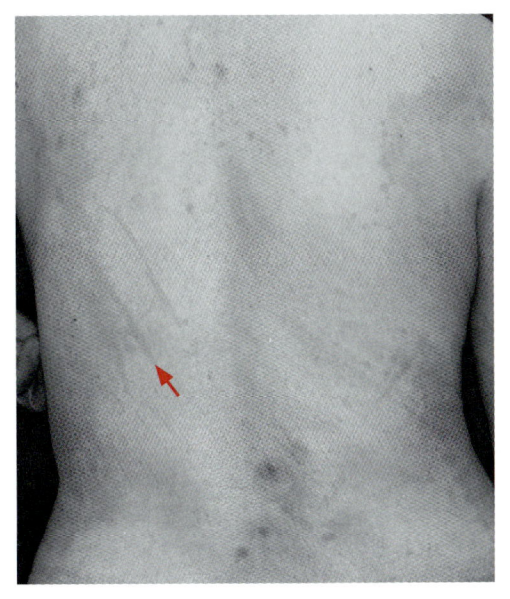

図1 蕁麻疹の臨床像
dermography（皮膚描記症）を伴う膨疹
（→）が腰背部を中心に多発する（Color Atlas③参照）

3. 抗ヒスタミン薬の種類

　抗ヒスタミン薬は，開発された年代により第一世代と第二世代に分類され，特に1994年以降に開発された薬剤は新世代抗ヒスタミン薬または第三世代抗アレルギー薬とも提唱されている（表3）[2]．

4. 薬剤の使い分けと選択について

　蕁麻疹の薬物治療の基本は，抗ヒスタミン薬が中心になる．症状と薬剤の効果に応じてステップアップする[1]．すなわち，①通常量の抗ヒスタミン薬の投与で難治であれば，他剤への変更や，同剤の増量を試みる．2011年の改訂では，鎮静性の低い第二世代の抗ヒスタミン薬の倍量投与を試みてよいことが記載された（推奨度B-C1，エビデンスレベルⅡ，Ⅴ）[3]．ついで②補助的治療薬としてヒスタミンH₂受容体拮抗薬，抗ロイコトリエン薬，グリチルリチン製剤注射，ワクシニアウイルス接種家兎炎症皮膚抽出液（注射），ジアフェニルスルホン，抗不安薬，トラネキサム酸，漢方薬などを併用する．さらに難治であれば，③ステロイドの全身投与（プレドニゾロン換算5～15 mg/日内服）を考慮する．そして最終的には試行的治療として，④プレドニゾロンの増量（20 mg/日以上）やシクロスポリン投与を検討する．ただし，これらの治療のなかには蕁麻疹に対する健康保険適用が未承認の場合もあるので，薬剤の選択には慎重に考慮する．

表1　蕁麻疹の病態に関与する因子

1．直接的誘因（主として外因性，一過性） 　1）外来抗原 　2）物理的刺激 　3）発汗刺激 　4）食物* 　　　食物抗原，食品中のヒスタミン， 　　　仮性アレルゲン（豚肉，タケノコ，もち，香辛料など）， 　　　食品添加物（防腐剤，人工色素），サリチル酸* 　5）薬剤 　　　抗原，造影剤，NSAIDs*，防腐剤，コハク酸エステル 　　　バンコマイシン（レッドマン症候群），など 　6）運動
2．背景因子（主として内因性，持続性） 　1）感作（特異的IgE） 　2）感染 　3）疲労・ストレス 　4）食物 　　　抗原以外の上記成分 　5）薬剤 　　　アスピリン*，その他のNSAIDs*（食物依存性運動誘発アナフィラキシー），アンジオテンシン転換酵素（ACE） 　　　阻害薬*（血管性浮腫），など 　6）IgEまたは高親和性IgE受容体に対する自己抗体 　7）基礎疾患 　　　膠原病および類縁疾患（SLE，シェーグレン症候群など） 　　　造血系疾患，遺伝的欠損など（血清C1-INH活性が低下） 　　　血清病，その他の内臓病変など 　　　日内変動（特発性の蕁麻疹は夕方〜夜にかけて悪化しやすい）

これらの因子の多くは，複合的に病態形成に関与する．急性蕁麻疹では感冒などの急性感染症，慢性蕁麻疹ではしばしば上記の自己抗体やヘリコバクター・ピロリ菌感染などが関与しうることが知られているが，それだけでは病態の全体像を説明できないことが多い．また，一般に上記の直接的誘因は個体に曝露されるとすみやかに膨疹を生じることが多いのに対し，背景因子は個体側の感受性を亢進する面が強く，因子出現と膨疹出現の間には時間的隔たりがあることが多い．また，両者は必ずしも一対一に対応しない．そのため，実際の診療に当たっては，症例ごとの病歴と蕁麻疹以外の身体症状などに留意し，もしこれらの因子の関与が疑われる場合には，膨疹出現の時間的関係と関与の程度についても併せて判断し，適宜必要な検査および対策を講ずることが大切である．
＊：膨疹出現の直接的誘因のほか，背景因子として作用することもある．
文献1より引用

5. 抗ヒスタミン薬の選択についての考え方

1 鎮静性から

各抗ヒスタミン薬投与時の脳内ヒトヒスタミンH₁受容体占拠率を¹¹Cドキセピンと PETを用いた測定では，アレグラ®とアレジオン®，エバステル®，クラリチン®，ジルテック®，アレロック®，タリオン®が20％以下に相当する（図2）[4]．抗ヒスタミン薬の脳内ヒトヒスタミンH₁受容体占拠率は，薬剤の脳内移行性を示す指標で，鎮静作用の強さに相関し，20％以下では非鎮静性とされ，20〜50％は軽度鎮静性，50％以上を鎮静性に分類される[5]．Consensus Group on New Generation Antihistamines（CONGA）は，脳内ヒトヒスタミンH₁受容体占拠率が20％以下の薬剤の使用を推奨している[2]．

表2 蕁麻疹の主たる病型

Ⅰ. 特発性の蕁麻疹	
	1. 急性蕁麻疹
	2. 慢性蕁麻疹
Ⅱ. 刺激誘発型の蕁麻疹（特定刺激ないし負荷により皮疹を誘発することができる蕁麻疹）	
	3. アレルギー性の蕁麻疹
	4. 食物依存性運動誘発アナフィラキシー
	5. 非アレルギー性の蕁麻疹
	6. アスピリン蕁麻疹（不耐症による蕁麻疹）
	7. 物理性蕁麻疹〔機械性蕁麻疹，寒冷蕁麻疹，日光蕁麻疹，温熱蕁麻疹，遅延性圧蕁麻疹，水蕁麻疹，振動蕁麻疹（振動血管性浮腫）〕
	8. コリン性蕁麻疹
	9. 接触蕁麻疹
Ⅲ. 血管性浮腫	
	10. 特発性の血管性浮腫
	11. 外来物質起因性の血管性浮腫
	12. C1エステラーゼ阻害因子（C1-esterase inhibitor：C1-INH）の低下による血管性浮腫〔遺伝性血管性浮腫（hereditary angioedema：HAE），自己免疫性血管性浮腫など〕
Ⅳ. 蕁麻疹関連疾患	
	13. 蕁麻疹様血管炎
	14. 色素性蕁麻疹
	15. Schnitzler症候群
	16. クリオピリン関連周期熱（CAPS：cryopyrin-associated periodic syndrome）

文献1より引用

表3 主な抗ヒスタミン薬・抗アレルギー薬

種類	作用と特徴	薬剤	適応症
ヒスタミンH₁受容体拮抗薬（第一世代抗ヒスタミン薬）	ヒスタミンH₁受容体の拮抗薬．中枢移行性が高く，抗コリン作用が強い	レスタミン，ポララミン®，タベジール®，ホモクロミン®，ペリアクチン，アタラックス®-P	瘙痒性皮膚疾患 アレルギー性鼻炎
ヒスタミンH₁受容体拮抗薬（第二世代抗ヒスタミン薬）	ヒスタミンH₁受容体の拮抗薬．ロイコトリエンなどの化学伝達物質の遊離抑制作用，炎症性サイトカイン遊離抑制作用，好酸球機能抑制作用などの抗アレルギー作用	ザジテン®，ゼスラン®，アレグラ®，エバステル®，タリオン®，アレロック®，クラリチン®	瘙痒性皮膚疾患 アレルギー性鼻炎 気管支喘息（一部）
メディエーター遊離抑制薬	肥満細胞の脱顆粒を抑制	インタール®，ザジテン®	アレルギー性鼻炎 気管支喘息 食物アレルギー アトピー性皮膚炎
トロンボキサンA2（TXA2）阻害・拮抗薬	TXA2の産生を抑制または受容体でTXA2と競合拮抗し作用を抑制	ドメナン®，ベガ®，ブロニカ®，バイナス®	気管支喘息 アレルギー性鼻炎
ロイコトリエン（LT）拮抗薬	LT受容体と結合して肥満細胞や好酸球などが産生するLTの作用を阻害し，抗炎症作用や気管支収縮を抑制する	オノン®，アコレート®，シングレア®，キプレス®	気管支喘息 アレルギー性鼻炎
Th2サイトカイン阻害薬	IL-4，IL-5などのTh2サイトカインの産生を阻害し，IgE抗体の産生抑制と好酸球組織浸潤の抑制	アイピーディ®	気管支喘息 アトピー性皮膚炎 アレルギー性鼻炎

文献2より転載

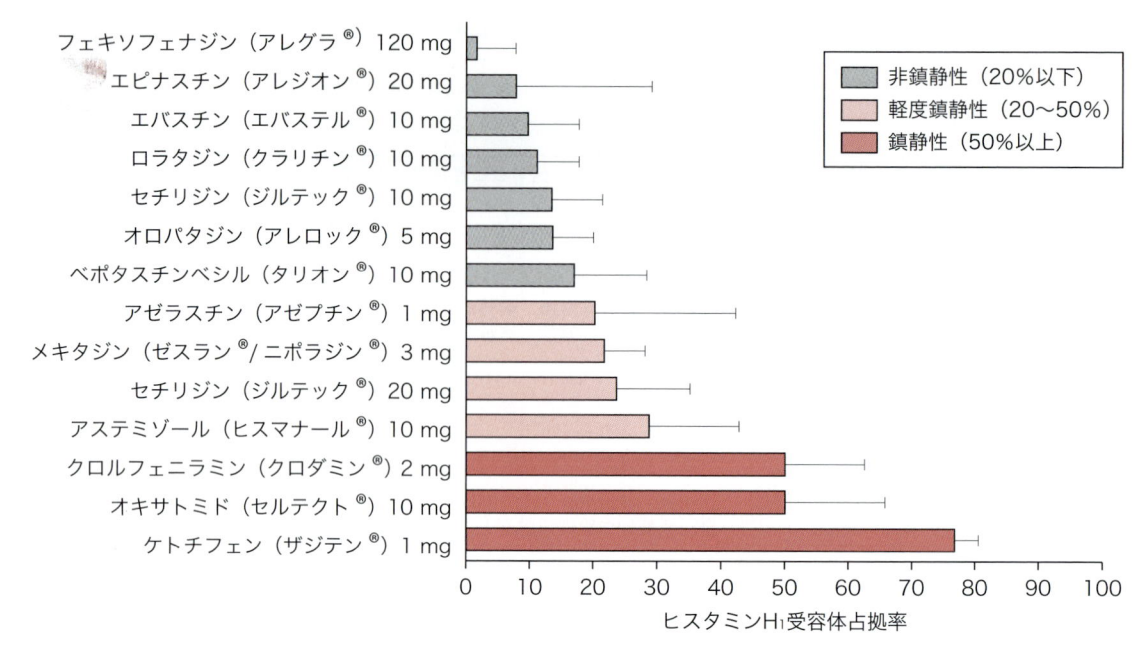

図2　抗ヒスタミン薬の脳内ヒトヒスタミンH₁受容体占拠率
アステミゾール（ヒスマナール®）は日本では発売中止．文献4より改変して転載

2 構造式の違いから

　アレロック®とアレジオン®，アゼプチン®，ザジテン®，クラリチン®は三環系構造をもち，ザイザル®は三環系構造構造とピペリジン骨格を有する．またアレグラ®とエバステル®，タリオン®はピペリジン骨格を，ジルテック®，ザイザル®とセルテクト®はピペラジン骨格を有する．ピペリジンとピペラジンの骨格は類似する．その他，アゼプチンはアゼパン骨格を，レミカット®はジアゼパン骨格を，ゼスラン®とニポラジン®はフェノチアジン骨格を有する．以上を念頭に，処方した抗アレルギー薬が無効な場合，別骨格の薬剤への変更も検討する．

3 薬理効果が現れる時間の違いから

　最高血中濃度到達時間（T_{max}）が短いほど速効性がある．すなわち頓用で使用する場合はT_{max}が短い薬剤を選択する．ザイザル®，アレロック®，タリオン®では約1時間で最大効果が出現するが，アゼプチン®やエバステル®では約4時間かかる（図3）．

6. 抗ヒスタミン薬の使用上の注意いろいろ

　蕁麻疹では抗ヒスタミン薬の連続使用が頓用より効果が優れている．一定期間症状の出現がなければ，1日当たりの内服量を減量，または内服の間隔をあける[1]．症状消失後の予防的内服期間は，通常罹患期間が1カ月以内の急性蕁麻疹では数日から1週間程度で，1〜2カ月であれば1カ月間，それ以上の慢性蕁麻疹では2カ月を目安とする．妊婦への抗ヒスタミン薬投与に関する安全性では，FDAの薬剤胎児危険度分類基準によると，Aクラスの薬剤はなく，Bクラスにポ

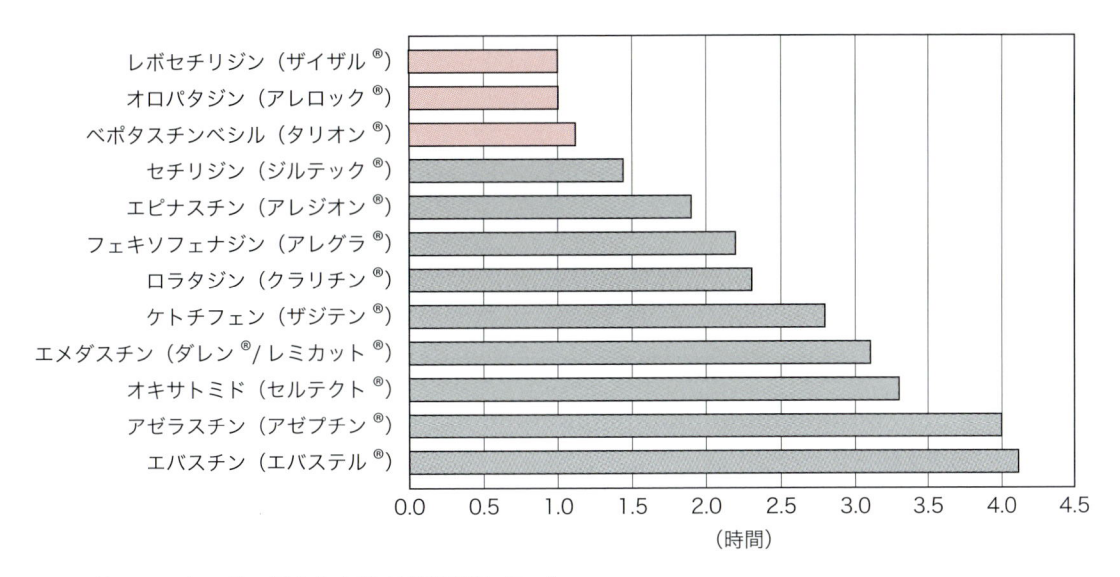

図3　抗ヒスタミン薬の最高血中濃度到達時間（T_max）

タリオン®の優れた体内動態として，T_maxを紹介する．タリオン®はアレロック®，ジルテック®と同様に，T_maxが短いことがわかる．服用早期の症状軽減にはT_maxが大きく影響することが推察されるが，タリオンはT_maxが短く，かつ強力な抗ヒスタミン作用を有することから，服用早期の症状軽減が大きく期待できる薬剤といえる
文献2より改変して転載

ララミン®，ペリアクチン®，ザイザル®，ジルテック®，アコレート®，キプレス®（シングレア®）があり，このなかではポララミン®やザイザル®，ジルテック®が推奨される．小児では第一世代の抗ヒスタミン薬を投与すると，学習能力や認知機能の低下，けいれん素因があればけいれんを誘発することがあるため注意が必要である．また各薬剤によって適応年齢が異なることに注意する〔ザイザル®シロップ：6カ月以上，アレグラ®DS：6カ月以上（2015年1月発売），アレジオン®DS：1歳以上，ジルテック®DS：2歳以上，アレロック®細粒：2歳以上，クラリチン®DS：3歳以上〕．また腎機能症が例では，腎代謝であるザイザル®やジルテック®は禁忌で，アレグラ®，アレジオン®やエバステル®が選択される．一方，肝機能障害例では，肝代謝されるエバステル®やクラリチン®，アレジオン®，アレロック®，ザイザル®，ジルテック®では投与は慎重にする．

7. ヒスタミンH₁受容体拮抗薬とヒスタミンH₂受容体拮抗薬の併用について

　ヒスタミンH_1受容体拮抗薬とヒスタミンH_2受容体拮抗薬の併用に関しては，これまで有意に効果がありとするRCTの文献が3件，有意差なしとするものが3件あり，ヒスタミンH_2受容体拮抗薬の併用については，まだ定まっていない[1]．

Column: インペアード・パフォーマンスについて

インペアード・パフォーマンスは眠気や倦怠感を伴わなくても集中力や判断力，作業能率の低下をきたすことを意味する．第一世代のポララミン®などは脂溶性が高く，容易に血液脳関門を通過し，インペアード・パフォーマンスや眠気を引き起こす．前述の脳内ヒトヒスタミンH_1受容体占拠率が指標になるので，薬剤の選択には非鎮静性（20％以下）の第二世代の抗ヒスタミン薬の選択が推奨される．

文献・参考文献

1) 秀道 広，他，蕁麻疹診療ガイドライン．日皮会誌，121：1339-1388，2011
2) 衛藤 光：新しい抗ヒスタミン薬・抗アレルギー薬．治療，94：1816-1823，2012
3) 秀道広．蕁麻疹診療ガイドライン改訂のポイント．MB Derma, 194：1-5, 2012
4) Yanai K & Tashiro M：The physiological and pathophysiological roles of neuronal histamine：an insight from human positron emission tomography studies. Pharmacol Ther, 113：1-15, 2007
5) 佐藤伸一：痒みの対策とインペアード・パフォーマンス 炎症性そう痒に対する抗ヒスタミン薬の作用メカニズム．臨床免疫・アレルギー科，50：59-65, 2008

プロフィール

中野敏明（Toshiaki Nakano）
聖路加国際病院皮膚科

衛藤　光（Hikaru Eto）
聖路加国際病院皮膚科

第6章　皮膚疾患・骨関節疾患・リウマチ・ステロイド系

3. NSAIDs/COX-2選択的阻害薬の使い分け

吉田和樹，岸本暢将

Point

- 消炎鎮痛薬による治療は原因療法ではなく対症療法であることに留意すること
- アセトアミノフェン（カロナール®）など他の薬の適応でないかを考えること
- 消化性潰瘍に代表される禁忌や慎重投与の対象がないかを確認すること
- ここまで確認したら，投与経路，効果の速さ，効果の強さ，推定される使用期間，などから薬剤を選ぶこと

はじめに

薬物治療には大きく分けて疾患治療/原因治療と対症療法があり，NSAIDs/COX-2選択的阻害薬は後者の対症療法にあたる．このため，NSAIDs/COX-2選択的阻害薬を使用する場合でも何らかの原因治療が可能でないかを常に考える必要がある．また，NSAIDs/COX-2選択的阻害薬は副作用の少ない薬剤ではないことに留意する．

症例

80代女性，もともと高血圧，脂質異常症で内服中．ADL自立．1週間前から両側足関節の疼痛が悪化し，歩行困難になり救急受診．微熱のみでバイタル安定，意識清明．両側足関節の腫脹と圧痛著明．採血では好中球優位の白血球増多と炎症反応高値．X線で両側足関節に石灰化像あり，関節穿刺で両側とも細菌陰性，ピロリン酸結晶陽性．両側足関節の偽痛風発作と診断．ナプロキセン（ナイキサン®）300 mg 1回1カプセル 1日2回にて数日治療するも腫脹，圧痛，熱感が持続した．

NSAIDsの長期使用による消化性潰瘍や腎障害などのリスクを考慮して，関節液の培養陰性を確認後にトリアムシノロン（ケナコルト-A®関節腔内用水懸注）10 mgとリドカイン（キシロカイン®注ポリアンプ1％）7.5 mgを両側足関節内に注射した．翌日より症状の軽減がみられた．

表1　NSAIDsの禁忌と関連する注意事項

禁忌事項	関連した注意事項
過敏症	1種類のNSAIDsにアレルギーがある場合はすべてのNSAIDsにアレルギーがあるものと考えて対応する．湿布薬でもアレルギーが誘発される可能性があることに注意する．
アスピリン喘息	名前にだまされてはならず，アスピリン以外のNSAIDsでも誘発される可能性があり他のNSAIDsも禁忌と考える．
妊娠後期	動脈管の早期閉塞を誘発するため．また，妊娠成立前や妊娠早期の時点では着床や胎盤血管に影響する可能性がある．
消化性潰瘍	胃十二指腸潰瘍の誘発/増悪だけでなく，小腸大腸病変を起こす可能性も指摘されている．
重篤な腎障害	すでに腎障害がある場合は血管拡張作用のあるプロスタグランジンの血中濃度低下より腎血流低下をきたし腎機能低下を起こす．また，腎疾患の既往のない患者でも間質性腎炎による著明な腎機能低下をきたすことがある．
重篤な心機能不全	体液貯留から心不全を増悪させる恐れがあるとされる．冠動脈疾患については後述する．
重篤な肝障害	すべての薬剤は肝障害を起こす可能性があると考えておく．また肝機能の低下が著明であれば薬剤の代謝や相互作用が通常と異なってくる可能性がある．

1. 基礎知識

1 NSAIDs/COX-2選択的阻害薬とは？

　非ステロイド性抗炎症薬（NSAIDs）はアラキドン酸からプロスタグランジンを合成する過程に作用するシクロオキシゲナーゼ（COX）の阻害作用をもつ．COXの主要なサブセットにはCOX-1，COX-2があり下記のような役割分担をもつ．

- COX-1は多くの生体組織に発現して胃粘膜保護，止血，血小板凝集，腎機能維持などに関与している．
- COX-2は一部の組織では生理機能に関与しているが，他の多くの組織では炎症性サイトカインによりはじめて発現する．

　COX-2の発現によって，炎症の増強，疼痛の増強，発熱が起こる[1]ので，NSAIDs/COX-2選択的阻害薬はCOX-2を阻害して抗炎症，鎮痛，解熱の作用を発揮するが，COX-1まで両方を阻害してしまうと消化管の副作用が起こりやすくなる[2]．

2 NSAIDs/COX-2選択的阻害薬の適応

　鎮痛作用に加えて抗炎症作用をもつので，局所の発赤，腫脹，熱感などを伴う炎症性の痛みに対して使うのが最も理にかなっている．解熱のためだけにNSAIDsが使われることもあるが，より副作用の少ないアセトアミノフェン（カロナール®）を用いた方がよい．また，鎮痛に関しても十分量のアセトアミノフェンを使うことで対応できることもある．痛みの種類によっては機序にあわせた治療を行った方がよいこともあり，例えばびりびりとした神経原性の痛みに対しては，抗てんかん薬などが考慮されることもある．

3 NSAIDs/COX-2選択的阻害薬の禁忌や注意事項

　NSAIDs/COX-2選択的阻害薬は副作用の数も頻度も多い薬剤である．添付文書にみられる禁忌事項に基づいて禁忌と関連する副作用を述べた（表1）．相互作用としてワーファリン/スルホニ

表2　頓用や1日3回のNSAIDs

短時間作用型の薬剤で，主には救急外来などで使用．いまある痛みをどうにかしてほしい外傷など急性疼痛に対して使用する．速効性があり「効いた感じがするが，効果切れが速い場合もある．数日から数週間までのつもりで使う．

[処方例]
可能ならば，アセトアミノフェン（カロナール®）500 mg　1包頓用 or 1回1包　1日3回をまず考慮．

経口NSAIDsならば，
・ロキソプロフェン（ロキソニン®）60 mg　1錠頓用 or 1回1錠　1日3回
・ジクロフエナク（ボルタレン®）25 mg　1錠頓用 or 1回1錠　1日3回
・ナプロキセン（ナイキサン®）100 mg　2〜3錠頓用 or 1回2錠　1日3回内服

坐剤NSAIDsならば，ジクロフエナク坐剤（ボルタレン®サポ®）25〜50 mg 1個頓用（吸収が早く速効性があるといわれる．50歳以上かつ50 kg以下ではまずは50 mgを避けて25 mgにした方が無難と思われる）．

使用回数が多い場合は定期内服への移行と原因治療を考える．定期内服にした場合も痛みが改善すれば，減量/中止に関しては自己調節可能と説明しておくとよい．

表3　1日2回のNSAIDsと1回のNSAIDs

長時間作用型の薬剤で，主に一般外来用．変形性関節症の痛みなど軽度から中等度の痛みが持続する慢性疼痛などに対して使用する．効果が持続するが遅効性で「切れが悪い」印象を与えることもある．数週間から数カ月までのつもりで使う．

[処方例]
可能ならばアセトアミノフェン（カロナール®）500 mg　1回1包　1日3回をまず考慮
・ナプロキセン（ナイキサン®）300 mg　1回1カプセル　1日2回
・ジクロフエナク（ボルタレン®Sカプセル）37.5 mg　1回1カプセル　1日2回
・エトドラク（ハイペン®）200 mg　1回1錠　1日2回（ややCOX-2選択的とされる）
・セレコキシブ（セレコックス®）100 mg　1回1錠　1日2回（COX-2選択的薬剤である）
・メロキシカム（モービック®）10 mg　1回1錠　1日1回（ややCOX-2選択的とされる）

慢性的な痛みであれば患者と相談しながら服薬回数，剤型，効果などが1番よいものを探していけばよい．しかし，数カ月以上の連用になってしまう場合は，何か原因治療ができないかを考え直す．例えば変形性関節症では手術適応を考えるし，関節リウマチであれば抗リウマチ薬を調節する必要があるだろう．

ル尿素（SU）薬/炭酸リチウムなどの作用増強やキノロン系抗生物質との併用による痙攣誘発などが指摘されており，併用薬剤にも注意が必要である．

2. 使い分け

ここまで，適応と禁忌を考慮したら，はじめてNSAIDs/COX-2選択的阻害薬の使用と使い分けの判断になる．基本的に対症療法なので患者の希望を聞きながら処方する．使い分けには主に，作用の面からの使い分け，副作用やリスクの面からの使い分けがある．

■1 作用からの使い分け：投与回数で考えよう

対症療法では「必要最小量を必要最短期間」が原則なので頓用で対応可能そうなら頓用，鎮痛が不十分ならば定期内服と考えていく．しかし，緩和医療など疼痛緩和が原因治療に優先する状況では定期内服が優先されることも留意する（表2，3）．また，対症療法であるため，定期内服とする場合でも症状が改善した場合は減量および中止が可能であることを伝えておくのがよい．

表4 米国消化器病学会の推奨

	消化管障害低リスク	消化管障害中リスク	消化管障害高リスク
心血管疾患低リスク（アスピリン不要）	NSAIDs単独（潰瘍リスクの低い製剤を最低限で）	NSAIDsとPPIもしくはミソプロストール	COX-2阻害薬とPPIもしくはミソプロストール．なるべく避ける
心血管疾患高リスク（アスピリン必要）	ナプロキセンとPPIもしくはミソプロストール	ナプロキセンとPPIもしくはミソプロストール	NSAIDsもCOX-2阻害薬も禁忌と考える

文献1を参考に作成

2 副作用やリスクからの使い分け：患者の基礎疾患を考慮しよう

1）消化性潰瘍リスクと心血管疾患リスクのかねあいによる判断

　活動性の消化性潰瘍があれば禁忌にもなりNSAIDsを使わない．米国消化器病学会のガイドライン[1]では，年齢＞65歳，高用量NSAIDs，合併症を伴わない消化管潰瘍の既往，併用薬剤（アスピリン，ステロイド，抗凝固薬）の4つを危険因子としてあげている．危険因子なしが，低リスク，2つまでが中リスク，3つ以上か合併症を伴う消化管潰瘍の既往があれば高リスクと，消化管リスクが3つに分類される（表4）．特にステロイドとNSAIDsの併用では消化性潰瘍リスクが4〜5倍になるため，基本的にPPIが必要になると考えるのがよい．また，H. pylori感染はNSAIDs潰瘍のリスクを増加させるため[3]，H. pylori感染の多い日本人では注意が必要である．また，心血管疾患リスクは，アスピリンの必要性の有無で簡便に分けられている．Advanced Lectureでも述べたが，ナプロキセン（ナイキサン®）を除いては，COX-2選択的阻害薬も通常のNSAIDsも心血管イベントのリスクを上昇させることを認識する必要がある[2]．

　実際の消化性潰瘍の予防策としては下記などが考えられるがいずれでも粘膜障害のリスクがゼロになるわけではないことに留意が必要である．

- COX-2選択的阻害薬を使用する．
  * COX-2選択的阻害薬セレコキシブ（セレコックス®）100 mg 1回1錠 1日2回
- 通常のNSAIDsとミソプロストール（サイトテック®）or プロトンポンプ阻害薬（PPI）の併用
  * ロキソプロフェン（ロキソニン®）60 mg 1錠 頓用（短時間作用型でプロドラッグ）
  * ナプロキセン（ナイキサン®）100 mg 2〜3錠頓用 or 1回2錠1日3回内服
  * エトドラク（ハイペン®）200 mg 1回1錠 1日2回（ややCOX-2選択的といわれる）

　残念ながら，本邦ではNSAIDs潰瘍の「予防」に保険適用のある薬剤は存在しない．ミソプロストール（サイトテック®）はNSAIDs潰瘍の「治療」に適用があるが下痢など副作用もあり少量から開始するなどの工夫が必要である．PPIに関しては一部薬剤で"非ステロイド性抗炎症薬投与時における胃潰瘍または十二指腸潰瘍の**再発抑制**"に適用があるため，これらの薬剤を使用するとよい．

2）腎機能障害

　常にGFRを考える．日本人を想定したeGFR[4]を参照するのが簡便である．「CKD診療ガイド2012」[4]ではeGFR 60 mL/分以下のCKD患者ではNSAIDsはできるだけ使用しないこととしている．特定のNSAIDsやCOX-2選択的阻害薬で安全性が高いというエビデンスはない．実務上はeGFR 30 mL/分以下ではNSAIDsを原則避けた方が無難である．やむなく連用するならば血清ク

レアチニンの変化を数日単位でモニターできる環境で使うべきだろう．
　例えば，以下のような処方などが考えられる．

- 鎮痛を期待するのであればアセトアミノフェン（カロナール®）500 mg 1包頓用 or 1包1日3回をまず考慮．
- 痛風/偽痛風など局所対応可能な場合はステロイド関節内注射を考慮．このような結晶性関節炎の場合内服でプレドニゾロン（プレドニン®）5 mg 2回2錠3日間，以降1回2錠，1回1錠，1回0.5錠と3日ごとに減量，なども考えられる．

3）高齢者

　前述の消化管副作用のリスクをもつ患者も多く，腎機能障害が存在する可能性も高くなってくる．原因治療や他の鎮痛薬の適応を常に考える．慢性疼痛が多い年齢層でもあるが，半減期の長い製剤（特に1日1回製剤）は避けた方がよい．

4）妊娠中や妊娠希望

　NSAIDsは受精や着床の障害になるともいわれ，今現在妊娠を希望しているならば避けるのが望ましい．妊娠中は，初期および中期については慎重投与は可能であるが，一般的には使用されない．妊娠後期は動脈管の早期閉塞を起こすとされているので禁忌である．

Advanced Lecture

■ NSAIDsと心血管リスク

　米国で鎮痛目的ですでに発売されていたCOX-2選択的阻害薬rofecoxibは，大腸ポリープ予防効果をみたAPPROVe試験[5]でプラセボ群に比べて血栓性の心血管イベント（心筋梗塞や脳血管障害）が多く，試験中断，市販中止となった．機序としてはCOX-2の阻害が，プロスタサイクリン（GPI2）の生成を低下させ，血小板凝集を強くすると考えられている[6]．しかし，心血管疾患のリスク上昇はCOX-2選択的阻害薬に限ったことではない．多くの臨床試験のデータをまとめた最近のメタアナリシス[2]では，COX-2選択的阻害薬に加えてジクロフェナク，イブプロフェンでも心血管イベントの増加を認めている．ナプロキセンでは過去のメタアナリシス同様に心血管イベントの有意な増加を認めなかったが，上部消化管合併症のリスクはすべての薬剤で上昇していた．

おわりに

1. 他の原因治療や他の薬剤の適応でないか考える．
2. NSAIDs/COX-2選択的阻害薬の禁忌や注意事項がないか考える．
3. 急性疼痛であれば短時間作用型の頓用もしくは1日3回内服を考える．
4. 慢性疼痛であれば中長時間作用型の1日2回内服を考える．
5. 2～3週間以上の連用になってしまう場合は，原因治療で改善できないかを改めて考えてみる．

> ## Column
>
> ### 冷湿布と温湿布の使い分け
>
> サリチル酸やNSAIDsの鎮痛成分に加えて，冷湿布は清涼感を感じさせる成分（メンソールなど）を含み，温湿布は唐辛子エキス（カプサイシン）を加えている．つまり，冷湿布/温湿布というのは冷たく/暖かく感じるという意味で，厳密には冷やしているわけでも暖めているわけでもない．では湿布自体の効果が全く気分的なものなのかというと，NSAIDsゲルなど（欧米では湿布の形態はなぜか存在しないようだ）に関するsystematic reviewでは外傷性の急性疼痛[7]，筋骨格系の慢性疼痛[8]における鎮痛効果が指摘されている．また，カプサイシン自体を神経原性疼痛に用いる試みも存在するが効果は確定していないようである[9]．いずれにしろ対症療法の薬剤なので冷湿布と温湿布の使い分けに関しては患者の好みが一番の決定要因である．湿布の希望があれば，どちらをがよいかを実際に聞いてみて決めるのが現実的な対応であろう．

文献・参考文献

1) Lanza FL, et al：Guidelines for prevention of NSAID-related ulcer complications. Am J Gastroenterol, 104：728-738, 2009
2) Bhala N, et al：Vascular and upper gastrointestinal effects of non-steroidal anti-inflammatory drugs：meta-analyses of individual participant data from randomised trials. Lancet, 382：769-779, 2013
3) Papatheodoridis GV, et al：Effects of Helicobacter pylori and nonsteroidal anti-inflammatory drugs on peptic ulcer disease：a systematic review. Clin Gastroenterol Hepatol, 4：130-142, 2006
4) 日本腎臓学会：CKD診療ガイド2012．日腎会誌，54：1031-1189, 2012
5) Bresalier RS, et al：Cardiovascular events associated with rofecoxib in a colorectal adenoma chemoprevention trial. N Engl J Med, 352：1092-1102, 2005
6) Antman EM, et al：Use of nonsteroidal antiinflammatory drugs：an update for clinicians：a scientific statement from the American Heart Association. Circulation, 115：1634-1642, 2007
7) Massey T, et al：Topical NSAIDs for acute pain in adults. Cochrane Database Syst Rev, ：CD007402, 2010
8) Derry S, et al：Topical NSAIDs for chronic musculoskeletal pain in adults. Cochrane Database Syst Rev, 9：CD007400, 2012
9) Derry S & Moore RA：Topical capsaicin (low concentration) for chronic neuropathic pain in adults. Cochrane Database Syst Rev, 9：CD010111, 2012

プロフィール

吉田和樹（Kazuki Yoshida）
ハーバード大学公衆衛生大学院　薬剤疫学博士課程
医療行為を疫学的な視点から研究する薬剤疫学という分野を学んでおります．趣味でプログラムを書いています（https://github.com/kaz-yos）．

岸本暢将（Mitsumasa Kishimoto）
聖路加国際病院Immuno-Rheumatology Center
卒後，沖縄県立中部病院，在沖縄米国海軍病院を経て，2001年よりハワイ大学内科レジデント，2004年よりニューヨーク大学リウマチ膠原病科フェロー，2006年から亀田総合病院リウマチ膠原病内科，2009年より現職．日本・米国内科専門医および日本・米国リウマチ科専門医　医学博士．
研修医のみなさん，今が肝心です．目標を定めて突き進んでいってください．私もエネルギーが許す限り研修医教育を熱く行っていきます！

第6章 皮膚疾患・骨関節疾患・リウマチ・ステロイド系

4. 鎮痛薬としてのオピオイドの適応と使い方を教えてください

関根龍一

Point

- 難治性の非癌性疼痛にオピオイドが有効な場合がある
- オピオイド開始時と開始後には，注意事項に関するインフォームドコンセントを必ず行う
- オピオイドの効果と副作用を考えて，投与継続について評価する

はじめに

　皮膚疾患，骨関節疾患，リウマチ・膠原病などさまざまな病態において，疼痛コントロールに難渋するケースは決して珍しくない．原因疾患の診断作業と疾患特異的治療に並行して，対症的疼痛薬としてNSAIDsやアセトアミノフェンなどが標準的な薬剤として用いられるが，そうした薬物が無効あるいは，使用しづらい状況も存在する．以下に症例を呈示し，非癌性疼痛に対するオピオイド（医療用麻薬）使用の現状について説明する．

症例

　60歳代女性．強皮症の合併症である右側第1足趾の壊疽による激痛のため，入院管理となった．長期間のNSAIDs使用による消化性潰瘍の既往があり，プロトンポンプ阻害薬で現在も加療中．重度の大動脈弁狭窄症があり，切断術はハイリスクと評価され，手術は保留．肝機能，腎機能異常はない．アセトアミノフェンを4,000 mg/日まで増量したが無効．患者は，1日中持続する激痛で，右足は動かせず，ADLは著明に障害されている．痛みで食欲は全くなく，夜間も眠れない．この痛みが続くのなら死んだ方がましだ，とくり返し訴えている．

　Q. この患者さんの激痛にどう対処しますか？

1. いつオピオイドの使用を検討するか？

　以下の3項目に該当するときには，非癌性疼痛であってもオピオイド開始を検討することがある．

① 患者は激痛を訴えている
② 原疾患の根本的治療が困難
③ NSAIDs/アセトアミノフェンが使えない・無効．ほかの疼痛コントロール法も不明

この症例では，上記3項目のすべてを満たし，オピオイドの使用が検討された．

2. オピオイド開始時の注意点

■1 インフォームドコンセント（カウンセリング）を本人や家族に実施

上級医に必ず相談し，オピオイドに詳しい専門家にコンサルトすることが望ましい．その際，以下について本人や家族に説明する．

① ほかの方法では痛みに対応できないので，モルヒネ系の薬を開始すること
② 日本では，非癌性疼痛にモルヒネ系薬剤を用いることは一般的な（標準的な）治療法ではないが，ほかの方法で痛みが治まらない場合には処方することがある，などと説明する．
③ 患者・家族からのよくある質問と回答例を以下に示す．

> a．モルヒネは癌の末期に使う薬ではないのですか？
> 回答例：「確かに，モルヒネ系の薬は典型的には癌のひどい痛みに処方されます．しかし，今の状況は，痛みの原因となっている疾患の治療ができず，通常使う痛み止めも無効．そしてひどい痛みが持続した状況なので，モルヒネを使うことは，容認されうる状況と思われます．米国などのほかの先進国でも，同様な状況ではモルヒネ系薬剤を使って対処しています」
> b．"モルヒネ中毒"にはならないですか？
> 回答例：「中毒とは，精神的な依存形成をさし，痛みがないのにその薬の生じる効果を期待して，薬を使用したいと思い，その結果，処方されていないのに不適切に薬を使用し，不適切な方法で薬の入手を行ったりすることを意味します．痛みのコントロールにモルヒネ系の薬を適切な量で使用した場合には，ほとんど起こらないといわれています．処方指示に沿って薬を使えば問題ありません」
> c．いったんモルヒネを開始したら二度と止めることはできないのですか？
> 回答例：「痛みの原因が改善し痛みが軽減すれば，モルヒネを止めることが可能です．しかし，現在は治癒が困難な状況による痛みですから，おそらくモルヒネをしばらくは継続して使用することになるでしょう．激痛で苦しむよりも，モルヒネで痛みを軽減して，普通に近い生活をなるべく維持できる方が，患者さんのためになると考えます」

④ 自己判断で，薬を急に増やすことは眠気を増し，意識低下，ひどい場合には，呼吸が浅くなり危険なので，決してしないこと．自己判断で急に薬を止めることも退薬症状（これを中毒とは区別する）が出て，痛みの悪化，不快な症状が出るので，自分の判断で勝手に行わないように．
⑤ 頻度の高い副作用として，眠気，便秘，吐き気がある．適切な副作用対策を行えば，治療継続可能な場合がほとんどである．眠気は薬の処方量の適切な調節で対応し，便秘，吐き気にはそれぞれ薬を用いてコントロールを図る．
⑥ オピオイドで疼痛を改善し，リハビリを積極的に併用して，生活動作の維持・向上を図れるようにする．

2 処方例

1）経口投与可能時（中等度以下の痛み，外来処方時）

> 塩酸モルヒネ原末（水）
> 1回3〜5 mg　4時間ごと　1日4回（8時，12時，16時，20時），
> 1回6〜10 mg　眠前24時　7日分

中等度以上痛みが持続する場合は投与量を50％程度増量．軽度の痛みが残っている場合は，20〜30％増量．これを入院であれば，毎日（外来であれば，1週間ごと）くり返し，眠気が耐えられ，疼痛緩和効果がみられる上限量まで増量する．虚弱高齢者や肝，腎機能障害がある場合は，さらに少ない投与量で開始する．投与間隔は腎からの排泄遅延による傾眠，せん妄，呼吸抑制などが生じないように，個別対応する．特に高度の腎機能障害では，モルヒネはできれば投与を避ける（高度腎機能低下があっても比較的安全に使用できるフェンタニルやオキシコドンが，非癌性疼痛にも保険適用を取得することを願う）．

2）激痛で注射薬が処方できるとき（入院や救急室での環境）

① 塩酸モルヒネ持続注射（経静脈・皮下注射）0.5〜1 mg/時から開始し，眠気，疼痛緩和の程度をみながら，激痛〜中等度の痛みが持続の場合は，50％〜100％増量．中等度以下の痛みなら25％〜50％の増量を1日数回を目安に投与量を増減し，必要量を決定．眠気がひどい場合は，適宜投与量を減量する（急な中止は退薬症状が出るため注意）．肝，腎機能低下，虚弱高齢者では，モルヒネの腎排泄が遅延し，モルヒネの神経活性代謝物がせん妄，意識障害，興奮，ミオクローヌスなどの副作用を生じやすいので，できればフェンタニル注射薬を選択する（フェンタニル持続注射　10〜20μg/時　経静脈/皮下　から開始）．

② PCA（patient controlled analgesia：自己調節鎮痛法）ポンプを使用する場合は，持続0.5 mg/時，PCAドーズ0.5 mg，ロックアウト（不応期）5〜15分などの設定で開始．痛いときには何度でもドーズボタンを押してもらい，モルヒネの必要量を測る．できれば疼痛専門家に相談するのが望ましい．

③ 塩酸モルヒネ注射薬　単回投与を数時間ごと〜数回/日を反復．処方例：モルヒネ2〜5 mg 静注または皮下注 数時間ごとのくり返し投与．30分〜1時間たって中等度以上の痛みが持続していれば，1回の投与量を50〜100％増量．患者の状態によって，投与間隔は異なるので細かくフォローする．

※1　処方時の注意
①苦いモルヒネを甘く飲みやすくしたモルヒネ速放剤のオプソ®や徐放剤のMSコンチン®などの薬剤は，非癌性疼痛には保険適用がないため注意する．
②癌性疼痛に使用されるほかのオピオイド製剤である，オキシコドン（徐放剤：オキシコンチン®，速放剤：オキノーム®），フェンタニルパッチ（デュロテップ®MTパッチ）はモルヒネが有効な疼痛には等しく有効な場合がほとんどだが，非癌性疼痛には適用が通っておらず，現状では非癌性疼痛への処方が困難である．
③現在，筋肉内注射（IM）は疼痛緩和の臨床現場では例外的な場合を除いて，推奨されない．筋肉内注射はそれ自体が痛みを伴い，くり返す筋肉内注射によって，注射部位が組織壊死を起こす場合もあり，他ルートを優先して投与する．

※2　便秘対策の処方例：軟便薬と蠕動促進薬を併用
軟便薬：酸化マグネシウム（マグラックス®など）330 mg錠　1回1錠　1日3回　毎食後
蠕動促進剤：センノシド（プルゼニド®など）12 mg錠　1回2錠　1日1回　眠前

※3　吐き気対策の処方例
プロクロルペラジン（ノバミン®など）1回5〜10 mg　1日3〜4回　頓用〜定期
経口投与が不可の場合，
ドンペリドン（ナウゼリン®）1回坐剤60 mg　1日2回　頓用〜定期
メトクロプラミド注射薬（プリンペラン®）1回10 mg　1日3〜4回　頓用〜定期

3. ほかのオピオイド系薬剤は処方できるか？

1 トラマドール（トラムセット®配合錠，トラマール®カプセル）

　難治性の非癌慢性疼痛に現在最も処方される非麻薬性（麻薬処方箋が不要）のμオピオイド受容体作動薬（弱オピオイド）である．この薬理作用の他にセロトニン・ノルアドレナリンの再吸収阻害作用を有し，下行性疼痛抑制系の賦活による鎮痛効果も期待できる．本剤特有の副作用として，痙攣とセロトニン症候群（不安，過活動せん妄，落ち着きのなさ，見当識障害など）がある．トラムセット®配合錠はトラマドール37.5 mgとアセトアミノフェン325 mgの合剤で非癌慢性疼痛と抜歯後疼痛に，トラマドール25 mgの単剤であるトラマール®カプセルは癌疼痛と非癌慢性疼痛の両方にそれぞれ保険適用がある．他のオピオイド鎮痛薬同様，嘔気，眠気，便秘の3つが最も頻度の高い副作用であり先述の副作用対策の処方を適宜加える．
　モルヒネなどの強オピオイドに比べて依存性が低いとされてきたが，最近は依存形成のリスクは決して無視できないことがわかってきた．よって，本剤開始時にもモルヒネ開始時に準じたインフォームドコンセントを得ておくべきである．

●使用例
　トラムセット®配合錠1回1/2〜1錠　1日3〜4回　or　トラマール®カプセル1回25 mg　1日3〜4回

2 ペンタゾシン（ペンタジン®，ソセゴン®）

オピオイド受容体のアゴニスト・アンタゴニスト製剤であるペンタゾシンは麻薬処方箋なしで処方でき，NSAIDsが無効・使用できない激しい痛みに対し，救急外来などで日常的に処方される．ペンタゾシン15 mgの静注単回投与は塩酸モルヒネ5 mg 静注相当の効果がある．ペンタゾシンには，投与量を増やしても効果が頭打ちとなる，**天井効果（ceiling effect）**が存在するため，痛みが悪化して増量が必要な場合には適さない．この場合には，天井効果のない通常のオピオイドである，モルヒネ，オキシコドン，フェンタニルなどの通常のオピオイドを使用する（日本ではモルヒネのみが保険適用である）．

ペンタゾシンは，連用による精神症状の頻度が高く，精神的依存の形成も社会問題となっている．ペンタゾシンはほかのオピオイドと併用した場合に，その疼痛効果を打ち消す作用があるため注意する．以上より，**筆者は，この薬剤を使用することは勧めていない．**

3 ブプレノルフィン（レペタン®，ノルスパン®）

オピオイド受容体の部分作用薬であるブプレノルフィンには坐剤，貼付薬，注射薬がある．①緩やかな天井効果があり，投与量の微妙な調節が困難なこと，②剤型に経口薬がないこと，などから癌性疼痛の領域ではあまり使用されなくなった薬剤である．坐薬は術後疼痛と癌性疼痛，注射薬は術後疼痛，癌性疼痛，心筋梗塞症の痛みに，貼付薬は変形性関節症と腰痛による慢性疼痛におのおの保険が適用される．（なお，貼付薬処方にはE-learning受講が義務化されている）．

●使用例
　レペタン®坐剤　1回0.2 mg～0.4 mg　経直腸　1日2～3回

---

4. オピオイド処方に関する基礎的注意事項

①オピオイド（医療用麻薬）は法律で厳重に管理されている薬剤であり，医師が処方する際には，医師免許のほかに『麻薬施用者免許』の保持が必要である．オピオイドの処方は最長1カ月までであり，外来に1月に1度は通院する必要がある．投与量を変更した場合には，密なフォローアップが必要である．

②アルコール依存症などの薬物依存症の既往のある患者は，オピオイドへの精神依存を起こす可能性が通常より高く，『ハイリスク患者』である．この場合には，オピオイド開始前には，インフォームドコンセントを行い，特に細かいフォローアップが不可欠であり，処方通りに内服できているか（服薬アドヒアランス）外来受診時に時間をかけて，医療面接し確認を怠らない．短時間の外来診療ではこういった確認作業は行うことは不可能に近い．非癌性疼痛でオピオイド処方を行う患者は，できれば，疼痛専門家が主治医と並んでフォローするのが望ましい．

③オピオイドを非癌疾患による慢性疼痛に長期間処方した場合の臨床データは不足しており，注意深い経過観察が重要となる．有効でない場合には，漫然と継続処方しないことも重要で，この場合には別の対応策を考慮する．

④非癌性疼痛にもメカニズム別にさまざまな種類の疼痛が存在する．それぞれの痛みの原因によって，オピオイドよりよいエビデンスのある薬剤がある場合はそちらを優先する．

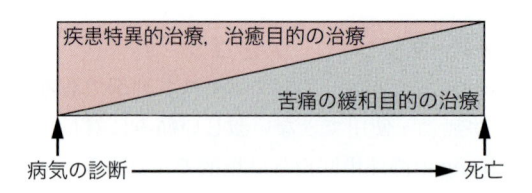

図1 進行性の治癒不可能な疾患と緩和医療のモデル
文献3を参考に作成

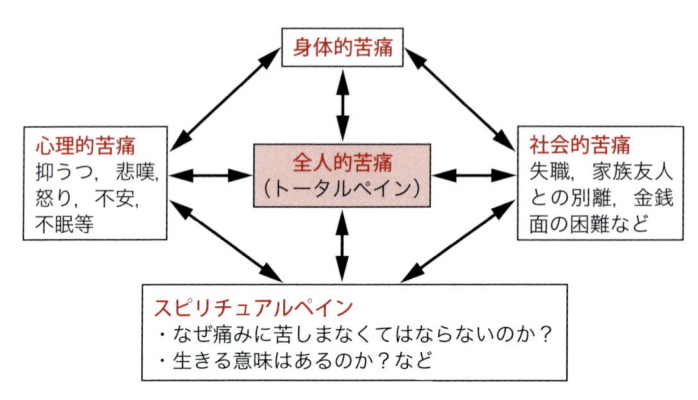

図2 全人的苦痛（痛み）のモデル

5. 非癌性疼痛治療をどう考えるか？

図1のように，すべての疾患では，疾患特異的な治療の継続が最も大切である．しかし，病状の進行とともに，疾患特異的治療が徐々に困難となり，反対に，対症的な痛みや苦痛を取り除く緩和医療が平行して提供され，この割合が大きくなる．**緩和医療は癌のみならず，治癒不可能な進行性疾患に対して等しく提供されるべき基本的医療である**．

慢性疼痛患者の痛みは図2の4つの側面の要素を含み，それぞれが影響しあって全人的な痛みとして表現される．この包括的治療には，多職種スタッフのサポートが不可欠である．

おわりに

オピオイドは，非癌性疼痛に対する疼痛コントロールの選択肢の1つとして，特例的に使用される．原疾患の治療が無効かつ，ほかの疼痛緩和方法がない難治性疼痛に，オピオイドが有効である場合も多いため，今後はオピオイド使用時の注意事項に関する教育指導の徹底とともに，この領域の臨床研究や認知度向上が望まれる．

文献・参考文献

1)「Opioids in Non-Cancer Pain」(Stannard C, et al), Oxford University Press, 2008
2) Smith HS & Mcleane G：Evidence of long term opioid therapy in persistent noncancer pain.「Opioid Therapy in the 21st Century」(Smith HS ed.), Oxford University Press
3) Lynn J, Adamson DM：Living well at the end of life：adapting health care to serious chronic illness in old age. Arlington, VA, Rand Health, 2003

プロフィール

関根龍一（Ryuichi Sekine）
亀田総合病院　疼痛・緩和ケア科　部長
専門は一般内科と疼痛緩和医療．
1997年滋賀医科大学卒．米国の3カ所で疼痛緩和医療のフェローシップ研修を受け，2007年に帰国．この経験をもとに日本でも癌患者のみならず，非癌患者も含めた包括的な疼痛緩和医療の実践をめざす．現在，緩和ケアフェロー（後期研修医）を募集中．
詳細はHP：http://kameda-resident.jp/senior/examination/etc/etc03.html を参照ください．

第6章 皮膚疾患・骨関節疾患・リウマチ・ステロイド系

5. ステロイド注射や経口薬は，どう使い分けるのか詳しく知りたいです

宇都宮雅子

Point

- ステロイドを使用するときには各薬剤の特徴や力価を意識しよう
- ステロイドの初期投与量，減量法につき理解しよう
- ステロイドの副作用および使用上の注意点を理解しよう
- ステロイド服用中のストレス下状況に注意しよう

はじめに

「ステロイド飲んでる患者さんを診るのは何となく怖い」「手術のときステロイドカバーが必要って上の先生にいわれたけど，どうしたら？」などと思ったことはないだろうか．確かにステロイドはとっつきにくいイメージをもたれている印象があり，また経口薬や注射薬までさまざまなものが使用可能で，それぞれ力価も違い，効果も違うので，煩雑である．この稿では，選択や使用において基本となることを押さえ，とっつきにくさを少しでも払拭することを目標としたい．

> **症例1**
> リウマチ性多発筋痛症と診断された88歳男性．プレドニン® 15 mgが開始された．今後どういうスケジュールになるか，急に休日に訪れた家族が知りたがっており，指導医は出張中でたまたま携帯にも連絡がつかない．

> **症例2**
> 関節リウマチで数年にわたって内服中の55歳女性．今回子宮癌で開腹手術をすることとなったが，周術期の内服をどうしたらよいか？当日にステロイドの点滴薬は必要か？

1. ステロイドの種類とその使い分け

現在，リウマチ性疾患において，ステロイドは用途に応じて，内服，点滴静注用，筋注用，関節内注射用などの製剤が使用されている．

表1　ステロイドの種類別力価換算と半減期

ステロイド			相対力価		生理的抗炎症作用1日同等量（mg）	生物学的半減期（時間）
	一般名	商品名	抗炎症（糖質コルチコイド）作用	鉱質コルチコイド作用		
短時間作用型	ヒドロコルチゾン	コートリル®	1	1	20	8〜12
	コハク酸ヒドロコルチゾン	ハイドロコートン				
中間型	プレドニゾロン	プレドニン®	4	0.8	5	12〜36
	メチルプレドニゾロン	メドロール®	5	0.5	4	
	コハク酸メチルプレドニゾロン	ソル・メドロール®				
	トリアムシノロン	ケナコルト-A®	5	0	4	
長時間作用型	デキサメタゾン	デカドロン	25	0	0.75	36〜54
	ベタメタゾン	リンデロン®	25	0	0.75	

1 剤形と用途について

　内服薬としてはプレドニゾロン（プレドニン®など）やメチルプレドニゾロン（メドロール®など）がリウマチ性疾患では多く使用されている．また点滴製剤ではプレドニゾロンコハク酸エステルナトリウム（水溶性プレドニン®など）やメチルプレドニゾロンコハク酸エステルナトリウム（ソル・メドロール®など）があり，内服不能時や，後者はステロイドパルス療法の際に用いられる．副腎不全の際などには生理的内因性ステロイドであるヒドロコルチゾン（ハイドロコートンなど）が一般的に用いられる．また関節注射の際にはトリアムシノロン（ケナコルト-A®）がよく使用されている．

2 鉱質コルチコイド作用と糖質コルチコイド作用

　ステロイドの作用には鉱質コルチコイド作用（水・電解質作用：ナトリウム貯留作用，カリウム排泄作用など）と糖質コルチコイド作用（抗炎症作用，免疫抑制作用，糖新生作用，タンパク異化作用など）があり，おのおのの製剤で各作用の比率が異なる．**作用時間**および**糖質コルチコイド作用の力価**にポイントを置くと理解しやすい（表1）．

　まず 1 でも述べたが，ヒドロコルチゾン（ハイドロコートン®など）は生理的内因性ステロイドであるため，副腎不全が疑われる状況で用いられることが多い．生理的な分泌量は通常の状況下では**ヒドロコルチゾン20 mg**（10〜30 mg）程度であることも知っておきたい．

　リウマチ性疾患では**プレドニゾロン**（プレドニン®）を使用することが多い．糖質コルチコイド作用は同量のヒドロコルチゾンの**約4倍**に相当し，上記生理的な分泌量はこの場合，プレドニン® 5 mg（2.5〜7.5 mg）に相当するため，1日5 mg以上のプレドニン®を一定期間使用する場合は生体機能に影響している可能性を意識しておく（後述）．

　ベタメタゾン（リンデロン®など）や**デキサメタゾン**（デカドロン®など）は同量のヒドロコルチゾンの**約25倍**の糖質コルチコイド作用をもつ．また生物学的半減期が長く，視床下部-下垂体-副腎系を長く抑制しステロイド離脱困難となりやすいため，患者がこれらの薬剤を服用している場合，可能ならばプレドニゾロンの同力価量への変更が望ましい（ただし難治性の病態でプレドニゾロン→ベタメタゾンあるいはデキサメタゾンに変更することで病態の改善がみられるこ

表2 リウマチ性疾患に対するステロイドの投与量による分類と臨床的意義

ステロイド投与量（プレドニゾロン換算）	臨床的意義・適応
少量（≦7.5 mg/日）	多くのリウマチ性疾患における維持量
中等量（約0.5 mg/kg/日）	重篤な臓器障害のないリウマチ性疾患の初期治療
大量（約1 mg/kg/日）	重篤な臓器障害を有するリウマチ性疾患の初期治療
パルス療法（250 mg/日以上 1〜数日間）＊通常メチルプレドニゾロン500〜1,000 mg/日を3日間	重症やlife-threateningなリウマチ性疾患における初期治療

ともしばしば経験する）．また前述のように糖質コルチコイド作用が強く，プレドニゾロンなどに比して耐糖能異常が現れやすい一方で，鉱質コルチコイド作用はなく，ナトリウム貯留，低カリウム血症や高血圧などは起こりにくいことが利点である．

その他の特徴としては**デキサメタゾンやベタメタゾンは胎盤を通過しやすく，プレドニゾロンは胎盤通過時に不活性化されやすい**ため，前者は妊娠24〜34週に胎児の肺成熟を促したい状況などで，後者は胎児に影響を与えたくないような母体のリウマチ性疾患の治療時に選択される．

2. ステロイドの投与法・減量方法など

1 内服ステロイドの投与量

ステロイドの初期投与量については病勢や臓器障害の範囲・程度で判断する（表2）．生理的血中コルチゾールのリズム（朝高く，夕方に低い）に合わせ，朝1回投与や朝・昼投与かつ朝多めの処方，あるいは関節痛など（関節リウマチ・リウマチ性多発筋痛症など）に対しては，夜間や明け方の痛みに対応するために，朝と夕（もしくは眠前）に分服することもある（しかし，夕方や眠前のステロイド投与は，不眠の原因になることがあり，注意が必要である）．なお巨細胞性動脈炎（側頭動脈炎）のスタディで1日1回投与より1日3回の分割投与の効果が高く，ただし副作用も多いことが示されており，特に血管炎など全身性の炎症性疾患の場合，寛解導入時は分割投与（1日3回など），寛解後あるいは副作用が懸念される場合は1回投与に変更するのがよいだろう．

2 ステロイドの減量法

減量方法については各疾患・重症度，免疫抑制剤併用の有無により漸減速度・用量も変わるが，一般的には"**10パーセントルール**"が知られている．これに従うと60 mgのプレドニゾロン内服中の患者では，6 mgの減量を行うことになるが，きっちりとした10パーセント減量では煩雑になるため，以下のように減量することが多い．

表3　ステロイドの副作用とその頻度

副作用	100人年あたりの発症中央値	備考
・心血管系（高血圧，水・電解質異常，浮腫，腎不全，心不全）	15/100人年	血圧チェック（ベース＋適宜）
・感染症	15/100人年	ニューモシスチス肺炎予防内服の検討
・消化器系（胃十二指腸潰瘍，膵炎）	10/100人年	胃十二指腸潰瘍予防内服の検討
・行動・精神系（抑うつ，多幸感，精神症）	9/100人年	
・内分泌代謝系（耐糖能異常，糖尿病，脂質異常症，月経異常）	7/100人年	HbA1c（ベース＋1回/月）とLDLコレステロール・中性脂肪（ベース＋1～2回/月）をチェック
・皮膚科系（皮膚萎縮，ニキビ，多毛，脱毛）	5/100人年	
・筋骨格系（骨粗鬆症，無血管性骨壊死，ミオパチー）	4/100人年	骨密度・胸腰椎X線チェック（ベース＋1回/年＋適宜）予防内服の検討
・眼科系（緑内障，白内障）	4/100人年	眼科受診
・その他（満月様顔貌，食欲亢進）		ステロイド減量で改善の旨説明

表4　ステロイドの副作用の発現時期

開始当日～	不眠・抑うつ・高揚感・食欲亢進・高血糖・多量発汗
数日後～	血圧上昇・浮腫
2～3週間後～	副腎抑制・耐糖能異常・創傷治癒遅延・脂質異常症
1カ月後～	易感染性・中心性肥満・多毛・痤瘡・無月経・ミオパチー
数カ月後～	紫斑・骨粗鬆症
長期的に	無血管性骨壊死・白内障・緑内障

・30 mgもしくは40 mgくらいまでは，1～2週に10 mgずつの減量
・30 mgもしくは40 mg→20 mgくらいまでは1～2週に5 mgずつの減量
・20 mg→10 mgくらいまでは2～4週に2.5 mgずつの減量
・10 mg以下は4週ほどで1 mgずつの減量

　また病勢が落ち着いているにもかかわらず，10 mg程度のプレドニゾロンを長期間にわたり漫然と内服をしている患者にもしばしば遭遇する．そのような患者に対しても，副作用および病勢や患者の環境を総合し，十分な説明のうえ可能な限り積極的な減量を心がけるようにお勧めしたい．その際，表2で述べた少量（≦7.5 mg/日）では病勢がコントロールできず，それ以上の量が必要な場合には，ほかの免疫抑制薬（steroid sparing agents）の併用・追加・変更も考える．
ステロイド使用中の患者では毎回の外来で減量できないか考えることも重要である．

3. ステロイドの副作用と注意点

1 ステロイド副作用概要

　起こりうる副作用（表3），おおまかな出現時期（表4）について把握し，患者に説明を行うこ

とは，今後の信頼関係や服薬アドヒアランスにもつながる重要事項であり，必ず行うようにする．また用量との関連としては以下のようにまとめられる．

- 鼻出血/下腿浮腫/体重増加はプレドニゾロン5 mg/日以上の投与の際出現しやすい．
- 緑内障/うつ/血圧上昇/副腎抑制は7.5 mg/日以上の投与の際に問題となってくる可能性があり注意が必要．
- Cushing様変化/真菌感染/血圧上昇/皮下出血・羊皮様皮膚はステロイド用量の増加に伴い，より高頻度に発現しやすい．

2 ステロイド投与前後のベースラインチェックとモニタリング

上記副作用の早期発見・予防目的で以下のスクリーニングを投与前に行っておくことが望ましい．

●ステロイド投与前のスクリーニング
●病歴聴取・身体診察
- 消化性潰瘍および出血の既往
- 薬歴のチェック・特に不必要なNSAIDsの中止
- 高血圧・下腿浮腫・心不全の有無

●検査
- 糖尿病・脂質異常症チェック（LDL/HDLコレステロール，中性脂肪，血糖，HbA1c）
- 骨密度測定（腰椎・大腿骨頸部）・胸腰椎X線

●他科受診
- 眼科受診：白内障や緑内障（眼圧）のチェック

なお治療開始後は
- 脂質：初期は2～4週間ごと，以降は1～6カ月ごと
- HbA1c：初期は1カ月ごと，以降は1～6カ月ごと
- 骨密度・胸腰椎X線：半年～1年ごと＋適宜
- 眼科受診：（診察により）適宜，何もなければ1年ごと

などのようにモニタリングを行う．

3 副作用予防

表5の状況に該当する際には，予防投与を行うことが望ましい．また感染症対策に関しては，ニューモシスチス肺炎予防以外にも，予防接種（肺炎球菌ワクチン，インフルエンザウイルスワクチンなど），日常生活における注意（手洗い・うがい・マスク着用）なども重要である．

4 その他の注意事項

1）結核

ステロイド投与により潜在性結核の再燃が起きることがあるため，ステロイド開始前には胸部X線のチェック，ならびにプレドニゾロン15 mg/日以上の投与を1カ月以上投与する場合はインターフェロンγ遊離試験（T-スポット®，クォンティフェロン®）などでもスクリーニングを行

表5　ステロイド内服時の予防投与

目的	必要な状況	予防投薬	投与例
胃潰瘍予防	・胃潰瘍既往者，NSAIDs併用時は（NSAIDsを中止できないか検討しやむを得ない場合は）必ず投与する． ・ステロイド高用量投与時や高齢者（エビデンスはないが投与してもよい）．	プロトンポンプ阻害薬	・タケプロン®15 mg錠1回1錠1日1回 朝食後 ・オメプラール®10 mg錠1回1錠1日1回 朝食後 ・パリエット®10 mg錠1回1錠1日1回 朝食後
		ミソプロストール	・サイトテック®100 μg錠1回1錠1日2〜3回より開始→200 μg錠1回1錠1日2回〜4回（下痢や腹痛などの副作用に注意しながら増量）
骨粗鬆症予防	・プレドニゾロン7.5 mg/日以上． ・骨粗鬆症，脆弱骨折の既往など高リスクの場合は用量によらず．	ビスホスホネート（ビタミンDを併用）	・ボナロン®5 mg錠1回1錠 起床後 ・フォサマック®35 mg錠1回1錠 週1回 起床後
		ビタミンD（ビスホスホネートと併用）	・アルファロール®0.25錠〜1 μg錠1回1錠1日1回 朝食後 ・エディロール®0.75 μg錠1日1回 朝食後 ＊高カルシウム血症，高カルシウム尿症に注意
	・高リスク＋長期投与などさらに脆弱骨折の起こる可能性が高いと思われる場合．	テリパラチド	・フォルテオ®皮下注キット200 μg製剤1回20 μg 1日1回 皮下注 ・テリボン®皮下注用56.5 μg製剤1回56.5 μg 週1回 皮下注
ニューモシスチス肺炎の予防	1. ステロイドの用量と治療期間：プレドニゾロン20 mg以上，1カ月以上使用する予定あるいは使用中の患者はリスク高い． 2. 合併症：リンパ球減少（≦400/μL），IgG低値（≦700/μL），高齢，肺疾患がある場合リスクは高い． 3. 他の免疫抑制剤を併用中はリスク高い． 4. 原疾患：膠原病では多発血管炎性肉芽腫症（Wegener肉芽腫）（約6％）が他の膠原病（約2％以下）に比べリスク高い． 以上1〜4を総合的に評価して右記適応を考える．	ST合剤 ＊ST合剤が使用できない場合はST合剤の脱感作（サルファアレルギーの場合），あるいはペンタミジン（ベナンバックス®）吸入・ジアフェニルスルホン（レクチゾール®）内服・アトバコン（サムチレール®）内服	・バクタ®1 g錠1回1錠1日1回 朝食後 あるいは， 1 g錠 1回2錠 朝食後 隔日

うことが望ましい．糖尿病や透析患者などさらに易感染性のある場合は閾値を下げてスクリーニングを行うのがよいだろう．上記により少しでも潜在結核が疑われる際は，イソニアジド300 mg/日（イスコチン®100 mg錠 1回3錠 1日1回 朝食後）を（6〜）9カ月投与する．なおイソニアジドの副作用予防としてビタミンB6の併用も行うことが望ましい（ピドキサール®10 mg錠 1回2錠 1日1回 朝）．

2）B型肝炎スクリーニング

　慢性B型肝炎患者のみならず，無症候性キャリア，既感染者にステロイドを投与した場合の肝炎症状の出現あるいは悪化・劇症化が起こることがあるため，**使用開始前にHBs抗原，HBc抗体，HBs抗体のチェックは行っておきたい**．特に中等量以上のステロイド，免疫抑制薬，生物学的製剤を使用の際は厚生労働省研究班のガイドライン（図）に従い，必要時は肝臓専門医への相談やエンテカビルなど予防投薬を行う．

```
                    スクリーニング（全例）注1)
                         HBs抗原
                    ┌──────┴──────┐
              HBs抗原（＋）注2)        HBs抗原（－）
                    │                    │
                    │              HBc抗体，HBs抗体
                    │              ┌──────┴──────┐
         HBe抗原，HBe抗体，   HBc抗体（＋）またはHBs抗体（＋)   HBc抗体（－）かつ 注3)
         HBV-DNA定量                    │              HBs抗体（－）
                    │              HBV DNA定量 注4)          │
                    │              ┌──────┴──────┐      通常の対応
                    │      2.1 log copies/mL 以上   2.1 log copies/mL 未満
                    │              │                    │
                    │              │              モニタリング        注5) a, b, c
                    │              │         HBV DNA定量  1回/1～3カ月
                    │              │         AST/ALT    1回/1～3カ月
                    │              │        （治療内容を考慮して間隔・期間を検討する）
                    │              │              ┌──────┴──────┐
                    │              │      2.1 log copies/mL 以上   2.1 log copies/mL 未満
                    │              │              │
                    └──────────────┴──────────────┘
                         核酸アナログ投与                        注7)
                         注2)，8)，9)，10)
```

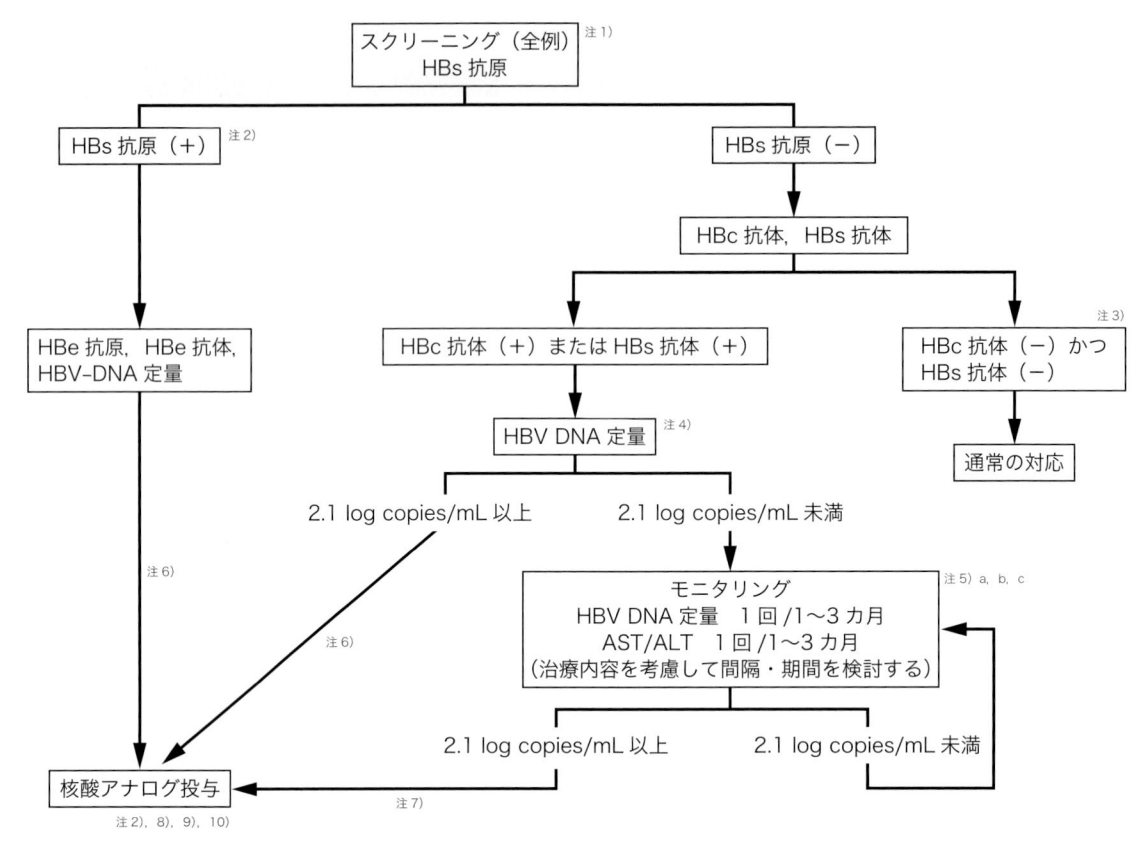

図　免疫抑制・化学療法により発症するB型肝炎対策ガイドライン

補足：血液悪性疾患に対する強力な化学療法中あるいは終了後に，HBs抗原陽性あるいはHBs抗原陰性例の一部にHBV再活性化によりB型肝炎が発症し，その中には劇症化する症例があり，注意が必要である．また，血液悪性疾患または固形癌に対する通常の化学療法およびリウマチ性疾患・膠原病などの自己免疫疾患に対する免疫抑制療法においてもHBV再活性化のリスクを考慮して対応する必要がある．通常の化学療法および免疫抑制療法においては，HBV再活性化，肝炎の発症，劇症化の頻度は明らかでなく，ガイドラインに関するエビデンスは十分ではない．また，核酸アナログ投与による劇症化予防効果を完全に保証するものではない．

注1）免疫抑制・化学療法前に，HBVキャリアおよび既往感染者をスクリーニングする．まずHBs抗原を測定して，HBVキャリアかどうか確認する．HBs抗原陰性の場合には，HBc抗体およびHBs抗体を測定して，既往感染者かどうか確認する．HBs抗原・HBc抗体およびHBs抗体の測定は，高感度の測定法を用いて検査することが望ましい．また，HBs抗体単独陽性（HBs抗原陰性かつHBc抗体陰性）例においても，HBV再活性化は報告されており，ワクチン接種歴が明らかである場合を除き，ガイドラインに従った対応が望ましい．

注2）HBs抗原陽性例は肝臓専門医にコンサルトすること．すべての症例で核酸アナログ投与にあたっては肝臓専門医にコンサルトするのが望ましい．

注3）初回化学療法開始時にHBc抗体，HBs抗体未測定の再治療例およびすでに免疫抑制療法が開始されている例では，抗体価が低下している場合があり，HBV DNA定量検査などによる精査が望ましい．

注4）既往感染者の場合は，リアルタイムPCR法によりHBV DNAをスクリーニングする．

注5）
　a．リツキシマブ・ステロイド，フルダラビンを用いる化学療法および造血幹細胞移植例は，既往感染者からのHBV再活性化の高リスクであり，注意が必要である．治療中および治療終了後少なくとも12カ月の間，HBV DNAを月1回モニタリングする．造血幹細胞移植例は，移植後長期間のモニタリングが必要である．
　b．通常の化学療法および免疫作用を有する分子標的薬を併用する場合においても頻度は少ないながら，HBV再活性化のリスクがある．HBV DNA量のモニタリングは1～3カ月ごとを目安とし，治療内容を考慮して間隔および期間を検討する．血液悪性疾患においては慎重な対応が望ましい．
　c．副腎皮質ステロイド，免疫抑制薬，免疫抑制作用あるいは免疫修飾作用を有する分子標的治療薬による免疫抑制療法においても，HBV再活性化のリスクがある．免疫抑制療法では，治療開始後および治療内容の変更後少なくとも6カ月間は，月1回のHBV DNA量のモニタリングが望ましい．6カ月後以降は，治療内容を考慮して間隔および期間を検討する．（次頁に続く）

図　免疫抑制・化学療法により発症するB型肝炎対策ガイドライン（続き）

注6）免疫抑制・化学療法を開始する前，できるだけ早期に投与を開始するのが望ましい．ただし，ウイルス量が多いHBs抗原陽性例においては，核酸アナログ予防投与中であっても劇症肝炎による死亡例が報告されており，免疫抑制・化学療法を開始する前にウイルス量を低下させておくことが望ましい．

注7）免疫抑制・化学療法中あるいは治療終了後に，HBV DNAが2.1 log copies/mL以上になった時点で直ちに投与を開始する．免疫抑制・化学療法中の場合，免疫抑制薬や免疫抑制作用のある抗腫瘍薬は直ちに投与を中止せず，対応を肝臓専門医と相談するのが望ましい．

注8）核酸アナログはエンテカビルの使用を推奨する．

注9）下記の条件を満たす場合には核酸アナログ投与の終了を検討してよい．
スクリーニング時にHBs抗原陽性例ではB型慢性肝炎における核酸アナログ投与終了基準を満たす場合．スクリーニング時にHBc抗体陽性またはHBs抗体陽性例では，（1）免疫抑制・化学療法終了後，少なくとも12カ月間は投与を継続すること．（2）この継続期間中にALT（GPT）が正常化していること．（ただしHBV以外にALT異常の原因がある場合は除く）（3）この継続期間中にHBV DNAが持続陰性化していること．

注10）核酸アナログ投与終了後少なくとも12カ月間は，HBV DNAモニタリングを含めて厳重に経過観察する．経過観察方法は各核酸アナログの使用上の注意に基づく．経過観察中にHBV DNAが2.1 log copies/mL以上になった時点で直ちに投与を再開する．

文献3より引用

表6　ステロイドのストレスドーズ

手術ストレス・内科的ストレス		ステロイド投与方法
軽度	鼠径ヘルニア手術，大腸内視鏡	通常量投与　もしくは術前，あるいは1日1回ヒドロコルチゾン25 mg経静脈投与
	軽度の発熱性疾患，胃腸炎など	
中等度	胆嚢摘出，半結腸切除，人工関節置換，子宮摘出術	通常量＋術前，あるいは1日1回ヒドロコルチゾン50 mg経静脈投与→1～2日かけて通常量まで漸減．もしくはヒドロコルチゾン50 mg経静脈投与→同25 mgを8時間おきに3回→以降通常量
	明らかな発熱性疾患，肺炎，重度の胃腸炎	
重度	食道胃切除，心臓バイパス術，全結腸切除，肝切除	通常量＋術前，あるいは1日1回ヒドロコルチゾン100 mg経静脈投与→1～2日かけて通常量まで漸減．もしくはヒドロコルチゾン100 mg経静脈投与→同50 mgを8時間おきに3回→以降1日ごとに半量とし通常量まで
	膵炎	
超重度	敗血症性ショック	ヒドロコルチゾン50～100 mgを6～8時間おきに経静脈投与

4. こんなときどうする？

1 ストレス時

一般的に生理的用量〔プレドニゾロン換算5 mg（2.5～7.5 mg）/日〕以上のステロイドを3週間以上内服した場合，視床下部－下垂体－副腎皮質系へのネガティブフィードバックがかかるといわれており，突然中止すると副腎不全のリスクとなるほか，手術などのストレスに対し，内因性のステロイドの追加分泌ができないことが予想されるため，手術前後にステロイドを外部から補うことが必要である（ストレスドーズ）．感染時なども同様にする．

現在ストレスドーズにつき決まったやり方はないが，各種文献やヨーロッパリウマチ学会の推奨を参考に考えるとよいだろう（表6）．

2 併用薬

リファンピシン，バルビツール酸，フェニトイン，カルバマゼピンなどはシトクロムP450を誘導し，肝臓でのステロイド代謝を促進するため，併用時はステロイドの用量を2〜3倍とする．

文献・参考文献

1) Hoes JN, et al：EULAR evidence-based recommendations on the management of systemic glucocorticoid therapy in rheumatic diseases. Ann Rheum Dis, 66：1560-1567, 2007
2) Coursin DB & Wood KE：Corticosteroid supplementation for adrenal insufficiency. JAMA, 287：236-240, 2002
3) 「B型肝炎治療ガイドライン（第2版）」．（日本肝臓学会肝炎診療ガイドライン作成委員会/編），日本肝臓学会，2014

プロフィール

宇都宮雅子（Masako Utsunomiya）
武蔵野赤十字病院膠原病・リウマチ内科

第6章 皮膚疾患・骨関節疾患・リウマチ・ステロイド系

6. リウマチ治療薬の使用上の注意点を教えてください

土師陽一郎, 岸本暢将

● Point ●

- 治療方針は①罹病期間, ②疾患活動性, ③予後不良因子に基づいて立てる
- 腎機能, 肝機能, 間質性肺炎および感染症をチェックし, 使える薬剤を選ぶ
- 副作用の早期発見とその対応方法について知っておく

はじめに

　近年のリウマチ治療薬は従来型の抗リウマチ薬（disease modifying anti-rheumatic drugs：DMARDs）に加え, 生物学的製剤が次々と登場し飛躍的な進歩を遂げた. 今やこれらを効果的に用いれば, 薬剤使用下であれば落ち着いている状態である "寛解" や, 薬剤を中止したうえでも落ち着いている "drug free寛解" も期待できる時代である. RA（rheumatoid arthritis：関節リウマチ）発症から2年以内に, 患者の70〜90％で関節破壊が出現するとされ, この時期の治療がその後の関節予後を大きく左右する. したがってRAと診断されればできるだけ早期にDMARDsを開始すべきであるが, 各薬剤の特性をよく知らないまま不適切な患者に投与したり, 投与後のモニタリングを怠ったりすれば致死的な副作用を起こしかねない. 本稿では考えられる副作用を最大限回避し, 個々の患者で治療目標を達成するために留意すべき事項について述べる.

症例

　50歳女性. 15年来の糖尿病があり, 内服のみでHbA1c 6.6. 軽度の網膜症と顕性蛋白尿を伴う腎症を指摘されている. 2カ月前から両手の朝のこわばりと多発関節炎を発症. 仕事や家事はなんとかできるが, 改善しないため来院. 初診時, 疼痛関節数4, 腫脹関節数5, 本人申告の患者全般評価〔global health 6（10を最悪として）〕, 医師全般評価〔6（10を最悪として）〕CRP 1.1, RFおよび抗CCP抗体が陽性であった. 眼乾燥や口腔乾燥症状はない. 両手X線で骨びらんなし. 胸部X線で間質影および浸潤影なし. 肝機能, 腎機能問題なく, 尿蛋白（1＋）, 尿蛋白定量0.8 g/gCr, HBs抗原（−）, HBs抗体（−）, HBc抗体（−）, HCV抗体（−）, T-SPOT陰性.

表1　抗リウマチ薬使用ガイドライン（診断6カ月以内の場合）

疾患活動性	予後不良因子[*1]	選択薬（日本で通常使用可能な薬剤）
低活動性 2.8＜CDAI≦10	問わない	SSZ or BUC or MTX 単独[*2]
中等度 10＜CDAI≦22	なし	SSZ or BUC or MTX 単独
	あり	MTX 単独 or SSZ/MTX 併用 or 生物学的製剤±MTX[*3]
高活動性 22＜CDAI	なし	SSZ or BUC or MTX 単独
	あり	MTX 単独 or SSZ/MTX 併用 or 生物学的製剤±MTX[*4]

[*1] 予後不良因子：身体機能の制限，関節外症状（血管炎，Sjögren症候群，RA肺），リウマトイド因子または抗CCP抗体陽性，X線で骨びらん
[*2] BUCは欧米で使用されていないが，国内成績でSSZと同等の効果を示している
[*3] 生物学的製剤±MTXは診断後3カ月以降に限る
[*4] 生物学的製剤±MTXは診断後3カ月以内でも可能

SSZ：サラゾスルファピリジン，BUC：ブシラミン，MTX：メトトレキサート，TNF：tumor necrosis factor（腫瘍壊死因子）
文献1を参考に作成

1. 患者について知る

　まず把握すべきは，患者の，①疾患活動性　②予後不良因子　③臓器合併症の有無，である．表1に早期RAにおける，アメリカリウマチ学会の治療ガイドラインを示した．疾患活動性は複合的臨床指標という腫脹関節・圧痛関節・患者全般評価・医師全般評価などに基づいた計算式で算出し，その数値で評価する方法が一般的となっている．最も代表的で簡便な方法を図1に示す．予後不良因子は関節リウマチによる日常生活動作を制限する身体機能障害があること，リウマチ結節やリウマチ血管炎，Felty症候群などの関節外症状があること，リウマチ因子や抗CCP抗体が陽性であること，X線で骨びらんがあることのどれか1つを満たす場合とされている．

　表1の治療ガイドラインは，活動性が高く予後不良因子が認められるほど，早めにメトトレキサート，さらには生物学的製剤の導入が推奨されている．

　これによると症例の患者は早期関節リウマチで，CDAI：21で中等度疾患活動性であり予後不良因子があるので，メトトレキサートとサラゾスルファピリジンの2剤併用かメトトレキサートとサラゾスルファピリジン，さらにもう1剤（欧米ではヒドロキシクロロキンやレフルノミド，本邦ではブシラミンが選択されることが多い）の3剤併用が初期治療の選択枝となる．

　次に薬剤の禁忌となるような臓器障害の有無を確認する．血算，赤沈，生化学，肝機能，腎機能，尿検査，HBs抗原，HBs抗体，HBc抗体，HCV抗体（リスクがあればHIV抗体も），胸部単純X線写真，ツベルクリン反応およびインターフェロンγ遊離試験は全例で必ずチェックする．その結果を踏まえた薬剤選択について次に述べる．

2. 経口DMARDsを使うときに考えること

　日本で頻用される経口DMARDsについて表2に示した．日本では低－中等度疾患活動性で予後不良因子を有さない場合サラゾスルファピリジンまたはブシラミンが第一選択となるか，高疾患活動性でもメトトレキサートの併用療法としての薬剤として選択されることが多い．サラゾスルファピリジンとブシラミンは単独で効果を上げることもあるが，臨床的にはメトトレキサートよりも有効率が低い．低疾患活動性の症例でこれらの薬剤で治療を行い，臨床的には多少改善し

図1　CDAIの計算・評価方法

	疾患活動性	
	寛解	≦2.8
2.8＜	低疾患活動性	≦10
10＜	中等度疾患活動性	≦22
22＜	高疾患活動性	

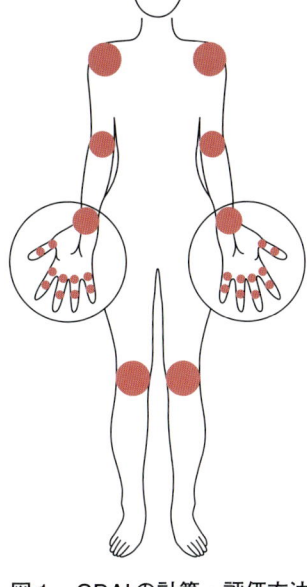

clinical disease activity index（CDAI）（0〜76）
＝圧痛関節数（0〜28）＋腫脹関節数（0〜28）＋患者全般評価（0〜10）＋医師全般評価（0〜10）

複合的臨床指標として以前からDAS28が使用されてきたが、より簡便な方法としてCDAIが推奨されている．左記の図の関節で腫脹関節数・圧痛関節数を評価し，さらに全般的な評価を医師患者双方で0が全く症状なし，10が最悪として評価し，すべて足すことで活動性が評価できる指標である

表2　代表的なDMARDs製剤の効果と禁忌および必要な検査

薬剤名	効果*	禁忌	副作用	定期検査
サラゾスルファピリジン（アザルフィジン® EN 250 mg）	56%	サルファ剤またはサリチル酸製剤に対する過敏症	薬疹（9.3%）発熱（2.1%）胃腸障害（7.8%）肝機能障害（2.8%）血液障害（1.3%）	投与開始から最初の3カ月は2〜4週に1回次の3カ月は8〜12週間に1回その後は3カ月ごとに1回定期検査を行う
ブシラミン（リマチル® 100 mg）	46%	血液障害骨髄機能低下腎機能障害	腎障害（5.6%）蛋白尿（4.1%）間質性肺炎（0.03%）血液障害（0.9%）薬疹（12.6%）肝障害（1.9%）	毎月1回は尿検査を含む定期検査下記の場合は投与中止　白血球数＜3,000/μL　血小板数＜10万/μL　尿蛋白：持続 or 増加傾向
メトトレキサート（リウマトレックス® 2 mg）	74%	妊婦または妊娠の可能性，骨髄抑制，慢性肝疾患，腎障害，授乳婦，胸水，腹水	薬剤性肺障害肝機能障害骨髄抑制（大球性貧血）口内炎	投与開始から最初の3カ月は2〜4週に1回次の3カ月は8〜12週間に1回その後は3カ月ごとに1回定期検査を行う

＊：ACR20達成率：米国リウマチ学会（ACR）の定めた基準による20%の改善

ていても治療開始3〜6カ月後にDAS28を用いて効果判定し，寛解に至っていなければ，メトトレキサートを考慮するべきである．以後適宜治療調節を行い，1〜3カ月ごとに治療効果を判定し，寛解に至らなければ生物学的製剤の導入も考慮する（図2）．

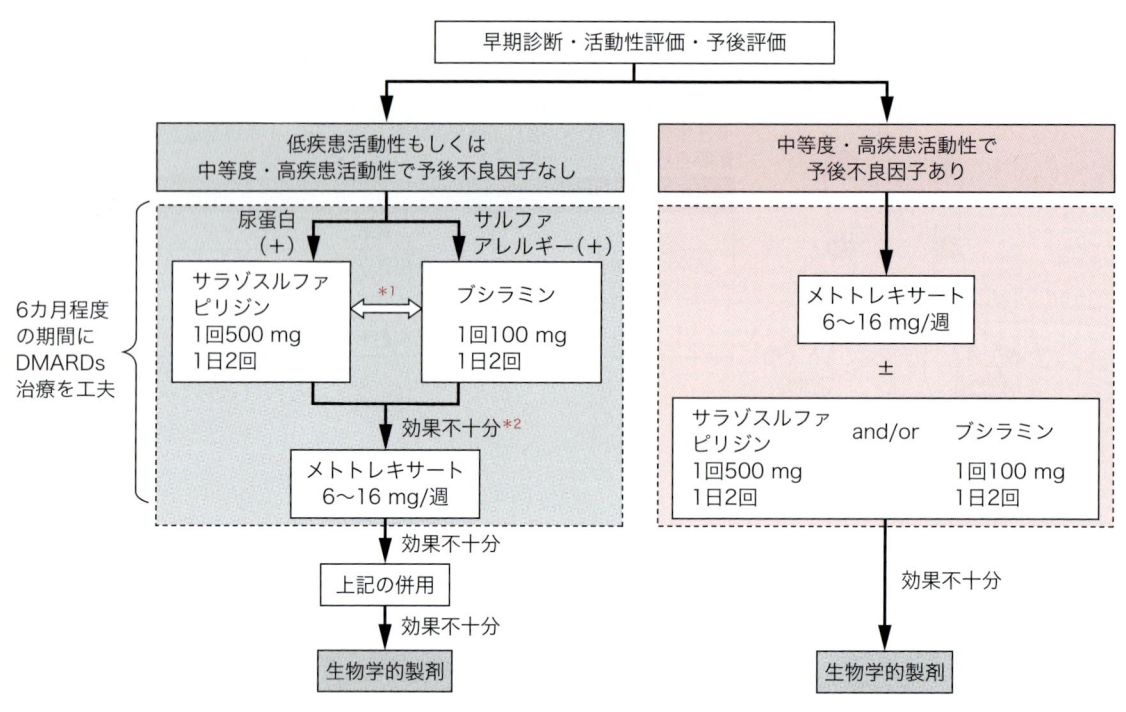

図2　DMARDsを用いた治療戦略
＊1　サラゾスルファピリジンとブシラミンは互いに切り替え，あるいは併用も可
＊2　効果不十分とは，DAS28で中等度疾患活動性以上，あるいは患者の満足するQOLに至っていない場合

1 ブシラミン（リマチル®）を使うときに考えること

　ブシラミンは日本で開発された薬剤で，国内臨床試験ではサラゾスルファピリジンと同等の効果を示している．添付文書上は300 mg/日まで処方可能だが，300 mg/日では副作用の発現頻度が上がることが明らかになり，一般的には50 mg/日から開始し通常は100 mg/日，最高200 mg/日服用する．

　ブシラミンで特に注意すべき副作用は**腎機能障害，特に蛋白尿**であり，それぞれ5.6 %，4.1 %の頻度で報告されている．**投与開始前に尿定性で尿蛋白陽性であれば投与を避ける．開始後も月に1回は血液・尿検査を行い，尿蛋白定性陽性が持続するようであれば直ちに中止する**．定性検査では濃縮の影響を受けることがあり，定量検査（随時尿蛋白定量を随時尿クレアチニン定量で除する）で確認することが推奨される．

　休薬後，尿蛋白が陰性化するには時間がかかり，半年以上要することもある．陰性化しない場合は腎臓内科への相談が必要になる．組織学的には膜性腎症の病理像を示す．

2 サラゾスルファピリジン（アザルフィジン®EN）を使うときに考えること

　通常500 mg/日から開始し，効果や副作用をみながら1,000 mg/日まで増量する．注意すべきは**サルファアレルギー**で，副作用として薬疹，発熱が最も多く，投与開始2〜4週に多いとされる．サルファ剤やサリチル酸製剤にアレルギーの既往がある場合は使用できない．そのほかには胃腸障害，肝障害，白血球減少などがある．**特に投与開始3カ月までは副作用の頻度が高いので，2〜4週間ごとの血算や肝機能のチェックが必要である**．

❸ メトトレキサート（リウマトレックス®）を使うときに考えること

　DMARDsの中核をなし，欧米では第一選択となっている．本邦でも中─高疾患活動性や予後不良因子を有する場合に第一選択として投与されるようになってきている．欧米での投与量は15 mg/週が平均であることから最大投与量に関する公知申請がなされ，最大投与量は16 mg/週とすることが認められた．

　注意すべき副作用としては薬剤性肺障害，肝障害，骨髄抑制，口内炎を含めた粘膜・消化器症状である．このうち用量依存性に発現するのは，骨髄抑制，肝機能障害，口内炎を含めた粘膜・消化器症状であり，**葉酸の予防投与（メトトレキサート投与後2日目にフォリアミン®5 mg　朝1回投与，副作用が強いときは5 mg錠　1回1錠　1日2～3回に増量可能）で多くはコントロール可能**である．定期採血でRDWの上昇，MCVが増大傾向，肝機能が上昇傾向を示したら注意が必要であり，葉酸の増量やメトトレキサートの減量で経過をみる．著明な血球減少や，AST/ALT値が正常上限の3倍以上まで上昇したときには投薬を一旦中止する．薬剤性肺障害（最大約5％に発生）は用量非依存性の副作用であり，突然発症し，重篤な転機をたどることがあるため注意が必要である．葉酸服用で予防することはできない．MTX開始6カ月以内（長くても1年以内）にみられることが多く，**感冒として見過ごされることもあるので，投与後に患者に発熱や空咳・呼吸困難などの呼吸器症状がみられた場合は，すぐに中止して主治医に連絡するように指導しておく**．薬剤性肺障害は，基礎に何らかの肺障害があると発現しやすいことが知られており，単純X線で明らかな間質性陰影を認める場合や，DLCO＜70％を呈するような患者では使用を避けた方がよい．また腎障害がある場合，これらの副作用の頻度が上昇するとされ，GFRが60 mL/分以下の場合は使用を控えるべきである．

3. 症例へのアプローチ

　症例の患者では尿蛋白が定性で（1＋），定量でも0.8 g/gCrで陽性であったため，ブシラミン（リマチル®）は使用不可と判断．以下で治療を開始した．

●処方例
　サラゾスルファピリジン（アザルフィジン®EN）500 mg錠　1回1錠　1日1回　朝食後

　2週間後，アレルギー症状もなく，採血にて血球異常や肝機能異常はないことを確認し，増量．

●処方例
　サラゾスルファピリジン（アザルフィジン®EN）500 mg錠　1回1錠　1日2回　朝夕食後

　1～3カ月後，症状は改善傾向であるが，CDAI：15とまだ中等度疾患活動性であり，自覚症状も強い．

●処方例
　メトトレキサート（リウマトレックス®）2 mg錠　朝食後2錠　夕食後1錠　週1回

2週間後，呼吸症状もなく，採血で血球異常や肝機能異常はないことを確認．以後経過をみて，2錠追加することも検討（合計10 mg/週），体重あたり0.3 mg/kgを超えないように適宜増量する．

4. 生物学的製剤を使うときに考えること

　今回の症例ではサラゾスルファピリジンで治療開始し，1〜3カ月後にはメトトレキサートを加えている．このまま寛解に至ればよいが，さらに3〜4カ月後も疾患活動性が中〜高度の場合，生物学的製剤の導入を考える．現在日本で使用可能な生物学的製剤は，TNF阻害薬・IL-6受容体阻害薬・T細胞共刺激因子阻害薬がある．

　TNF阻害薬には，インフリキシマブ（レミケード®），アダリムマブ（ヒュミラ®），エタネルセプト（エンブレル®），ゴリムマブ（シンポニー®），セルトリズマブ（シムジア®）の5剤に加え，抗IL-6受容体阻害薬はトシリズマブ（アクテムラ®），T細胞共刺激因子阻害薬としてアバタセプト（オレンシア®）がある．それぞれ投与方法や投与間隔は異なるが，いずれも臨床的効果はほぼ同等と考えてよい．インフリキシマブはメトトレキサートの併用が必須であるので，何らかの理由でメトトレキサートが使えない場合は適応とならない．その他のTNF阻害薬でもメトトレキサートを併用する方がより効果があることがわかっている．

　共通する副作用として特に日本で注意すべきは結核の再燃・発症である．**投与前にツベルクリン反応検査かインターフェロンγ遊離試験（IGRA：クオンティフェロンもしくはT-SPOT）と胸部X線画像検査で活動性および陳旧性肺結核の除外を必ず行う**．日本ではBCGの影響もあるのでツベルクリン反応検査の判定は議論があるが，日本リウマチ学会では発赤20 mm × 20 mm以上，あるいは硬結ありの場合やIGRA陽性の場合は，イソニアジドの予防内服を推奨している．実際にそのガイドラインに沿って予防内服が開始されてから，結核の発生は激減した．

Advanced Lecture

■ 治療中のRA患者の感染症やその他の疾患の発症リスクについて

　RA患者でメトトレキサートやタクロリムスなどの免疫抑制力の強いDMARDs，生物学的製剤使用中にリスクとなるのは一般細菌感染，結核・非定型抗酸菌症，ニューモシスチス肺炎・深在性真菌症・帯状疱疹ウイルスなどの日和見感染症，B型肝炎・C型肝炎の再活性化があげられる．

　一般細菌感染症では高齢者・既存の肺疾患・糖尿病の合併・ステロイド内服中などは危険因子となる．細菌性肺炎が最も多いが，2 LMNS（リステリア・レジオネラ・マイコバクテリウム・ノカルジア・サルモネラ）といわれる細胞性免疫不全の感染リスクも上昇するため積極的にカバーする．結核に関しては先ほど記述したように投与前にスクリーニングし，さらに生物学的製剤を使用中やイソニアジドによる潜在性結核としての治療終了後も結核発症をしていないか適宜モニタリングをすることが必要である．結核は肺結核で発症するとは限らず，肺外結核が半数以上を占めるといわれており，投与中の熱源不明の発熱は結核を積極的にスクリーニングしていかなければならない．ニューモシスチス肺炎に関してはHIV関連のニューモシスチス肺炎とは異なり，免疫抑制剤関連ではニューモシスチスに対する過敏反応ともいわれており，急激に悪化する呼吸困難で発症することがある．間質性肺炎発症/増悪や薬剤性肺炎と臨床的に区別が困難で，気管

支鏡検査を行ったうえで薬剤の中止・ステロイドの投与・ST合剤の投与などすべての可能性を考えて治療を同時に行わなければならないときがある．ニューモシスチス肺炎予防の内服開始基準は存在せず，症例によって検討されるが，ニューモシスチス肺炎に関してはリンパ球数減少例や既存の肺疾患がある例などではST合剤予防投与が考慮される．肝炎ウイルスの再活性化については特にB型肝炎が危険といわれている．再活性化し劇症肝炎に至ると半数が死亡するとの報告もあり，HBs抗原陽性のキャリアでは極力生物学的製剤や免疫抑制剤の投与は避けるべきで投与する場合も肝臓専門医に相談し核酸アナログ製剤併用下での慎重な投与が必要となる．それ以外にもHBc抗体陽性・ワクチン接種歴のないHBs抗体陽性例でも再活性化の報告があり，HBV-DNA定量測定し，2.1 logcopy/mL以上では同様に核酸アナログ製剤投与し，検出されない場合でも肝機能とHBV-DNAの定期的なモニタリング下での投与が望ましいとされている〔http://www.ryumachi-jp.com/info/news110906_new.pdf（2015年2月閲覧）〕．C型肝炎はB型肝炎に比べると比較的リスクは低いと考えられるが，HCV抗体陽性例では肝臓専門医への投与前の相談が必要と考えられる．いずれの肝炎も投与中に肝炎の感染がわかっても急激な免疫抑制の中止で悪化および劇症化することが報告されており，肝臓専門医との連携のもとに継続・減量・中止に関して慎重に検討することが必要とされる．

おわりに

　関節炎は改善するまで毎日かつ1日中患者を悩ませ，うつ病の発症率も高いとされている．その分改善したときの喜びは大きい．寛解が得られる時代だからこそ，患者本人と相談しながら個人にあった最良の治療が提供されるべきである．

文献・参考文献

1) Singh JA, et al：2012 update of the 2008 American College of Rheumatology recommendations for the use of disease-modifying antirheumatic drugs and biologic agents in the treatment of rheumatoid arthritis. Arthritis Care Res（Hoboken），64：625-639, 2012
2) 「すぐに使えるリウマチ・膠原病診療マニュアル 目で見てわかる，関節痛・不明熱の鑑別，治療，専門科へのコンサルト」（岸本暢将/編），羊土社，2009
3) 「関節リウマチの診かた，考え方」（岸本暢将 他/編著），中外医学社，2011

プロフィール

土師陽一郎（Yoichiro Haji）
大同病院膠原病・リウマチ内科
2014年4月から名古屋市の南方で勤務しています．当院は働きやすい病院で総合内科専門医・リウマチ専門医取得のためのプログラムも充実していますのでぜひ後期研修の見学にいらしてください．

岸本暢将（Mitsumasa Kishimoto）
聖路加国際病院 Immuno-Rheumatology Center
詳細は第6章-3参照．

第7章　精神疾患・神経疾患系

1. 高齢者への抗不安薬・睡眠薬の使用方法

西平賀政，親富祖勝己

Point

- 対症療法的に薬物治療を安易に開始しない
- 化学構造的にベンゾジアゼピン骨格の有無でベンゾジアゼピン系薬剤と非ベンゾジアゼピン系薬剤という従来分類の考え方に臨床における利便性はない
  → 薬理作用や精神依存・身体依存の見地から上記の分類に臨床上の利便はない
  → $GABA_A$受容体複合体のω受容体に結合する薬剤はすべてベンゾジアゼピン受容体系薬剤と考える
- 上記で紹介したベンゾジアゼピン受容体系薬剤を使用する際は，単剤，少量・短期間投与を心がける
- 治療に難渋する場合は精神科医に相談する

はじめに

抗不安薬および睡眠薬について，その選択および使用方法だけでなく，原因疾患や鑑別疾患についても留意すべきである．

> **症例**
>
> Iさんは70歳の男性である．普段は高血圧と糖尿病で内科に通院しているIさんが2～3カ月前から喉の違和感を自覚するようになった．水分は飲み込めるが，固形物の嚥下に際して喉に違和感を覚えるようになり，痰があるように思え，頻回に空咳をするようになった．何か重大な病気が隠れているのではないかと心配になり，耳鼻咽喉科を受診した．Iさんの喉頭鏡の検査結果は異常がなく，いったんは安堵し，症状もよくなったような気がした．しかし数日後，再び同様の症状が出現し，不安で夜も不眠になり，かかりつけ医の先生に相談したところ，ベンゾジアゼピン受容体系の睡眠薬が処方された．
>
> 翌朝，Iさんの妻より「夫が夜寝ぼけて部屋を歩き回っていた」と電話があった．詳しく尋ねると，もともと，夜中に寝ぼけて何かを食することがこれまでにもあったという．
>
> 内科の主治医はどうしてよいかさっぱりわからなくなった．

1. 高齢者の不眠へのアプローチ

まず不眠を訴えた場合，5つのPで考えるとよいといわれる．

Primary	原発性
Physiological	身体的要因によるもの
Psychological	心理的要因によるもの
Psychiatrical	精神科的疾患によるもの
Pharmacological	薬剤性によるもの

ベンゾジアゼピン受容体系薬剤の投与で病態を悪化させてしまうという意味で見誤ってはいけない高齢者の身体疾患による不眠（physiological insomnia）の鑑別とその治療を述べたい．

1 レストレスレッグス症候群（restless legs syndrome：RLS）

「ムズムズする」「虫が這う感じ」「痛み」「不快感」「突っ張る感じ」が安静時に生じて，強く足を動かしたいという欲求にかられ，実際足を動かさざるを得なくなる．この症状は**夕方から夜間にかけて増悪する**ため，入眠困難や中途覚醒の原因となる．基礎疾患としては慢性腎不全，鉄欠乏をきたす状態，下肢静脈瘤，末梢神経障害などで認められることがある．鉄欠乏性貧血では約1/4の患者が合併するといわれている[1]．ドパミン神経伝達の異常あるいは中枢神経における鉄代謝に関与すると推定されている．

治療は鉄の補充および，クロナゼパム（ランドセン®）0.5 mg 1 T～2 T/睡眠2時間前，プラミペキソール（ビ・シフロール®）0.125 mg～0.75 mg/睡眠2時間前　ガバペンチンエンカナビル（レグナイト®）300 mg 1 T～2 T/睡眠2時間前　トラゾドン塩酸塩（デジレル®）25 mg 1 T/眠前などがある．

2 周期性四肢運動障害（periodic limb movement disorder：PLMD）

上記のRLSに伴うことが多いが，単独でも生じうる．睡眠中に下肢に周期的な不随意運動（てんかん性痙攣を連想させる従来の睡眠時ミオクローヌスの呼称は用いられなくなった）を生じることにより，睡眠の量や質を低下させる．多くは母指の背屈伸展や足関節の屈曲があり，特に膝関節の屈曲を伴う．薬物療法はRLSの処方に準ずる．

3 睡眠時無呼吸症候群

高齢者では筋弛緩や軟口蓋下垂で有病率が高まるのみならず，**中枢型睡眠時無呼吸症候群**の有病率も増大する．特に脳血管障害がある場合，高率に出現する．高齢者における有病率は**20％前後**といわれ，高齢になるほど睡眠時の呼吸停止の自覚に乏しく，BMI（body mass index）との関連が少ない[2]．そのため，いびきや睡眠中の呼吸停止などについて**家族から病歴を聞く必要が**ある．CPAP（continuous positive airway pressure）を併用しながら，トラゾドン塩酸塩もしくは，超短時間または短時間のベンゾジアゼピン受容体系薬剤を使用することもある．

4 REM睡眠行動異常障害

夢での精神活動が行動面に表出されて，粗大な異常行動が現れる．部屋を歩き回る単純な行動

から料理するなどの目的を有する複雑な行動まで生じる．Parkinson病や多系統変性疾患の前駆的な症状として注目されている．治療は症状を誘発する飲酒やベンゾジアゼピン受容体系薬剤を控える．REM睡眠行動異常障害を有する患者に薬剤による入眠を促す必要があれば，トラゾドン塩酸塩 25 mg 1 T～2 T/眠前やクロナゼパム 0.5 mg 1 T～2 T/眠前を使用する．

高齢者では精神疾患による不眠（psychiatrical insomnia）なものとしてうつ病を見逃してはならないが，不安障害にも留意する．

5 うつ病

プライマリケアでは不眠を訴える患者のうち5人に1人がうつ病であったといわれている[3]．うつ病に伴う不眠の特徴は，朝早く目が覚めてその後なかなか寝付けないという早朝覚醒である．また高齢者のうつ病の特徴として身体的な訴えが主となり，気分の落ち込みや興味の喪失を述べないことがある．主訴に対して神経学的および身体疾患が見出だせない場合は，以下に述べるうつ病や不安障害を疑う必要がある．

うつ病をスクリーニングするにあたっては以下の2つの質問を用いて，両方の質問に「はい」と答えた場合は感度95％，特異度90％でうつ病の可能性がある[4]．

> 質問1　「憂鬱ですか？」
> 質問2　「物事に対して興味がわきませんか？」

うつ病を疑った場合は**第7章-2**で述べるSSRIやSNRIの投与を考慮する必要がある．

6 不安障害およびその他

高齢者ではパニック障害の頻度は少なくなり，全般性不安障害などの頻度が増える．ここでは，身体症状を主訴にしばしば精神科以外を受診する可能性がある**全般性不安障害**および**心気症**について述べる．

1) 全般性不安障害

生活の些細なことが気になり，不安や緊張が高まり日常生活に支障をきたす．不安がさまざまな事柄（家族が事故に遭わないか，地震があるのではないかなどのテーマが定まらない「浮動性の不安」を特徴とする．特に高齢者では自らの身体の健康に対する不安から些細な身体的不調をもとに不安を増幅させ，頭痛やめまいで内科や耳鼻咽喉科を受診することが多い．訴えに対して身体的な疾患が見つからず，症状の背景に不安を疑った場合は，全般性不安障害の可能性を考える必要がある．

治療にあたってまずはSSRIの使用を考慮し，ついでベンゾジアゼピン受容体系の抗不安薬を追加するに留める．フルボキサミン（ルボックス®）を吐き気などの副作用を考慮してごく少量（12.5 mg）から開始して150 mgまで増量し，SSRIの効果が出るまでジアゼパム（セルシン®）2 mg 1 T～3 T/日を症状に応じて使用することもある．

2) 心気症

DSM-5ではsomatic symptom and related disorderのillness anxiety disorderに含まれる．不安障害とは区別されるが，その多くは内科を受診し，抗不安薬が投与されるためここで述べたい．

表1 睡眠障害をきたす薬物／物質（文献5より引用）

薬物／物質	睡眠への影響
コリンエステラーゼ阻害薬	不眠
β遮断薬	睡眠生理の障害，悪夢
カルビドパ，レボドパ	不眠，悪夢
ステロイド	覚醒効果，焦燥感
利尿薬	夜間多尿
フェニトイン	不眠
SSRI	不眠
テオフィリン	覚醒効果
甲状腺ホルモン	不眠
アルコール	睡眠導入後の睡眠障害
カフェイン	覚醒効果
ニコチン	覚醒効果

SSRI：選択的セロトニン再取り込み阻害薬
文献6より改変引用

　心気症は身体症状（例えば頭痛や喉の違和感）が何か重篤な疾患によるものではないかと考えて精査を希望する．検査の結果，異常を認めないことが確認されるといったんは安心するが，しばらくすると再び懸念が生じ，「この前の検査では見逃しがあったのでは」と考え，再び検査を希望する．医師が心気症の存在に気づかずに「異常はありません」と話すと患者はドクター・ショッピングをしてしまう可能性もある．

　まずはSSRIを使用し，必要に応じて最小限のベンゾジアゼピン受容体系薬剤を追加するに留める．フルボキサミン25 mgから開始して150 mg/日まで増量し，左記の効果が出るまでジアゼパム2 mg 1T〜3T/日を症状に応じて使用してはいかがであろうか．全般性不安障害の場合と異なり，心気症では症状に対するこだわりは強いものの，薬物の内服への不安はそれほどないことが多い．

　表1に不眠の原因となる物質を示す．高齢者が不眠を訴えた場合，表1の物質の摂取状況を確認し，原因物質を取り除く検討が必要である[6]．

7 不眠の治療

　不眠をきたす身体疾患や原因物質によらない不原発性不眠（primary insomnia）と心理的原因による不眠（psychological insomnia）の治療について述べる．

　まず，最も大切なことは不眠に対する生活指導を行うことである．厚生労働省は表2を推奨している[7]．

　夜間の不眠を訴える人のなかには，しばしば日中ベッドで30分以上の午睡をとる人がいる．どうしても眠いときは15分間だけソファーに深く腰をおろして爆睡するよう指導している．

　また治療介入を行うかどうかのもっとも重要な点は日中の体調の不良を伴うか否かである．夜間の不眠が存在しても日中の活動に問題がなければ睡眠薬の処方は不要である．

　次に高齢者の不眠に対する薬物療法について述べたい．高齢者については以下の点を考慮するべきである．

表2　健康づくりのための睡眠指針2014

睡眠12カ条
1. よい睡眠で，からだもこころも健康に．
2. 適度な運動，しっかり朝食，ねむりとめざめのメリハリを．
3. よい睡眠は，生活習慣病予防になります．
4. 睡眠による休養感は，心の健康に重要です．
5. 年齢や季節に応じて，昼間の眠気で困らない程度の睡眠を．
6. よい睡眠のためには，環境づくりも重要です．
7. 若年世代は夜更かしを避けて，体内時計のリズムを保つ．
8. 勤労世代の疲労回復・能率アップに，毎日十分な睡眠を．
9. 熟年世代の朝晩メリハリ，昼間に適度な運動でよい睡眠．
10. 眠くなってから寝床に入り，起きる時刻は遅らせない．
11. いつもと違う睡眠には，要注意．
12. 眠れない，その苦しみをかかえずに，専門家に相談を．

文献7より引用

- ふらつきなどで転倒の危険性が高まる
- 薬剤の代謝が低下しており，もち越しなどが出現しやすい
- 他薬剤との相互作用に注意する

　ベンゾジアゼピン受容体系薬剤は催眠作用以外に筋弛緩作用もあり転倒に注意が必要であり，作用時間が長い薬剤はもち越し効果で翌日の日中の活動を妨げてしまう．

　またベンゾジアゼピン受容体系薬剤でもω_1受容体に選択的に結合する薬剤は筋弛緩作用が少なく，転倒のリスクが他の薬剤に比べて低いと考えられるが，せん妄などを引き起こす可能性がある．

　高齢者の不眠に対する薬物治療ではまず次の薬剤を考慮し，無効な場合に少量の超短時間型または短時間型ベンゾジアゼピン受容体系薬剤を考慮すべきである．

・ラメルテオン（ロゼレム®）

　2010年に発売されたメラトニン受容体を刺激することで概日リズムに沿った催眠作用をもたらす薬剤である．生理的な睡眠がもたらされ，転倒などに注意を要する高齢者などで使用しやすいが，即効性に乏しい．効果発現に1〜2週間ほどを要するため，服薬の実感を得にくい．フルボキサミンとの併用が禁忌であり，食事と一緒に摂取すると吸収率が低下するなどの欠点もある．

・トラゾドン塩酸塩（デジレル®）

　睡眠と鎮静を示す5-HT$_{2A}$受容体遮断作用があり，睡眠の質の改善が得られる．

●処方例
- 入眠困難・中途覚醒：デジレル® 25 mg 1 T or ロゼレム® 8 mg 1 T　眠前
　　　　　　　　　　無効時，上記処方に追加してリスミー® 1 mg 1 T　眠前（短時間作用型）投与
- 早朝覚醒：デジレル® 25 mg 1 T or ロゼレム® 8 mg 1 T　眠前
　　　　　　無効時，上記処方に追加してユーロジン® 1 mg 0.5 T～1 T　眠前（中間型作用型）投与
- 熟眠障害：デジレル® 25 mg 1 T or ロゼレム® 8 mg 1 T　眠前

2. 高齢者の不安に対するアプローチ

　不安に対しても，不眠に対するアプローチと同様に病態を考えて対応すべきである．多忙な外来ではしばしば対症的にベンゾジアゼピン受容体系抗不安薬の投与がみられるが，安易な投与は依存をつくり出してしまう危険があり，慎むべきである．
　不安の原因として以下のことが考えられる．

- 不安障害（全般性不安障害・パニック障害など）に伴うもの
- 心理的要因に伴うもの
- 認知症に伴うもの

1 不安障害に伴うもの

　全般性不安障害に関しては先述した内容を参考にしていただきたい．
　パニック障害は高齢者で初発することは若年者に比べて少ない．動悸，呼吸苦，発汗，振戦などの症状と死への恐怖や離人感を伴う．
　治療は発作時にアルプラゾラム（ソラナックス®）0.4 mg 1 T頓用使用し，発作のコントロールのためにパロキセチン（パキシル®）10 mg～20 mgなどのSSRIを使用する．

2 心理的要因に伴うもの

　例えば翌日に手術を控えているなどの不安の原因が明らかである場合があげられる．
　心理的要因が取り除かれるまでの間，ベンゾジアゼピン系受容体薬剤の頓用を使用し，要因が取り除かれ次第すみやかに中止することを忘れてはならない．具体的にはジアゼパム（セルシン®）2 mgの不安時の頓用などが勧められる．

3 認知症に伴うもの

　病初期のAlzheimer型認知症では不安や抑うつを呈することがある．高齢者で不安をくり返し訴える場合は，改訂長谷川式認知機能スケールの実施なども検討すべきであろう．
　認知症に伴う不安の治療は専門医への受診が基本だが，抑肝散2.5 g 1回1包　1日3回の毎食前投与を試みるのもよい．甘草が含まれているため，低カリウム血症に注意が必要である．Alzheimer型認知症であれば，抗認知症薬のメマンチン（メマリー®）を5 mg 1 T眠前で開始し，20 mgまで漸増する．

また，転倒の既往や慢性の呼吸器疾患，重症筋無力症などでベンゾジアゼピン受容体系抗不安薬を使用しにくい場合もある．そのような場合は，5-HT$_{1A}$受容体を刺激して抗不安作用を惹起するタンドスピロンを使用する（例　セディール®5 mg～10 mg 1回1錠　1日3回　毎食後）．筋弛緩作用を認めずベンゾジアゼピン受容体系薬剤に比して安全であるが，効果の発現が緩徐である．

4 非薬物療法的治療として

不安を傾聴し，共感を示す支持的精神療法や自らの不安をコントロールするための自律訓練法なども比較的簡便であり，日常の外来診療でも利用可能と考えられる．

症例へのアプローチ

Iさんの不安は実は心気症に起因するものであった．また夜間の歩き回る行動はもともとあったREM睡眠行動異常症が悪化したものと考えられた．いったん，ベンゾジアゼピン受容体系薬剤を中止し，心気症に対してSSRIのルボックス®を使用し，REM睡眠行動異常症が併存する不眠症に対してはランドセン®0.5 mg 1Tを開始した．徐々に不安も軽減して検査の希望も減り，夜間の睡眠もとることが可能になった．

さいごに

睡眠障害，不安障害とそれぞれの鑑別診断と治療について述べた．多忙をきわめる日常診療においても常に病態を考える姿勢が不要な薬剤の投与を避けさせると考える．

文献・参考文献

1) Allen RP, et al：The prevalence and impact of restless legs syndrome on patients with iron deficiency anemia. Am J Hematol, 88：261-264, 2013
2) Young T, et al：Predictors of sleep-disordered breathing in community-dwelling adults：the Sleep Heart Health Study. Arch Intern Med, 162：893-900, 2002
3) Riemann D & Voderholzer U：Primary insomnia：a risk factor to develop depression? J Affect Disord, 76：255-259, 2003
4) 「ACP内科医のための「心の診かた」」（Robert KS & James LL/著，井出広幸，内藤　宏/監訳，PIPC研究会/訳），丸善出版，2009
5) 工藤 喬：認知症高齢者に睡眠薬をどのように用いるか．老年精神医学雑誌，24：772-777, 2013
6) Wolkove N, et al：Sleep and aging：1. Sleep disorders commonly found in older people. CMAJ, 176：1299-1304, 2007
7) 健康づくりのための睡眠指針2014（厚生労働省）：http://www.mhlw.go.jp/stf/houdou/0000042749.html（2015年2月閲覧）

プロフィール

西平賀政（Yoshimasa Nishihira）
沖縄県立中部病院精神神経科
産業医　内科認定医　精神保健指定医
沖縄県立中部病院研修修了後，北大東診療所，沖縄県立精和病院を経て現職．志の高い研修医に囲まれ，刺激のある職場にやりがいを感じています．
身体科と精神科の隙間を埋めていきたいです．

親富祖勝己（Katsumi Oyafuso）
沖縄県立中部病院精神神経科　部長
資格：医学博士，精神神経学会専門認定医，同学会専門指導医，総合病院精神医学会専門医，専門：精神病理学ベイズ統計学に出会い，「苦悩の重圧」（ドイツ語から訳出）の定量的把握にめどを付け，内心ホクホクです．

2. SSRI・SNRIおよびその他の代表的新規抗うつ薬の使い方

西平賀政，親富祖勝己

Point

- うつ病だけでなく薬剤によっては**不安障害**（パニック障害，全般性不安障害など）にも適応がある
- 稀ではあってもありうる重大な副作用（**セロトニン症候群**など）を見逃さない
- 新規抗うつ薬の効果発現・副作用について把握し，投与前に患者さんにきちんと説明すべきである
- プライマリケアにおいてすべての新規抗うつ薬を使い分けるのは困難であり，1剤に精通するのが現実的である

はじめに

　SSRI（selective serotonin reuptake inhibitors：選択的セロトニン再取り込み阻害薬）およびSNRI（serotonin norepinephrine reuptake inhibitors：セロトニン・ノルアドレナリン再取り込み阻害薬）を使用する代表的疾患であるうつ病は頻度の高い疾患であり，DEPRES（Depression Research in European Society）の行った全ヨーロッパ地域を対象に，うつ病の有病率の調査による報告では，大うつ病の6カ月有病率は6.9％であり，その**43％は医療機関を訪れない**という．さらに医療機関にかかった者のほとんどは**精神科医ではなくプライマリケアを受診している**[1]．

　また，米国精神医学会の診断基準（当時はDSM-Ⅲ）は1980年に採択されて，日本をはじめ世界に広がった．はっきりとした症状を数えあげて診断する方法により，うつ病の診療が一般の医師に身近になった．

　プライマリケアでは，精神科以上にうつ病の診療機会があると考えてもよい．

　またプライマリケアを受診する患者さんのなかには不定愁訴をくり返し，はっきりとした器質的疾患が見つからない人がいる．その背景には**不安障害**（パニック障害や全般性不安障害），**身体症状症**および**関連症群**（心気症など）が存在していることがあり，新規抗うつ薬の投与が症状改善に役立つ．

　自律訓練法や認知行動療法などの精神療法が効果的なこともあるが，プライマリケアで実践することは困難なことが多い．

　新規抗うつ薬であるSSRI 4種類，SNRI 2種類について，まず全体的な薬剤投与時の留意点について述べ，次いでおのおのの薬剤の特徴について解説する．また，SSRI・SNRIには含まれないが，臨床上汎用性の高いNaSSA（noradrenergic and specific serotonergic antidepressant）

表　SSRI/SNRIでみられる副作用

性機能障害	性欲の減退 オーガズム阻害
消化器症状	嘔気，下痢（SNRIでより強く出現）
体重増加	（SSRIでより強く出現）
眠気・不眠	
抗コリン作用	尿閉，口渇感
SIADH	
高プロラクチン血症	
セロトニン症候群	
賦活症候群	アカシジアを含む

SIADH：抗利尿ホルモン不適合分泌症候群

とその他の抗うつ薬であるトラゾドンについても含めて解説する．

> **症例**
>
> 　Hさんは35歳の男性である．几帳面な性格で，もともと体調の変化を気にする方だった．数週間前からのぼせ，ふらつき，胃部不快などを覚えるようになった．病気ではないかと心配し，内科で頭部CTや血液検査を行ったが，異常は見つからなかった．しかし，その後も体調不良は持続し，症状が気になって外出できなくなった．

1. SSRI・SNRIについての総論

　まず，薬を処方するうえで最も重要なことは，何を期待してその薬を処方するかということである．抗うつ薬は効果発現まで少なくとも **2〜4週間** を要し，最大効果が得られるまでに **6〜12週** を必要とする．また，副作用（表参照）に関しては **服薬初期から出現するものもある**．どのような症状の改善を期待しているかを明確に説明し，内服開始初期に多くみられる消化器症状の副作用については事前に伝えておく必要がある．

　症状を客観的に評価するために，Beckうつ病評価尺度（Beck depression inventory：BDI）などを利用するとよい[2]．

　薬の増量は1〜2週間ごとに副作用の有無を確認しながら慎重に行い，効果については「**継続して内服することで以前より楽になったと感じることができると思います**」と伝えるとうまくいくことが多い．

●まとめ
① 標的とする症状を明確にする．
② 効果発現には少なくとも2～4週を要する．
③ 消化器症状に関しては事前に説明する．1週間でピークに達し，2週間ほどで消退すると伝える．PPIの併用が消化器症状を緩和する場合もあるが，使用にあたっては適切な保険病名が必要となる．性機能障害は用量依存性に出現し，羞恥心から面接では話せない人もいると考えられ，きちんと伝えておくことがアドヒアランスの向上につながる．
④ 中断症候群，セロトニン症候群，賦活化症候群など重要な副作用の発現があることを留意する（これらの副作用については後述する）．

2. 4つのSSRI，2つのSNRIについて

1 SSRI

1）フルボキサミン（ルボックス®・デプロメール®）
- 1999年にわが国初のSSRIとして臨床導入された．
- **うつ病・うつ状態，強迫性障害，社交不安障害**などへの適応をもつ．
- 1日50 mg程度から開始し，25 mgずつ増量する．最大150 mgまで使用できる．
- 使用に際しては薬物相互作用に注意が必要である．
- 血中濃度が著しく上昇するため，ラメルテオン（ロゼレム®）は併用禁忌．

2）パロキセチン（パキシル®，パキシル®CR）
- 2000年に臨床導入された．
- **うつ病・うつ状態，パニック障害，社交不安障害**の適応症を有している．
- 1日1回夕食後より10 mg（徐放剤のパキシル®CR錠であれば，12.5 mg）より開始し，認容性をみながら40 mg（同CR錠であれば，50 mg）まで増量できる．
- 半減期が短いことにより，内服初期の消化器症状や突然の内服中止による中断症候群が出現しやすいが，2013年に徐放剤（パキシル®CR）が開発され，血中濃度の緩やかな上昇で副作用の軽減が期待される．
- 徐放剤は用量（パキシル®10 mg⇒パキシル®CR 12.5 mgに対応する）が異なり，現時点での適応症はうつ病・うつ状態のみであることに留意する．

3）セルトラリン（ジェイゾロフト®）
- 2006年に臨床導入された．
- **うつ病・うつ状態，パニック障害**の適応症を有している．
- 有害な副作用が少なく安全性が高いので，高齢者や身体合併症患者に使いやすい．1日25 mgを初期投与量とし，認容性をみながら25 mgずつ1日100 mgまで増量できる．

4）エスシタロプラム（レクサプロ®）
- 2011年に臨床導入された．
- **うつ病・うつ状態に適応症**を有している．
- 最も選択性の高いSSRIである．有用性と認容性の評価が高い．
- オピオイドとの相互作用の観点から緩和ケアにおけるうつ病治療の第一選択薬である．

2 SNRI

1）ミルナシプラン（トレドミン®）
- 2000年に臨床導入されたわが国最初のSNRIである．
- うつ病・うつ状態のみの適応症を有している．
- 認容性をみながら1日100 mgまで増量できる．本剤はCYP450肝代謝酵素を用いないため，他の薬剤と併用による相互作用の心配が少ない．
- 尿閉などの前立腺疾患では禁忌である．

2）デュロキセチン（サインバルタ®）
- 2010年に臨床導入された．
- うつ病・うつ状態に適応症を有するだけでなく，糖尿病性神経障害に伴う疼痛に適応症がある．
- 1日20 mgより開始し，60 mgまで増量可能である．

3. プライマリケアで重要と考えるその他の薬剤

1 ミルタザピン（リフレックス®）
- 鎮静効果のある抗うつ薬でNaSSA（noradrenergic and specific serotonergic antidepressant）と呼ばれる．
- うつ病・うつ状態に適応症がある．不安や焦燥を伴う際に使用される．15 mgから開始し，1週間ごとに15 mgずつ45 mgまで増量できる．
- SSRI，SNRIと同様の抗うつ効果を有している．
- 効果の発現が早く胃腸症状や性機能障害が少ないが，体重増加と眠気，めまいに注意が必要である．

2 トラゾドン（デジレル®）
　四環系抗うつ薬で鎮静効果がある．抗コリン作用がなく低用量（25 mg〜75 mg）で高齢者の不眠に用いることができる．25 mgから開始し，1週間ごとに75 mgまで増量できる

4. 疾患各論

1 うつ病
　この障害は気分の落ち込み，興味の減退を中核症状として疲労感，不眠などのさまざまな症状を伴う．気分障害治療ガイドライン[3]などを参照しても，新規抗うつ薬を第一選択とすること以外，具体的な抗うつ薬の使い分けは規定されてない．また非重症うつ病では抗うつ薬治療は必ずしもプラセボと効果に差がなく，日本うつ病学会の治療ガイドライン[4]でも軽症うつ病への治療の第一選択は患者背景と病態理解に努め，支持的精神療法と心理教育に努めることが推奨される．
　以上のことを踏まえ，抗うつ薬を処方する場合には次の点に注意する．

- **いらいらや焦燥感が強い場合**はミルタザピンなどの**鎮静作用のある抗うつ薬**を選択する．
- **不安や不眠の訴えが強い場合**は抗うつ薬の効果発現までの間，**ベンゾジアゼピン受容体系薬剤**を併用する．
- 抗うつ薬は基本的に**単剤**で使用する．
- **標的症状**を明確にする．
- **躁状態，自殺念慮／自殺企図，強い不安焦燥，妄想を伴う場合**，すみやかに**専門医**に紹介する．

2 不安障害

1）パニック障害

突然の動悸や呼吸苦などの自律神経症状に加えて死への恐怖などの不安を伴う．再発と長期化が多いが，SSRIは有用である．うつ病よりも低用量で使用される．個人的には適応があり，効果が期待できるパロキセチン10 mgで維持されることが多い．発作時にはアルプラゾラム0.4 mgを併用する．

2）全般性不安障害

日常生活のさまざまな領域への過度な懸念で社会生活が障害される．心配になる対象が特定のものではなくさまざまで変わりやすい**浮動性不安**（floating anxiety）が認められる．しばしば漠然とした身体症状を伴うため，内科などを受診するが，器質的疾患が見つからず，精神科に紹介されることが多い．

SSRIが有効であるが，その治療薬に対しても懸念を示すことが多いため，少量から開始し，メリットとデメリットの説明をバランスよく行う．個人的にはフルボキサミン25 mgの半錠（「吐き気などの副作用があるので，ごく少量からはじめましょう」と伝えて，初期投与量は50 mgであるが，1/4量から開始することを患者に提案する）から開始し，症状消失などの効果よりもまずは薬物療法に対する安心の保証が当初の目標となる．患者さんの多くは半錠であることで，薬物治療による副作用の懸念が軽減され，フルボキサミンによって全般性不安障害による反復される不安感を鎮めることが期待される．

5. その他知っておくべき有害事象

1 セロトニン症候群

セロトニンの濃度がきわめて高い状態で生じる．ほとんどの場合，原因薬剤の投与後または用量変更後24時間以内に生じるといわれる．単剤投与でも起こりうるが，過量内服や多剤併用でも生じる[5]．

時に見過ごされてしまうこともあるので，以下の症状が出現した際，この疾患を考慮してほしい．

強い消化器症状（悪心や嘔吐），変容した精神状態（被刺激性，混乱，せん妄），深部腱反射亢進，ミオクローヌス，運動失調，各種自律神経症状（高体温，高血圧，頻脈，発汗）など．

診断に特徴的な所見は深部腱反射亢進とミオクローヌスであり，簡便な診断方法としてHunter

Serotonin Toxicity Criteria[6]）が作成されている．

予後は良好であり，原因薬剤の中止と全身管理で70%は24時間以内に回復する．重症例に対してはシプロヘプタジン（ペリアクチン）を投与[8]することもある．

2 賦活症候群／アクチベーション症候群（activation syndrome）

抗うつ薬によって誘発される不安・焦燥・パニック発作・不眠・易刺激性・敵意・衝動性・アカシジア・躁転・躁状態などをさす[3]．セロトニン症候群や双極性障害の躁転などが含まれている可能性もある．自殺関連事象との関係ははっきりと結論づけられていない．

児童青年期だけではなく，24歳以下の若年成人にうつ病を診断し，抗うつ薬を投与する際に服用初期や漸増中は特に注意が必要である．

焦燥感やイライラが強いうつ病に対しては，ミルタザピンやトラゾドンの選択が安全と考える．

3 中断症候群

多くは薬剤の中止後1～3日以内に発症する．パロキセチンのように血中半減期の短いものほど，また投与期間が長いものほど発症しやすいといわれており，Blackらの診断基準では1カ月以上抗うつ薬を投与した後に中止・減量していることが取りあげられている[7]．症状は急性の不安，抑うつ気分，睡眠障害，知覚異常，めまい感，嘔気，嘔吐，下痢，頭痛，振戦，運動失調，発汗などである．特にパロキセチン，フルボキサミンでは注意する必要がある．予防は患者さんに急な薬剤の中止をしないよう指導することである．治療は経過観察で軽快することが多いが，時には元の薬剤の再投与を行う．

> **症例へのアプローチ**
>
> Hさんは健康への懸念以外に日常生活の些細なことまで心配し，1日中悶々としていた．また仕事も手につかないとも述べていた．詳しい面接によって，全般性不安障害の診断基準（DSM-5）を満たしていることから，全般性不安障害の診断名を伝え，不安の軽減を目的にフルボキサミンを12.5 mgより開始した．服用初期には消化器症状や頭痛の悪化を述べたが，傾聴と丁寧な説明をくり返し，症状は徐々に改善した．最終的には100 mgまで増量し，不安は完全になくなったわけではないが，以前のように心配ごとに囚われてしまうことはなくなったと述べ，職場に順調に通っている．

文献・参考文献

1) Lépine JP, et al：Depression in the community：the first pan-European study DEPRES (Depression Research in European Society). Int Clin Psychopharmacol, 12：19-29, 1997
2) 「ACP内科医のための「心の診かた」」（Robert KS & James LL/著，井出広幸，内藤 宏/監訳，PIPC研究会/訳），丸善出版，2009
3) 「気分障害治療ガイドライン（第2版）」（精神医学講座担当者会議/監，上島国利，他/編），医学書院，2010
4) 大うつ病性傷害．「日本うつ病学会治療ガイドライン」（日本うつ病学会 気分障害の治療ガイドライン作成委員会），2012
5) Mason PJ, et al：Serotonin syndrome. Presentation of 2 cases and review of the literature. Medicine (Baltimore), 79：201-209, 2000
6) Dunkley EJ, et al：The Hunter Serotonin Toxicity Criteria：simple and accurate diagnostic decision rules for serotonin toxicity. QJM, 96：635-642, 2003

7) Black K, et al：Selective serotonin reuptake inhibitor discontinuation syndrome：proposed diagnostic criteria. J Psychiatry Neurosci, 25：255-261, 2000
8) Graudins A, et al：Treatment of the serotonin syndrome with cyproheptadine. J Emerg Med, 16：615-619, 1998

プロフィール

西平賀政（Yoshimasa Nishihira）
沖縄県立中部病院精神神経科
詳細は第7章-1参照．

親富祖勝己（Katsumi Oyafuso）
沖縄県立中部病院精神神経科　部長
詳細は第7章-1参照．

第7章 精神疾患・神経疾患系

3. フェンタニルの使い分け，投与量，実際の希釈量を教えてください

宜保光一郎

Point

・フェンタニルの使用方法を知る
・呼吸抑制に注意を要する．また麻薬なので法に基づいて取り扱う

はじめに

フェンタニル（フェンタニル®）は救急室でも頻用される薬剤の1つである．救急室での使用目的は主に鎮痛であるが，その際の具体的な使い方などをいくつかのケースを通じて学びたい．

症例

糖尿病の既往がある，50歳男性．数日前からの咽頭痛があり，唾液を飲むこともできなくなったため救急室受診．診察時，全身状態はややシック．血圧150/90 mmHg，脈拍110回/分，呼吸24回/分，酸素飽和度SpO_2 100％，意識レベルはGCS 15点，体温38.8℃であった．いわゆるトライポッドポジションを取っており，口腔内から唾液を頻回に出している．

Q1. この症例の病態と診断は？

A1. 気道緊急症の可能性が高い．

現在バイタルサインは緊急性を示さないが，トライポッドポジション〔トライポッド（tripod）：三脚のように前かがみになる姿勢：ポジション〕を取っていること，また唾液の飲み込みすら困難な状況から，気道緊急症の可能性が高い．そのため，いつでも気管挿管を行うことができるように準備，また気道困難症の可能性も高いため，気道確保のためのあらゆる手段（輪状甲状間膜切開などの外科的気道確保も含む）を用意しておく必要がある．

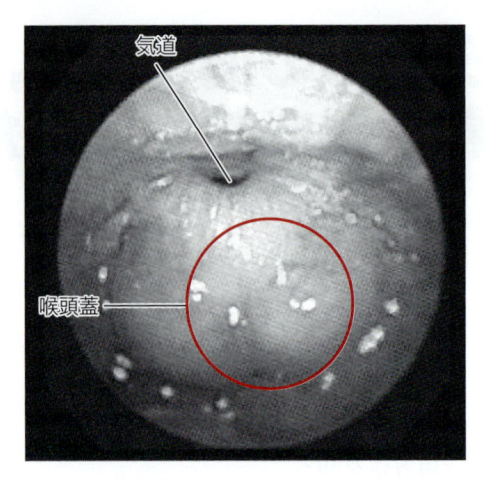

図　症例の診断：喉頭蓋炎
自験例より．Color Atlas④参照

症例へのアプローチ①

　気道緊急症を考え，口腔内を5％キシロカイン®ポンプスプレーで局麻後，喉頭ファイバーにて観察．喉頭蓋が腫れており（図），喉頭蓋炎の診断．バイタルサインはまだそこまで異常を示していないが，このまま進行性に上気道閉塞に至る可能性が高いと判断，気道確保を行うこととした．

Q2. どのような気道確保を行うか？ またオプションは？

A2．経口で気管挿管を行う（筋弛緩薬を使用しない），もしくは気管支ファイバー挿管など．いざというときは必ず輪状甲状間膜切開もすぐに可能なように準備を整える．
　はじめにどのような気道確保を行うかは，患者の状態，またはその場にいる術者の技量などを総合的に判断して決定する．例えば，耳鼻科医が当直にいるのなら，必ずコールし気管切開の準備をしてもらうなど，また熟練の麻酔科医がいるのならば，経口挿管をトライしてみるなど，綿密な計画とコミュニケーションが成功の鍵を握る．

症例へのアプローチ②

　この症例では，喉頭ファイバーの所見などを考慮して，はじめに気管支ファイバー挿管からトライしてみることになった．

Q3. 気管支ファイバー挿管の際の鎮痛鎮静はどのように行う？

A3．鎮静はできるだけ使用せず（もちろん筋弛緩薬も使用しない），鎮痛薬のみで行う．フェンタニルの静注と局所麻酔で行う．

表　静注でよく使用されるオピオイドの比較

特徴	モルヒネ	フェンタニル
発現時間	5〜10分	1〜2分
ボーラス投与	1〜2時間ごとに 2〜4 mg	30分〜1時間ごとに 0.35〜0.5 μg/kg
持続投与速度	2〜30 mg/時	0.7〜10 μg/kg/時
脂溶性		モルヒネの600倍
活性代謝物	あり	なし
ヒスタミンリリース	あり	なし
腎不全に対する量調整	50%減量	不要

ファイバー挿管の場合の標準的な前処置はないが，筋弛緩薬は使用しないということと，できるだけ意識下で行うというのは，どの施設でも共通であろう．私の場合は，鎮静を行わず，キシロカイン® ポンプスプレーの局所麻酔とフェンタニルによる鎮痛のみとし，患者の反応をみながら経鼻挿管している．

フェンタニルの投与量は反応に個人差があるため25〜50 μg静注からスタートし，患者の反応をみながら増量していく．最終的には100 μg程度の投与量で十分なことが多い[1]．フェンタニルは法に基づく厳重な管理が必要なので，フェンタニル100 μgの規格製剤を使用すると，管理しやすいだろう．

症例へのアプローチ③

慎重に患者の反応をみながら鎮痛を行い，経鼻気管支ファイバー挿管を行った．その際，外科医もセットアップしてもらい，いつでも外科的気道確保ができるようにしていた．その後ICUへ入室となった．診断は急性喉頭蓋炎であった．

症例へのアプローチ④

上記患者をICUで担当することになった．人工呼吸器管理にデクスメデトミジン（プレセデックス®）にて鎮静を，また鎮痛目的にフェンタニルを持続で使用することにした．フェンタニルを1.0 μg/kg/時で持続投与スタートし，使用中はペインスケールで評価を行った．

Q4. フェンタニルの薬理を述べよ．また同じオピオイドであるモルヒネとの比較は？

A4. ICUに入室している患者の半数以上は痛みを感じているとされているため，鎮痛は非常に重要である．オピオイドはICU患者で最も使用されている鎮痛薬であり（米国集中治療医学会ガイドラインでの推奨度C），投与法も間欠的ボーラス投与や，持続静注などが可能であるが，湿布薬による皮膚からの吸収経路は効果や発現時間にバラツキが大きく推奨されない．また，弱い鎮静効果もある．モルヒネとの比較は表に示す．モルヒネと比べて利点としては，発現時間が早い，ヒスタミンリリース作用がない分循環動態に影響しにくい，腎不全に対する量調整が要らない，などがあげられる[2]．

Q5. フェンタニルを使用するときの注意点は？

A5. 呼吸抑制や血圧低下，腸管運動抑制，嘔気嘔吐などが副作用としてあげられる．呼吸抑制は量反応性に発生する．通常量では発生しにくいといわれているが，睡眠時無呼吸症候群や慢性肺疾患がある患者へ使用する場合は注意する．また循環動態への影響はモルヒネより少ないが起こりうるとされる．腸管運動抑制作用により，チューブフィーディング中の患者では逆流による誤嚥性肺炎を生じるリスクが生じる．いずれにせよ，痛みの評価を定期的に行い，過剰投与や不要な投与を避けることが大事である．また，デクスメデトミジンとの併用で使用量を減らせるともいわれている．

併用薬にも注意が必要である．ペンタゾシン（ペンタジン®），やブプレノルフィン（レペタン®）などは，オピオイドのμ受容体への結合に競合するため，オピオイドの効果を減弱するといわれている．

米国集中治療医学会のガイドライン[3]では，長期間のオピオイド投与時には離脱症状などの発症のリスクが増すという理由で，これらの使用を推奨していない．

症例へのアプローチ⑤

その後，順調に回復し，気管切開は回避できそうであった．抜管をトライすることになった．

Q6. フェンタニルを中止する際に気をつけることは？

A6. フェンタニルの半減期は3～4時間とされている．抜管時にフェンタニルを漸減しておくか，それとも中止後に行うかは意見の分かれるところだと思う．抜管前の意識や自発呼吸の評価を十分に行って判断する．また，拮抗薬としてナロキソンが存在するが，離脱症状などの出現のために呼吸抑制の改善に使用することは推奨されていない．

Q7. オピオイドを使用する際の法的問題について述べよ

A7. オピオイドは麻薬の指定を受けているので，管理または使用についても「麻薬および向精神薬取締法」でしっかり定められている[4]．うっかり紛失などした場合でも，重大な問題へ発展するため，各病院ごとの管理から施用までのマニュアルをつくっておいた方がよいと思われる．

おわりに

以上，フェンタニルの救急での使用法について概説した．鎮痛薬は救急集中治療領域では非常によく使われる薬物である．多少なりとも参考になれば幸いである．

文献・参考文献

1) 「挿管困難対策手技マニュアル 安全な挿管のための基本知識とDAM症例におけるデバイスの使い方」(尾崎 眞/監, 車 武丸/編著, 中川雅史, 他/著), 羊土社, 2009
2) 「Marino's The ICU Book」(Marino, PL & Sutin KM), Lippincott Williams & Wilkins, 2013
3) Jacobi J, et al：Clinical practice guidelines for the sustained use of sedatives and analgesics in the critically ill adult. Crit Care Med, 30：119-141, 2002
4) 「病院・診療所における麻薬管理マニュアル」(厚生労働省医薬食品局監視指導・麻薬対策課), 平成23年4月

プロフィール

宜保光一郎 (Koichiro Gibo)
沖縄県立中部病院ER, 救急
生物統計家になるのが次の夢です．
沖縄県立中部病院ERは随時, 後期研修エクスターン, はたまたER医募集中です．

第7章　精神疾患・神経疾患系

4. 抗てんかん薬の使い分け

本村和久

Point

- 原則として2回目の痙攣発作から抗てんかん薬の適応を考える
- 患者さんの希望を聞くこと，患者さんに寄り添うことが重要
- 高齢発症のてんかんの多くは，症候性てんかん，部分発作の治療はカルバマゼピン，ラモトリギンが第一選択薬

はじめに

「てんかん・痙攣」と聞くだけで，早く専門科に任せたい気持ちになるが，神経内科医，脳外科医などの専門医がいつもそばにいるとは限らない．救急室や，入院患者，外来で最低限困らない知識を身につけておきたい．

症例～よくある？ケース

72歳男性，高血圧症，心房細動と糖尿病の既往あり，1年前に脳出血（左被殻出血）を発症（A病院にて保存的治療で改善）して右の不全麻痺が残っている．今回，自宅で突然，**全身性強直性発作**を起こし，A病院に救急搬送となった．発作は10分程度で自然に止まり，来院時には，意識レベルも改善していた．発熱を含め，バイタルサインに問題はなく，身体所見でももともとある右の不全麻痺以外は異常がなかった．血液検査，心電図検査，胸部X線，頭部CT（前回脳出血時と比べて）でも異常を認めなかった．発作前の頭痛や胸痛といった症状はなかった．本人からは「なんともないので，帰りたい」との訴えがあった．どうするこんなとき？

抗てんかん薬の使い分けについてよくありそうな臨床的な疑問を以下にあげてみた．Q＆Aの形で，この小文をまとめてみたい．

Q1. 抗てんかん薬の適応は？
Q2. 患者さんへの説明で注意することは？
Q3. 抗痙攣薬の種類は？
Q4. 第一選択薬はなに？
Q5. 血中濃度はいつ測る？
Q6. 高齢者のてんかんの特徴は？

Q1. 抗てんかん薬の適応は？

「誘因のないてんかん発作がはじめて生じたときには，発作の再発の蓋然性が高いとき以外は治療を開始しない．通常は，2回目以降の発作で治療開始を考慮する」[1]と最初の痙攣では，一般的には抗痙攣薬の適応はない[2]とされる．

イギリスのガイドライン[2]では，初回の非誘発性てんかん発作で抗てんかん薬を考慮すべき状況を次の場合としている．

①神経学的異常がある場合
②脳波で明らかな**てんかん波**が認められた場合
③患者・家族，介護者が，さらに発作起こすリスクを容認できない場合
④画像上，脳に構造的異常がある場合

また，**脳血管障害**や脳炎は，後遺症としててんかんのリスクであり，脳出血はヘモジデリン沈着がてんかん原性となるので，てんかんの頻度が脳梗塞より高い[3]．

Q2. 患者さんへの説明で注意することは？

患者さんの希望を聞くこと，患者さんに寄り添うことがとても重要である．痙攣を起こすこと自体を本人がどう解釈し受け入れるか重要な問題である．抗痙攣薬に関していえば，薬に対する拒絶や過剰な期待があるかもしれない．イギリスのガイドライン[2]では，患者さんが痙攣に向かい合うことができるようにどう医療者が望むかに言及（coping with epilepsy）している．てんかんをもっている患者とその家族の状況を支えること，情報提供を十分行うことが主な内容である．また，わが国のてんかん治療ガイドライン[4]では，患者への情報提供として，**表1**の10項目をあげている．

Q3. 抗痙攣薬の種類は？

多くの痙攣薬がある．バルビツレート系（フェノバルビタール）と非バルビツレート系（ヒダントイン，ベンゾジアゼピン系）に分けたり，ベンゾジアゼピン系かどうかで分けたり，いろいろな分類があるが，結局はよく使う抗痙攣薬については，覚えないといけない．**表2**を丸暗記するのは苦痛だが，ある程度は覚えておきたい．

表1　てんかんに関する患者への情報提供

①てんかんについての一般的知識
②日常生活上の注意
③てんかん発作型
④抗てんかん薬の効果と副作用
⑤てんかん発作への対応と発作の危険性
⑥てんかんに関する心理的問題
⑦てんかんに関する支援制度，団体
⑧自動車運転免許に関する法的知識
⑨教育，就職に関する事項
⑩妊娠と出産

表2　抗痙攣薬の種類

治療薬（商品名）	適応	作用機作	副作用
フェニトイン（アレビアチン®，ヒダントール®）	欠神発作に効果なし	ナトリウムチャネル抑制	運動失調，容貌変化，歯肉増殖，肝障害
カルバマゼピン（テグレトール®）	欠神発作に効果なし	ナトリウムチャネル抑制	皮疹，低ナトリウム血症，白血球減少
エトスクシミド（エピレオプチマル®，ザロンチン®）	欠神発作に有効	カルシウムチャネル抑制	倦怠感，嗜眠
バルプロ酸（デパケン®，セレニカ®，バレリン®）	すべてのてんかんに適応	ナトリウムチャネル抑制	食欲低下，倦怠感，肝障害，発疹
ジアゼパム（ホリゾン®）	重積発作に有効	GABA-A受容体に作用	眠気，脱力
フェノバルビタール（フェノバール®，ワコビタール®）	大発作に有効	GABA-A受容体に作用	眠気，発疹，複視
クロバザム（マイスタン®）	併用薬として使用	GABA-A受容体に作用	眠気，めまい
ガバペンチン（ガバペン®）	難治性てんかんに併用	カルシウムチャネル抑制	眠気，頭痛，慢性疼痛
トピラメート（トピナ®）	部分発作薬に併用	ナトリウムチャネル抑制	眠気，めまい，体重減少
ラモトリギン（ラミクタール®）	部分発作，強直間代発作 Lennox-Gastaut症候群	ナトリウムチャネル抑制	皮疹，無菌性髄膜炎，尿路結石
レベチラセタム（イーケプラ®）	部分発作	シナプス小胞タンパクに結合	皮膚粘膜眼症候群，肝炎，膵炎，便秘

文献1，2，4を参考に作成

Q4. 第一選択薬はなに？

　たくさんの薬を並べてきたが，ここで症状に合わせて，整理したい．誤解を恐れず，簡単に言うと，

> 予防薬　なんでも適応→**バルプロ酸** または ラモトリギン
> 急性期　ベンゾジアゼピン（**ジアゼパム** 10 mg）→**ホスフェニトイン**（22.5 mg/kg）[4]

　まずはこれだけ覚えておきたい．
　また，2006年以降日本において4種類の新規抗てんかん薬が使用できるようになった．2006年の**ガバペンチン**，2007年の**トピラマート**，2008年のラモトリギン，2010年の**レベチラセタム**である．これらの新規抗てんかん薬に関して，従来ある薬とのガチンコ（新規薬と従来薬の**二重**

表3 てんかんのタイプによる薬の選択

てんかんのタイプ	第一選択	第二選択	避けるべき薬物（てんかんを悪化させる可能性がある）
全身強直間代性	カルバマゼピン バルプロ酸 ラモトリギン トピラマート	クロバザム レベチラセタム	
欠神発作	バルプロ酸 ラモトリギン エトスクシミド	クロバザム トピラメート クロナゼパム	カルバマゼピン ガバペンチン
ミオクローヌス	バルプロ酸	クロバザム クロナゼパム トピラメート レベチラセタム ラモトリギン	カルバマゼピン ガバペンチン
強直発作	バルプロ酸 ラモトリギン	クロバザム クロナゼパム トピラメート レベチラセタム	カルバマゼピン
脱力発作	バルプロ酸 ラモトリギン	クロバザム クロナゼパム トピラメート レベチラセタム	カルバマゼピン フェニトイン
部分発作	カルバマゼピン バルプロ酸 トピラメート ラモトリギン	クロバザム ガバペンチン フェニトイン レベチラセタム	

文献2を参考に作成

盲検無作為比較試験）の臨床試験のエビデンスは不十分であるが，SANAD（standard and new antiepileptic drugs）というイギリスの病院での外来クリニックにおける非盲検の無作為化比較試験がある．この研究結果によると部分発作に対する**ラモトリギン**はカルバマゼピンより臨床的に効果的であり，カルバマゼピンはガバペンチンよりも効果的であった[5]．全般発作に対するバルプロ酸はトピラメートよりも忍容性があり，ラモトリギンよりも効果的であるという結果が示されている[6]．また，イギリスのガイドライン[2]では，費用効果の問題からレベチラセタムを第一選択としない推奨をしている．

発作のパターンによって，選択する薬は異なる．表3を参照してほしい．

ちなみに単剤を十分量を投与しても効果が不十分な場合は，第二選択薬に変更（第一選択薬は漸減中止）するのが原則で，「可能な限り単剤療法」が原則である[2]．

Q5. 血中濃度はいつ測る？

てんかん治療ガイドライン[4]によると，抗てんかん薬の血中濃度測定は，次の時に測定が推奨されるとしている．

①血中濃度上昇による副作用出現時
②薬剤の服用状況の確認
③投与量決定

また,「多剤併用時,妊娠前,妊娠中,てんかん重積状態治療時,肝障害,腎障害など,臨床上必要性があるときに測定する」ともある.さらに,抗てんかん薬の治療域濃度に関するガイドラインもあり,抗てんかん薬の治療域濃度は,カルバマゼピン,フェニトイン,フェノバルビタール,バルプロ酸においては測定の有用性が示されている[7].

Q6. 患者さんが高齢者の場合,気をつけることは？

高齢発症てんかんのタイプとしては,**症候性てんかん**がほとんどであり,原因として最も多いのは脳卒中で,原因の30〜40％を占める[3].抗てんかん薬の適応については「若年者と比較して高齢者（65歳以上）では初回発作後の再発率が高い（66〜90％）ことから,初回発作後に治療を開始することが多い」[4]とのガイドラインがあり,特に脳梗塞などの既往がある場合は再発発作のリスクが高くなる[3].部分発作であれば,カルバマゼピン,ラモトリギンの順に推奨されている[4].高齢発症の場合は,脳障害がないかの検索が重要であり,再発リスクも高いことに留意して,薬物療法を考える必要があると考える.

症例へのアプローチ〜ケースにもどって

高齢発症かつ,脳血管障害の既往があるケースなので,診断は部分発作の二次性全般化の可能性が高いと考える.糖尿病,高血圧症と心血管リスクも高いので,心原性失神の可能性を忘れてはならないが,経過と検査結果からは,否定的であろう.発作の再発リスクは高いので,脳波やMRIといった検査を行いながら,薬物療法の適応については初回発作であっても検討が必要かもしれない.

文献・参考文献

1) 日本てんかん学会ガイドライン作成委員会報告：成人てんかんにおける薬物治療ガイドライン：http://square.umin.ac.jp/jes/pdf/SEIJIN.pdf（2015年2月閲覧）
2) The epilepsies：the diagnosis and management of the epilepsies in adults and children in primary and secondary care NICE clinical guideline 137：（全文）http://www.nice.org.uk/guidance/cg137/resources/cg137-epilepsy-full-guideline3（2015年2月閲覧）,（ダイジェスト版）Epilepsy - Quick reference guide：http://www.nhslothian.scot.nhs.uk/Services/A-Z/LearningDisabilities/GuidelinesAndLegislation/Epilepsy%20-%20Quick%20reference%20guide.pdf（2015年2月閲覧）
3) 日本神経治療学会治療指針作成委員会：標準的神経治療：高齢発症てんかん.神経治療学,29：457-479,2012（https://www.jsnt.gr.jp/guideline/img/ktenkan.pdf,2015年2月閲覧）
4) 「てんかん治療ガイドライン2010 追補版（2012年度）」（日本神経学会/監,「てんかん治療ガイドライン」作成委員会/編）医学書院,2010（http://www.neurology-jp.org/guidelinem/tenkan_tuiho.html,2015年2月閲覧）
5) Marson AG, et al：The SANAD study of effectiveness of carbamazepine, gabapentin, lamotrigine, oxcarbazepine, or topiramate for treatment of partial epilepsy：an unblinded randomised controlled trial. Lancet, 369：1000-1015, 2007
6) Marson AG, et al：The SANAD study of effectiveness of valproate, lamotrigine, or topiramate for generalised and unclassifiable epilepsy：an unblinded randomised controlled trial. Lancet, 369：1016-1026, 2007

7) 日本TDM学会TDMガイドライン策定委員会＜抗てんかん薬ワーキンググループ＞：TDM標準化ガイドライン 抗てんかん薬のTDMガイドライン（案）Draft version 1.2, 2012（http://jstdm.umin.jp/news/osirase_public2012_4.pdf, 2015年2月閲覧）

プロフィール

本村和久（Kazuhisa Motomura）
沖縄県立中部病院プライマリケア・総合内科
詳細は第4章-2参照.

第8章 抗菌薬

1. 主な市中感染症で第一選択の抗菌薬として何を使うべきか教えてください

本田 仁

●Point●

①市中感染症の治療の原則
 1. 疫学的な推測（どの臓器でどの起因菌か）
 2. エンピリックセラピーの選択
 3. 適切に採取されたグラム染色，培養結果の解釈
 4. ローカルファクターも含めた治療の再評価
 5. ディフィニティブセラピーへの移行

②抗菌薬の選択は理論的である

③多数の抗菌薬はいらない．自分で自信をもって使える抗菌薬を把握する

はじめに

　抗菌薬使用に制限がない日本においては，**抗菌薬という大切な武器**の役割を考えることなく，使用されることが多い．さらに厄介なことに『適当に』抗菌薬を使用しても患者は改善し，その『適当さ』から生じる弊害がすぐにみえない．ゆえに感染症に興味のない医師にはこの事態の重要性を感じることができない．そのため，以前より**抗菌薬スチュワードシップ**（抗菌薬適正使用の取り組み）が叫ばれている[1]．細菌が耐性を獲得するスピードは新しい抗菌薬の開発のスピードをはるかに凌駕している．大切な武器が『適切に』使われない状況が続けば，耐性菌による感染症が蔓延し，まるで抗菌薬のない時代のように逆戻りするだろう[2]．この悪循環を断ち切るには日々の抗菌薬使用を見直すことである．この流れをつくるのはキャリア20〜30年の指導医ではなく（もちろん感染症治療に造詣の深い指導医が引っ張ってくれれば最もよいが），研修医と若手医師である．ここでは市中感染の治療の第一選択薬の選択の過程を考える．

症例

　67歳高血圧の既往の女性．2日間続く発熱，咳，激しい悪寒，緑色の喀痰を主訴に受診．軽度の意識朦朧状態を認める．review of systemでは軽度の下痢を認める．最近の抗菌薬投与歴，ウイルス感染症の既往なし．
アレルギー歴なし．最近の入院歴なし．肺炎球菌ワクチンの接種なし．
バイタルサイン：血圧95/65 mmHg，心拍数104回/分，呼吸数22回/分，酸素飽和度93％（室内気）

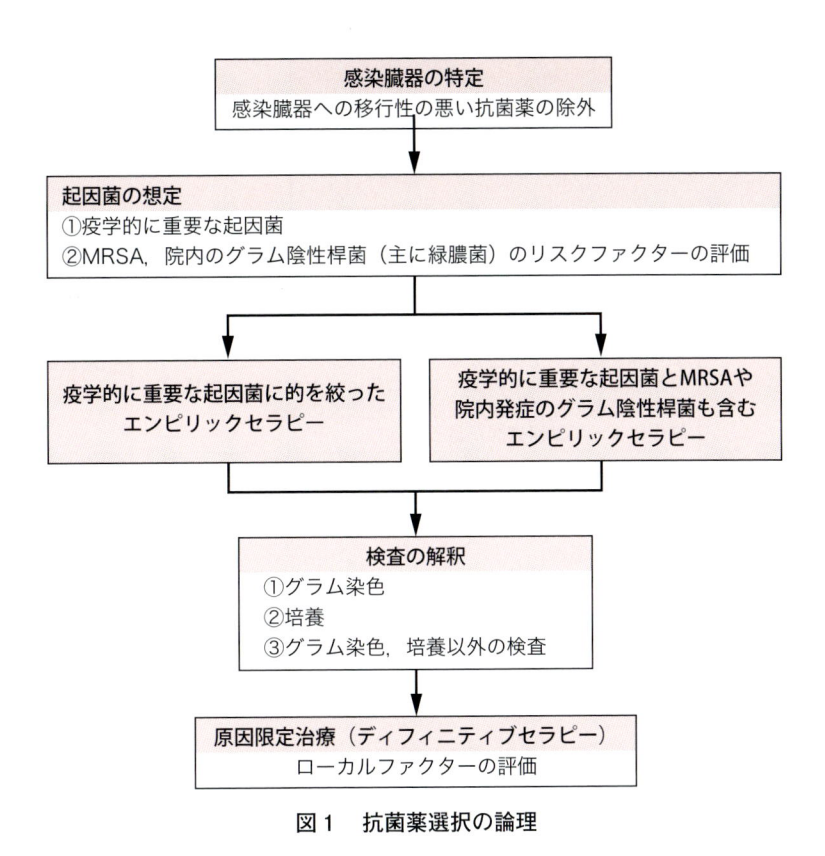

```
                        ┌─────────────────────────┐
                        │      感染臓器の特定      │
                        │ 感染臓器への移行性の悪い │
                        │     抗菌薬の除外         │
                        └───────────┬─────────────┘
                                    ↓
        ┌────────────────────────────────────────────────┐
        │ 起因菌の想定                                    │
        │ ①疫学的に重要な起因菌                           │
        │ ②MRSA,院内のグラム陰性桿菌（主に緑膿菌）の     │
        │   リスクファクターの評価                        │
        └──────────┬──────────────────────┬──────────────┘
                   ↓                      ↓
        ┌──────────────────┐   ┌─────────────────────────┐
        │ 疫学的に重要な   │   │ 疫学的に重要な起因菌と   │
        │ 起因菌に的を絞った│  │ MRSAや院内発症のグラム   │
        │ エンピリックセラピー│ │ 陰性桿菌も含む           │
        │                  │   │ エンピリックセラピー      │
        └──────────────────┘   └────────────┬────────────┘
                                            ↓
                        ┌─────────────────────────┐
                        │      検査の解釈          │
                        │ ①グラム染色             │
                        │ ②培養                   │
                        │ ③グラム染色,培養以外の検査│
                        └───────────┬─────────────┘
                                    ↓
                        ┌─────────────────────────────┐
                        │ 原因限定治療（ディフィニティブ│
                        │ セラピー）                   │
                        │ ローカルファクターの評価      │
                        └─────────────────────────────┘
```

図1　抗菌薬選択の論理

身体所見：項部硬直なし，肺音右中肺部にCrackle聴取，心音正常，その他異常所見なし
検査所見：血算　WBC 13,000/μL（90％好中球，10％桿状），Hb 13.1 g/dL，PLT 180,000/μL
　　　　　生化学　Na 131 mEq/L，K 4.2 mEq/L，Cl 96 mEq/L，Bun 29 mg/dL，Cr 0.6 mg/dL，Glu 158 mg/dL，AST 54 IU/L，ALT 48 IU/L
　　　　　動脈血液ガス分析　pH 7.36，PaO$_2$ 72 Torr，PaCO$_2$ 34 Torr，HCO$_3$ 18 mEq/L
胸部X線：右肺野に浸潤影
血液培養と喀痰のグラム染色および培養が提出された

1. 市中感染症における抗菌薬選択までの論理的思考の原則

　抗菌薬選択にいたる論理的思考にはさまざまなアプローチがあるだろうが，ここでは研修医，若手医師向けに多くの感染症で使える簡略化した図を示す（図1）．
　まずは感染臓器の特定である．これは感染臓器に特異的な情報が得られるため，重要なステップである．感染臓器の判明後は，まずその臓器に到達しにくい抗菌薬は選択しない．この思考は髄膜炎の治療などで意味をもつ．各抗菌薬の臓器移行性は時間をかけ，勉強していけばよい．次に疫学的に重要な起因菌の推測である．これは教科書から学ぶことである．
　エンピリックセラピーにおける抗菌薬の選択を左右する重要な細菌はいくつかある．なかでも

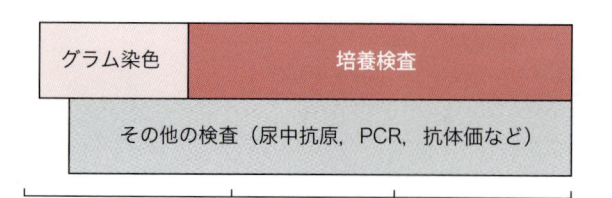

検査	利点	欠点
グラム染色	迅速 より的を絞ったエンピリックセラピー 早期もしくは初期でのディフィニティブセラピーへの移行 グラム染色で見えるが培養陰性→起因菌の推測 施設によっては研修医が自ら施行	感度が感染症によってまちまち 抗菌薬感受性はわからない
培養検査	抗菌薬感受性も含めた検査結果 グラム染色の答え合わせが可能 グラム染色で見えなくても培養で判明することあり	時間がかかる（2日〜2週間）
その他の検査	あるものは迅速 培養しにくいもしくはグラム染色で染まらない細菌の検査	あるものは時間がかかる 直接細菌を見ることはできない

図2　各検査の特色と結果までの時間

　重要な細菌はメチシリン耐性黄色ブドウ球菌（methicillin resistant *Staphylococcus aureus*：MRSA）と院内で主に認められるグラム陰性桿菌（特に緑膿菌，耐性の多い腸内細菌群）である．**これらの細菌が起因菌である見込みが強いとき，広域スペクトラムの抗菌薬，もしくは追加の抗菌薬が必要になってくる**．これらの細菌が市中で発症する状況は特定の感染症（例：悪性外耳炎や靴の中の穿通性外傷：緑膿菌，市中発症型MRSA感染症），または患者側の危険因子（例：肺基礎疾患，最近の抗菌薬使用歴，最近の入院歴，糖尿病，免疫抑制状態など）が存在するときであり，**基本的に市中感染症にこれらの細菌の見込みは少ないと考えるのが妥当である．ただ近年の高齢者中心の医療では市中発症だが濃厚なヘルスケアへの曝露が多いため（デイケア透析など）詳細な病歴聴取が求められる．**

　起因菌特定の検査はグラム染色，培養，その他の検査（例：尿中抗原，PCR，抗体価）があがる．感度，特異度が高く，迅速に結果の出る検査が理想的だが，単一の検査ですべてを満たすことは少ない．これらを組合わせ，起因菌の特定に力を注ぐべきである．図2に各検査の特色を示す．起因菌特定後，すみやかに起因菌をターゲットにした治療に移行する．狭域スペクトラムの抗菌薬への変更は **de-escalation** と呼ばれる．この際，**ローカルファクター**（例：地域，病院でのアンチバイオグラム）を照らし合わせる習慣を身につけたい．

2. 症例を検討する

1 感染臓器と診断

　感染臓器は肺，そして病名は肺炎である．呼吸器症状，呼吸数の上昇を認め，動脈血液ガス所見上もCO_2の低下と酸素化の低下を認める．SIRS（systemic inflammatory response syndrome：全身性炎症反応症候群）の診断基準を満たし[3]，CURB-65は4点[4]，血圧も低めで軽度の意識障害も認め，severe sepsis（重症敗血症）を伴った重症肺炎の可能性が高い．

■症例へのアプローチ〜診断
重症肺炎

2 起因菌の推測

さて市中肺炎において考慮すべき細菌はさまざまあるが，疫学的情報から肺炎球菌（*Streptococcus pneumoniae*），インフルエンザ桿菌（*Haemophilus influenzae*），腸管内のグラム陰性桿菌（Enteric gram negative bacteria），そしてレジオネラ菌（*Legionella pneumophila*），マイコプラズマ（*Mycoplasma pneumoniae*），クラミジア菌（*Chlamydophila pneumoniae*）など細胞内寄生菌が疫学的に重要である．おそらく肺炎球菌肺炎が細菌性肺炎のなかで最も頻繁に出会う肺炎であり，患者の重篤感も肺炎球菌肺炎に合う．さらにこの症例は肝機能上昇，下痢，意識障害もあるため，レジオネラ肺炎も鑑別診断に入れたい．しかし，これ以上の起因菌の断定は難しい．この症例でMRSAや院内発症のグラム陰性桿菌の可能性はあるだろうか．特に最近の入院歴や抗菌薬投与歴はなく，器質的肺疾患（慢性肺疾患や気管支拡張症）もない．ウイルス感染後の肺炎は黄色ブドウ球菌によるものがあるがここでは否定的である．**それらの細菌が関与している見込みは低いと考察できる．**

■症例へのアプローチ〜起因菌の推測
疫学的に優位な細菌が起因菌としての見込みが高く，MRSA，院内で主にみられるグラム陰性桿菌の見込みは低い．

3 エンピリックセラピー

エンピリックセラピーは推測された起因菌をカバーし，かつその抗菌薬はできるだけ過剰なスペクトラムをもたないことが理想的である．重症感染症には通常，静注の抗菌薬を用いる．筆者は第三世代のセファロスポリン（セフトリアキソンもしくはセフォタキシム）およびマクロライド系抗菌薬（静注エリスロマイシン），もしくはテトラサイクリン系抗菌薬（ミノサイクリン）を用いる．第三世代セファロスポリンは肺炎球菌，市中のグラム陰性桿菌をカバーする．エリスロマイシン，ミノサイクリンは細胞内寄生菌をカバーする．

■症例へのアプローチ〜エンピリックセラピー
第三世代セファロスポリンおよび静注エリスロマイシン

4 ディフィニティブセラピー

喀痰のグラム染色はグラム陽性双球菌を認め，喀痰培養は肺炎球菌であることが判明した．血液培養は陰性．分離される肺炎球菌の多くは現行のMIC（minimum inhibitory concentration：最小発育阻止濃度）においてペニシリンに感受性があることが多い[5]．そのため第三世代セファロスポリンおよびエリスロマイシンを中止し，静注ペニシリンGに変更[6]．よく陥る過ちとして，de-escalationすることで治療効果に不安を感じる人がいる．ここで強調したいのは広域の抗菌薬が必ずしも強い抗菌作用を有しているのではない．これは起因菌と抗菌薬の関係で決まる問題である．

■ 症例へのアプローチ〜ディフィニティブセラピー
■ 静注ペニシリンG

3. 抗菌薬選択に対する議論

1 エンピリックセラピーのカルバペネムを使用することは？

　カルバペネム系抗菌薬は細胞内寄生菌，MRSAを除く，市中肺炎の起因菌をカバーすることができる．エンピリックセラピーの一部としてこの症例で用いることは理論上成り立つが，**逆にカルバペネム系抗菌薬でなければならない理由を考えてほしい**．過剰なスペクトラム（院内グラム陰性桿菌，嫌気性菌を含む）をもち，正常の腸管細菌叢をより破壊するこの抗菌薬である理由は少なくともこの症例においてない．**カルバペネム系抗菌薬を市中感染症に用いることは特別な場合を除き考慮する必要はないと筆者は考える**．

2 エンピリックセラピーにフルオロキノロン系抗菌薬を使用することは？

　フルオロキノロン，特に世代の新しいフルオロキノロンは単剤で市中肺炎の重要な起因菌をカバーする抗菌薬の1つである．経口薬への移行，1日1回の投与など患者側からみた長所があることは事実だが，日本で静注薬の選択が少ない，過剰なスペクトラムを有し，さらに結核が比較的高頻度に認められる日本において，フルオロキノロン系抗菌薬は，結核にも抗菌活性があることを頭の隅に留めておきたい．ゆえに筆者は日本においてフルオロキノロンは特定の感染症，ペニシリンアレルギーの患者が主に適応と考えている．研修医にはまずβラクタム系抗菌薬を理解することを勧める．

3 エンピリックセラピーにペニシリンGを使用することは？

　ペニシリンGは肺炎球菌をカバーする．ただ**市中の他のグラム陰性桿菌では，よりペニシリナーゼを産生し，ペニシリンGへの感受性がないことが多い．肺炎球菌が市中肺炎の起因菌として最も多いとはいえ，エンピリックセラピーとしては不安が残る**．ただしグラム染色，もしくは培養で肺炎球菌の見込みが高いことがわかればペニシリンGに早期にde-escalationできるだろう．

おわりに

　市中感染症の抗菌薬の選択の基本は理論的であることである．これは一例であり，ほかに候補にあがる第一選択の組合わせは存在する．市中感染症に対する抗菌薬の選択は国，地域の因子，入手可能な抗菌薬の種類によって変わることがある．ただ基本的な思考はいつもどこでも変わらない．ガイドブックを用いて第一選択薬を決める際でも，その背後にある論理的思考を常に考えることで自分自身を日頃から鍛えることが適切な抗菌薬を選択する礎となり，それは抗菌薬スチュワードシップに繋がるのである．

文献・参考文献

1) Dellit TH, et al：Infectious Diseases Society of America and the Society for Healthcare Epidemiology of America guidelines for developing an institutional program to enhance antimicrobial stewardship. Clin Infect Dis, 44：159-177, 2007
2) Arias CA & Murray BE：Antibiotic-resistant bugs in the 21st century--a clinical super-challenge. N Engl J Med, 360：439-443, 2009
3) Levy MM, et al：2001 SCCM/ESICM/ACCP/ATS/SIS International Sepsis Definitions Conference. Intensive Care Med, 29：530-538, 2003
4) Lim WS, et al：Defining community acquired pneumonia severity on presentation to hospital：an international derivation and validation study. Thorax, 58：377-382, 2003
5) Penicillin's back：FDA Raises Breakpoints for Streptococcus pneumoniae Pneumonia. IDSA news, April 1, 2008：http://news.idsociety.org/idsa/issues/2008-04-01/11.html（2015年2月閲覧）
6) Weinstein MP, et al：Rationale for revised penicillin susceptibility breakpoints versus Streptococcus pneumoniae：coping with antimicrobial susceptibility in an era of resistance. Clin Infect Dis, 48：1596-1600, 2009

プロフィール

本田　仁（Hitoshi Honda）
東京都立多摩総合医療センター感染症科　医長　診療責任者
米国内科専門医・米国感染症専門医．
専門は臨床感染症に加え，病院疫学，医療関連感染症対策（hondah@hotmail.com）．

第8章 抗菌薬

2. ERで抗菌薬を開始すべき感染症とその選択について教えてください

柳　秀高

● Point ●

- 患者がsick, septicであることを認識できるようになる
- 脾臓摘出後, 好中球減少などの急速に増悪する可能性をはらんだ免疫不全状態を明確に意識する
- 罹患臓器と患者の状態から想定される起因菌を具体的にあげ, 必要な培養を提出してからすみやかに抗菌薬を投与する

はじめに

1 早期抗菌薬投与の重要性

　救急室で抗菌薬を開始すべき感染症としては, そのソースはどこであれ, **敗血症, 重症敗血症, 敗血症性ショック**の病態に陥っている場合がまずその筆頭にあがる. 1時間以内に適切な抗菌薬を開始することで患者の予後を改善できる可能性がある[1]. ある研究によれば, 病院到着後1時間以内に抗菌薬を投与開始した場合の総死亡率は79.9％であったが, **開始が1時間遅れるごとに, 死亡率は7.6％ずつ上昇した**. さらにロジスティックレグレッション（回帰）を用いた多変量解析ではAPACHE IIスコア, 初期輸液量, 血管収縮薬の種類と開始のタイミング, 抗菌薬療法が単剤か併用か, などをモデルに入れても, 有効な抗菌薬をいかに早くはじめられるか, が重要な予後因子とされた[2]. そのほかにも同様の結果を示す研究があり, 米国集中治療学会のガイドラインでは適切な抗菌薬を1時間以内に開始することを推奨している[3].

　肺炎についても早く抗菌薬を開始した方が予後は改善される[4]. 米国の高齢者を対象にした公的医療保険（メディケア）の記録を用いた後ろ向き研究では市中肺炎の高齢患者に4時間以内に抗菌薬を用いることで病院内死亡率を減少させる（調整オッズ比：0.85；95％ confidence interval, 0.74〜0.98）ことが示された[5]. この研究をもとに4時間以内に救急室で抗菌薬をはじめることが医療の質の測定項目になっている. しかし, 肺炎の診断は心不全との鑑別など, 一筋縄ではいかないことも多く, また救急室には患者が押し寄せるのでこの4時間ルールを達成できず, 経済的ペナルティを受ける医療施設が少なくない. これを避けるために発熱と呼吸器症状があり, 肺炎の可能性がある場合には医師が診察する前に血液培養を2セット取ったうえで自動的に抗菌薬をはじめる病院もあるという. その結果不必要な抗菌薬が投与されるという本末転倒な事態にも至っているという批判があり, 最近6時間に延長された[6]. 現行のガイドラインでは救急室で抗菌薬をはじめるのが望ましいとしているが, タイムリミットは設けていない[7].

表1　敗血症を示唆する所見

病歴，身体所見	検査所見
・意識障害 ・ショック ・低体温，高体温，悪寒戦慄 ・頻脈 ・頻呼吸 ・皮疹 ・腸蠕動音	・白血球増加 ・代謝性アシドーシス ・呼吸性アルカローシス ・高乳酸血症 ・低血糖，高血糖 ・CRP上昇 ・プロカルシトニン上昇 ・急性腎障害 ・凝固障害 ・血小板減少 ・ビリルビン症状 ・DIC ・低酸素血症 ・イレウス

文献3を参考に著者作成

　また，免疫不全のなかでも，脾臓摘出後敗血症，発熱性好中球減少症などは急速に病勢が増悪し，予後不良となることがあり，特に注意が必要である．

2 抗菌薬投与前の培養の重要性

　「患者が重傷だったので，救急室で治療優先のため血液培養を取る前に，抗菌薬をエンピリックに開始しました」と現場ではこのような誤解があることが少なくないようである．臨床的に敗血症と判断した場合には，まずABC（airway, breathing, circulation）を確認し，これと並行して**どこが感染臓器かを推定し，血液培養や各種塗抹，培養検査を提出する**ことが，最初にするべきことで，抗菌薬を投与することよりも優先すべきである．しかる後に可及的すみやかに適切な抗菌薬を投与し，さらにドレナージやデブリードマンについて検討する．**血液培養は最低2セット必要**であり，起因菌によっては1セットのみでは30〜40％程度の菌血症を見逃す可能性がある．
　以下，ERにおいて遭遇する感染症について個別に解説する．

1. 敗血症

　目の前の患者がsickであり，septicであることを感じ，認識できることが重要である（**表1**）．それができたら，すみやかにABCのチェック，fluid resuscitation（early goal directed therapy）や呼吸管理などを行いながら手際よく病歴と身体所見をとり，必要な培養を提出し，**1時間以内で適切な抗菌薬を決める**ことになるので大変忙しい（**表2**）．一般に敗血症をきたす感染症としては頻度の順に呼吸器，腹部，尿路の感染とされる．中枢神経感染症や皮膚軟部組織感染症などもそれなりの頻度である．ソースが不明の場合には抗菌薬の選択を誤る確率が高くなり，したがって死亡率も高くなるという報告もあり，広めのカバーが必要になるかもしれない[9]．
　耐性菌のリスクとしては，**表3**のようなものがあげられる[10]．**表4**に想定される臓器ごとに推奨される抗菌薬について述べるが，これは網羅的なものではないことに注意されたい．腎機能が正常な成人の一般的投与量についてもあげている．

表2　敗血症性ショックの患者に対し，最初の1時間で行うこと

・ABC（airway, breathing, circulation）のチェック
・気道確保，酸素投与，必要に応じて非侵襲的人工換気／気管挿管／人工換気
・脈拍，血圧のチェック
・early goal directed therapy を開始（6時間以内に達成）＊
・輸液　中心静脈圧 CVP＝8〜12 mmHg 目標
・昇圧薬（ノルアドレナリンかドーパミン）で平均動脈圧 65 mmHg 以上
・ドブタミン／輸血
・尿量＞0.5 mL/kg，ScvO$_2$＞70％目標
・同時に簡潔に病歴，身体所見をとり，検査，画像所見などもあわせ，感染臓器の候補をあげる
・血液培養は最低2セット提出する
・その他，適切な検体を塗沫検査，培養検査に提出する
・以下の情報などから想定される起因菌に対し，適切な抗菌薬を1時間以内に開始する
・塗沫検査の結果
・患者の免疫状態，基礎疾患，重症度
・最近の医療機関との接触歴（透析クリニックも含む）
・最近の抗菌薬の投与歴
・耐性菌の定着，感染歴
・渡航歴
・sick contact
・動物への暴露歴
・ドレナージ，デブリードマンが必要かどうか検討する

＊early goal directed therapy をプロトコール通り行わず，血圧や尿量などの非侵襲的に得られる指標のみを参考にしても遜色ないアウトカムが得られるという報告[8]がある

表3　MRSAや緑膿菌など耐性菌のリスクファクター

・今回の入院が5日以上に及んでいる
・耐性菌の分離頻度が高い施設にいる
・以前これらの耐性菌が分離されたことがある
・最近3カ月以内に抗菌薬を投与された
・最近3カ月以内の医療機関との接触歴，入院歴
・最近1カ月以内に透析を行った
・長期療養型施設からの転院
・免疫不全（疾患あるいは薬剤による）

2. 市中肺炎

　重症の肺炎では肺炎球菌とレジオネラを鑑別に入れなければならない[7]．さらに通常は頻度の低いグラム陰性桿菌，黄色ブドウ球菌なども考慮する必要がある．痰のグラム染色でGNR（gram negative rods：グラム陰性桿菌）やGPC（gram positive cocci：グラム陽性球菌）in cluster（ブドウの房状）の有無をみることができる．肺炎球菌はgram positive diplococci〔グラム陽性双球菌（lancet form）〕である．緑膿菌のカバーをどうするかは，気管支拡張症，重症COPD（chronic obstructive pulmonary disease：慢性閉塞性肺疾患），抗菌薬使用歴，医療施設への暴露歴などの危険因子やグラム染色所見（小さく細いGNRとして観察されることが多い）などで決定する．

表4　敗血症のソース別のエンピリカルな初期抗菌薬選択例

- **市中肺炎**
  - セフトリアキソン1～2g24時間おき，セフォタキシム2g4～6時間おき，あるいはアンピシリン・スルバクタム3g6時間おき＋アジスロマイシン経口500mg24時間おき，あるいはペニシリンアレルギーの場合，レボフロキサシン500～750mg24時間おき
  - 膿胸，複雑性肺炎随伴胸水の合併があればなるべく早くチェストチューブを入れる
- **院内肺炎**
  - セフェピム2g12時間おき，あるいはピペラシリン・タゾバクタム3.375～4.5g6時間おき＋トブラマイシン5.1mg/kg24時間おき/アミカシン15mg/kg24時間おき，あるいは腎機能障害のある場合，シプロフロキサシン400mg12時間おき
  - グラム染色でGPC in cluster（ブドウの房状の陽性球菌）が認められればバンコマイシン1g12時間おき，あるいはリネゾリド600mg12時間おき，を加える
- **腎盂腎炎**
  - 単純性，市中肺炎ではセフトリアキソン1～2g24時間おき，セフォタキシム2g4～6時間おき，さらにアミノグリコシド系薬剤ゲンタマイシン/トブラマイシン5.1mg/kg24時間おき，を加えることを考慮
  - 複雑性あるいは院内発症例などではピペラシリン・タゾバクタム3.375g6時間おき，セフェピム2g12時間おき，など．閉塞があればドレナージを早急に行う．さらにトブラマイシン5.1mg/kgなどのアミノグリコシドを加えることも考慮．重症例でESBL産生菌を考えるはカルバペネムを用いる
- **髄膜炎**
  - バンコマイシン500mg6時間おき～1g8時間おき（トラフ目標15～20mg/L）＋セフトリアキソン2g12時間おき，あるいはセフォタキシム2g4～6時間おき
  - 50歳以上，免疫抑制患者，妊婦，アルコール中毒患者などではリステリアをカバーするためにアンピシリン2g4～6時間おき，を併用する．脳炎が鑑別になる場合にはアシクロビル10mg/kg8時間おき，を加える
  - 抗菌薬と同時かそれより前にステロイド投与を考慮する
- **壊死性筋膜炎**
  - 緊急手術（デブリードマン）が必要
  - バンコマイシン1g12時間おき（トラフ目標15～20mg/L）＋ピペラシリン・タゾバクタム3.375g6時間おき＋クリンダマイシン600～900mg8時間おき．ピペラシリン・タゾバクタムの代わりにカルバペネムも使用可
  - 特に，A群溶連菌では免疫グロブリン投与を考慮する
- **カテーテル関連血流感染**
  - バンコマイシン1g12時間おき（トラフ目標15～20mg/L）＋セフェピム2g12時間おき
  - カンジダ血症のリスクを評価する．好中球減少症があるか，血行動態が不安定あるいはすでにアゾールの予防投与が行われている症例ではアンホテリシンB 0.6～1.0mg/kg，あるいはアムビゾーム3～5mg/kg，もしくはエキノキャンディン（ミカファンギン100mg24時間おきあるいはカスポファンギン70mgでローディングしてから50mg24時間おき）が推奨される（特に腎機能障害例では後者）．これらのリスクがなければフルコナゾール800mgでローディング後，400mg24時間おき，もしくはエキノキャンディンが推奨される．
- **胆管炎，胆嚢炎**
  - 市中感染　アンピシリン・スルバクタム3g6時間おき，セフトリアキソン2g24時間おき＋メトロニダゾール500mg8時間おき
  - 医療施設関連感染　ピペラシリン・タゾバクタム3.375g6時間おき
  - ドレナージが重要

投与量は60kg程度で，腎機能障害のない方での概算．いずれも起因菌が判明し次第de-escalationする．文献4～19を参考に作成

　肺炎球菌はアンピシリン・スルバクタムやセフォタキシム・セフトリアキソンで，レジオネラをはじめとする非定型肺炎はアジスロマイシンなどでカバーする．ペニシリン耐性肺炎球菌が問題になっているが，髄膜炎のない肺炎のみのケースでは，大量のペニシリン・アンピシリンで治療できることがほとんどである．フルオロキノロンについては，将来結核のキードラッグになる可能性があり，日本が結核の中等度まん延国であること，すでに濫用されているといってもよい状況であること，などを考えるとファーストラインとしては推奨しない．なお，肺炎随伴性胸水があれば，積極的に穿刺し，適応があればドレナージすることが重要である．

3. 院内肺炎, 医療施設関連肺炎

　他院からの転院搬送など，院内肺炎であっても救急室でのマネジメントが必要になりうる．入院後5日以内の早期では，上記のような市中肺炎と同様の菌がターゲットである．一方，入院して5日以上経過している場合は，緑膿菌を筆頭に耐性のグラム陰性桿菌がターゲットであるので，セフェピムやピペラシリン・タゾバクタムなどのβラクタム薬に加え，スペクトラムを広げるためにアミノグリコシドかシプロフロキサシンを併用する．一般的にはシプロフロキサシンよりもアミカシンなどアミノグリコシドの方に感受性残っていることが多い．このような併用療法を行っても，相乗効果や耐性の発現を抑制する作用は臨床研究では示されていない．**培養結果が出るまでにグラム陰性桿菌のカバーを広げるための手段**として認識されている．感受性検査の結果がそろったら，可能ならば併用療法から単剤に変更することが一般的である．痰のグラム染色でGPC in clusterが多数認められれば，黄色ブドウ球菌を想定してバンコマイシンあるいはリネゾリド投与を考慮する[11]．

4. 腎盂腎炎

　耐性菌の危険因子のない患者に生じた，閉塞や異物などのない単純性腎盂腎炎であれば，好気性グラム陰性桿菌，なかでも大腸菌をカバーするためにセフトリアキソン，セフォタキシム±アミノグリコシドなどが使用可能である．

　過去3カ月の間に抗菌薬投与を受けた，入院歴がある，カテーテルなど異物の存在，などの危険因子が存在すれば，エンピリカルに緑膿菌をカバーすることを考慮する．このための抗菌薬として，ピペラシリン・タゾバクタム，セフェピムなどを用いる．ピペラシリン・タゾバクタムでは緑膿菌，腸球菌の一部（*Enterococcus faecalis*）などもカバーできる．院内感染では医療施設によって抗菌薬の感受性に差が大きいので，自施設のアンチバイオグラムに精通する必要がある．また，*Enterococcus faecium*までカバーすることを考えればバンコマイシンが必要になる．過去に耐性度の高い菌（耐性緑膿菌，ESBL産生菌など）の定着，感染の既往がある重症患者では，カルバペネムの使用±アミノグリコシドの併用も考慮する[12]．特に敗血症を合併する場合は，**閉塞があるかどうか，その解除が必要かどうか**を，救急室レベルで常に検討する必要がある．気腫性腎盂腎炎では手術が通常勧められる．

5. 髄膜脳炎

　発熱，頭痛，意識障害，痙攣，局所神経症状，項部硬直などから疑い，腰椎穿刺をして，抗菌薬を開始するが，もし頭蓋内圧亢進など，**腰椎穿刺がすぐにできない状況であれば，血液培養を最低2セット採取したうえですぐに抗菌薬を開始し**，それから画像で頭蓋内圧亢進状態のないことを確認してからゆっくり腰椎穿刺を行う．成人に対して一般的に推奨されるのは肺炎球菌，髄膜炎菌などをカバーする目的で，バンコマイシン＋高用量セフォタキシム・セフトリアキソン±高用量アンピシリン（高齢者，免疫抑制患者などでリステリアをカバーする目的で入れる）±アシクロビル（ヘルペス脳炎の疑いがあれば開始し，HSV DNA PCRを提出）の組合わせである．

またステロイド（デキサメタゾン）を抗菌薬投与と同時かそれより前に投与することを考慮するべきである[13, 14].

6. 壊死性筋膜炎[16]

蜂窩織炎や丹毒と壊死性筋膜炎との鑑別は一般に痛みが身体所見から予想される範囲を超えて激烈であること，血圧低下，意識障害など，患者がsickであること，など臨床診断が重要である．決してCT，MRIなどの画像検査のみで否定してはならない．診断がついた場合に**最も重要なのは壊死組織のデブリードマンである**．抗菌薬は当初グラム染色などで手がかりがない状態ではバンコマイシン＋ピペラシリン・タゾバクタム＋クリンダマイシン（主にA群β溶血性連鎖球菌の場合の毒素産生抑制のため）などの広域のレジメンで開始することが多い．重症例では免疫グロブリン投与を考慮するが，A群溶連菌以外ではエビデンスは乏しい[15]．

7. カテーテル関連血流感染

他院からの転院要請などで，救急室でカテーテル関連血流感染によるショックに陥っている患者の初療にあたることもあると思われる．カテーテル周囲の発赤，腫脹，熱感などから疑うか，あるいは**全く所見，手がかりのない発熱，ショックなどが中心静脈カテーテルのある患者で起これば，常に念頭におく必要がある**．疑えば黄色ブドウ球菌や表皮ブドウ球菌などのグラム陽性球菌をカバーするためにバンコマイシンが必要である．またグラム陰性桿菌のカバーのためには緑膿菌も考慮する必要があり，セフェピムなどが推奨される．カンジダ血症のリスク（広域抗菌薬，血行動態不安定，尿や痰など複数の部位からのカンジダコロニゼーション，腹部手術など）も評価し，ハイリスク群ではミカファンギンなどの抗真菌薬を考慮する．β-Dグルカンの結果を待って臨床診断を遅らせると死亡率が上がるなどの弊害が懸念される[17]．

8. 胆管炎

右上腹部痛，黄疸，胆道疾患の既往，肝機能異常，画像所見（胆道系の拡張，結石，ステントの存在）などから疑う．**画像所見が必ずしも明らかでない症例もあることに留意すべきである**．大腸菌を中心とする腸内細菌と嫌気性菌をカバーする必要があるので，セフメタゾールなどは使いやすい．アンピシリン・スルバクタムは大腸菌の耐性が問題となるかもしれない．日本でもメトロニダゾールの静注薬が使用可能となったので，セフォタキシムあるいはセフトリアキソン＋メトロニダゾールという組合わせが，ペニシリンアレルギー例，市中感染例では有用と思われる．一方，重症例や医療施設や抗菌薬への暴露歴など，緑膿菌も含む耐性菌のリスクが高い症例ではピペラシリン・タゾバクタムやカルバペネムが用いられる．ソースコントロールについて，適切な内視鏡的あるいは経皮的胆道ドレナージが重要である[18, 19]．

9. 脾機能低下患者における敗血症

　脾臓の機能が低下した患者での肺炎球菌を主とする敗血症では，すっかり元気であった状態から死亡まで24時間以内ということがあり，急速に進行する感染症として知られている．脾臓摘出後の患者が生涯で敗血症になる確率は5％程度といわれており，摘出後2年間は特にハイリスクといわれている[20, 21]．

　主な起因菌は肺炎球菌，インフルエンザ桿菌，髄膜炎菌，カプノサイトファーガ，バベシアなどといわれているが，最も重要なのは肺炎球菌で，50～90％を占める．血液培養を2～3セット取ること，局所所見（肺炎，髄膜炎などが多い）について検討することが，診断上重要であり，血液培養は12～24時間以内に陽転化することが多い．菌血症の程度は非常に高度であることが多く，バッフィーコート（白血球層）のグラム染色で菌が確認できることがある．

　感染のソースが明らかでなくても，治療は血液培養の結果を待たずに即座に開始する必要がある．肺炎球菌を主なターゲットとして，エンピリックセラピーはバンコマイシン＋セフトリアキソンで開始する．

10. 発熱性好中球減少症

　好中球減少患者における発熱も重症の細菌感染によることが多く，緊急性が高い．ANC（absolute neutrophil count）が1,500/μL以下を好中球減少と定義し，ANC＜500は重症，500～1,000が中等症，1,000～1,500が軽度，と考えられている．特にANC＜500では消化管の正常細菌叢の処理が困難になり，敗血症を起こすことが多い[22]．

　発熱性好中球減少症では48時間以内に治療開始しないと死亡率が50％近くなり，白血病などの血液悪性腫瘍では固形腫瘍に比較して死亡率が高い[23]．好中球が少ないために肺炎があっても胸部X線で浸潤影がなく，重篤な腹腔内感染症があっても臨床的に腹膜炎を認めないことがある．肛門周囲膿瘍なども時に感染のソースとなるが，好中球減少が高度であると身体所見を認めない．発熱性好中球減少症の50％では起因菌も感染臓器も不明で，残りの25％では菌が同定され，25％で感染臓器は同定されるが，菌が同定されない．

　血液培養を最低2セット（血管内留置カテーテルがある場合には最低1セットはカテーテルから採血する）提出したうえで緑膿菌をカバーする抗菌薬（主にβラクタム薬）をエンピリックに開始する．尿培養も提出し，痰や膿も存在すれば培養に供する．具体的にはセフェピム，ピペラシリン・タゾバクタム，カルバペネムなどが選択される．ペニシリンアレルギーの患者でもセフェピムなどのセファロスポリンは使用可能なことが多いが，重篤なアナフィラキシーを起こしたケースではシプロフロキサシン＋クリンダマイシンやアズトレオナム＋バンコマイシンなどの組合わせがしばしば用いられる．バンコマイシンなどの耐性グラム陽性球菌に対する薬剤はルーチンでは用いないが，ショック，カテーテル関連血流感染，肺炎，軟部組織感染，陽性球菌をカバーしないキノロンの予防投与を受けている重症の口腔粘膜障害のある場合，などでは使用を考慮する．耐性のグラム陰性桿菌のカバーをする場合にはアミノグリコシドやフルオロキノロンを抗緑膿菌作用のあるβラクタム薬に加えることがある．救急室では臨床的手がかりなしにエンピリックに抗ウイルス薬や抗真菌薬を開始することは通常ない．

Column

サンフォードを見て処方したら保険適用外といわれた

筆者もしばしば薬局から確認の電話がかかってくることを経験している．「どうしてこんなに大量に処方するのですか？」と．オーグメンチン®は日本のものはアモキシシリン250 mg＋クラブラン酸125 mgという組成なので，オーグメンチン®1回1錠1日3回とサワシリン®1回1錠1日3回とを併用することで本来の"Augmentin"を処方することができる．こうすると"多剤併用"ということになってしまい，症状詳記も含めた説明が必要となることもある．

また，以前ペントシリン®（ピペラシリン2 g）とタゾシン®（ピペラシリン2 g＋タゾバクタム0.5 g）を合わせてピペラシリン・タゾバクタム4.5 gとして投与していた時期があったが，現在ではゾシンとして承認され，容易に入手可能となった．同様に，フルオロキノロンのレボフロキサシン（クラビット®）は日本古来の処方は1回100 mg 1日3回投与であるが，PK/PDを考えれば1回500〜750 mg 1日1回投与を行う方が理にかなっているので，周囲の批判的な目を意識しながらも，合理的な1日1回投与を続けてきたが，これも認可された．日本の細菌検査室で行われている感受性検査は米国CLSIの基準に基づいているので，体格差は多少あるにしても米国と同様の投与方法でないと，感受性検査では有効なはずなのに臨床的には無効，ということが起こりやすくなると考えられる．

保険で認められていなければ，例えばアナフィラキシーなど重い副作用があった場合に，その投与方法や投与量の故と誤解されてしまう危険性があり，患者さんへの説明を十分行うことが重要と思われる．また，周囲の医療関係者，薬局，医事科，さらに保険関係者への説明が必要だが，心ある医師が発言や行動を続けるうちによい方向へと変わっていっているように感じる．

薬剤のoff-label use（適用外使用）はさほど例外的なことではない．米国で自己免疫疾患にプログラフを用いたり，糖尿病性神経障害にガバペンチンを投与したりするのは米国食品医薬品局FDAの適用外だが，実際行われている．米国でよく用いられる薬剤カテゴリー15のうちoff-label useが21％を占めるという報告もある．

翻ってFDAの認可が下りているけれども，日本での保険が認められていない上記の抗菌薬使用法は，かなりの根拠があるといえる．さらに日本当局のお墨付きも出てきているものもあるので，信念と希望をもって，細心の注意を払いつつ，よいと思われるプラクティスを続けたいと思う．

文献：
* Stafford RS : Regulating off-label drug use--rethinking the role of the FDA. N Engl J Med, 358 : 1427-1429, 2008

文献・参考文献

1) Catenacci MH & King K : Severe sepsis and septic shock : improving outcomes in the emergency department. Emerg Med Clin North Am, 26 : 603-623, vii, 2008
2) Kumar A, et al : Duration of hypotension before initiation of effective antimicrobial therapy is the critical determinant of survival in human septic shock. Crit Care Med, 34 : 1589-1596, 2006
3) Dellinger RP, et al : Surviving sepsis campaign : international guidelines for management of severe sepsis and septic shock : 2012. Crit Care Med, 41 : 580-637, 2013
4) Moran GJ, et al : Diagnosis and management of pneumonia in the emergency department. Infect Dis Clin North Am, 22 : 53-72, vi, 2008
5) Houck PM, et al : Timing of antibiotic administration and outcomes for Medicare patients hospitalized with community-acquired pneumonia. Arch Intern Med, 164 : 637-644, 2004

6) Wachter RM, et al：Public reporting of antibiotic timing in patients with pneumonia：lessons from a flawed performance measure. Ann Intern Med, 149：29-32, 2008
7) Mandell LA, et al：Infectious Diseases Society of America/American Thoracic Society consensus guidelines on the management of community-acquired pneumonia in adults. Clin Infect Dis, 44 Suppl 2：S27-S72, 2007
8) Yealy DM, et al：A randomized trial of protocol-based care for early septic shock. N Engl J Med, 370：1683-1693, 2014
9) Vallés J, et al：Community-acquired bloodstream infection in critically ill adult patients：impact of shock and inappropriate antibiotic therapy on survival. Chest, 123：1615-1624, 2003
10) 「Fundamental Critical Care Support. 4th ed.」(McLean B, et al, eds), Society of Critical Care Medicine, 2007
11) Niederman MS, et al.：Guidelines for the management of adults with hospital-acquired, ventilator-associated, and healthcare-associated pneumonia. Am J Respir Crit Care Med, 171：388-416, 2005
12) Abrahamian FM, et al：Urinary tract infections in the emergency department. Infect Dis Clin North Am, 22：73-87, vi, 2008
13) Tunkel AR, et al：Practice guidelines for the management of bacterial meningitis. Clin Infect Dis, 39：1267-1284, 2004
14) Fitch MT, et al：Emergency department management of meningitis and encephalitis. Infect Dis Clin North Am, 22：33-52, v-vi, 2008
15) Abrahamian FM, et al：Management of skin and soft-tissue infections in the emergency department. Infect Dis Clin North Am, 22：89-116, vi, 2008
16) Stevens DL, et al：Practice guidelines for the diagnosis and management of skin and soft-tissue infections. Clin Infect Dis, 41：1373-1406, 2005
17) Mermel LA, et al：Guidelines for the management of intravascular catheter-related infections. Clin Infect Dis, 32：1249-1272, 2001
18) Solomkin JS, et al：Guidelines for the selection of anti-infective agents for complicated intra-abdominal infections. Clin Infect Dis, 37：997-1005, 2003
19) Mayumi T, et al：Results of the Tokyo Consensus Meeting Tokyo Guidelines. J Hepatobiliary Pancreat Surg, 14：114-121, 2007
20) Holdsworth RJ, et al：Postsplenectomy sepsis and its mortality rate：actual versus perceived risks. Br J Surg, 78：1031-1038, 1991
21) Lynch AM & Kapila R：Overwhelming postsplenectomy infection. Infect Dis Clin North Am, 10：693-707, 1996
22) White L & Ybarra M：Neutropenic fever. Emerg Med Clin North Am, 32：549-561, 2014
23) Freifeld AG, et al：Clinical practice guideline for the use of antimicrobial agents in neutropenic patients with cancer：2010 update by the infectious diseases society of america. Clin Infect Dis, 52：e56-e93, 2011

プロフィール

柳　秀高（Hidetaka Yanagi）
東海大学総合内科
総合内科，内科集中治療，感染症コンサルト部門を院内で確立させるために努力しています．コメント，ご質問などはhi-yana@qb3.so-net.ne.jpまでお願いします．

第8章 抗菌薬

3. 経口抗菌薬について臨床的に効果を得るためには，どう使えばよいのか教えてください

谷口俊文

Point

- 「時間依存性」と「濃度依存性」の抗菌薬を区別する
- 用量を増やしたり，1日の服用回数を増やすことを恐れない
- 治療対象となる臓器と抗菌薬の移行性・生体利用率を考え，経口で治療できるか判断する
- 患者が服用しているほかの薬との相互作用や食事の影響を確認する

はじめに

　経口抗菌薬の使用は一見簡単そうにみえるが，実は難しい．これは医師側の誤解や患者側の服薬アドヒアランス，添付文書がそもそも効果を最大限に得られない投与方法を記載している場合があるなどいくつもの問題点が重なっているためである．経口抗菌薬の効果を最大限に発揮するためにはクラス別に抗菌薬の特徴を捉えておく必要がある．1回理解してしまえば，患者に処方する抗菌薬，用量や投与方法が理にかなうかどうかの感覚が身につくだろう．本稿は最も重要な原則を学び，臨床に活かすことを目標とする．

症例

　56歳の女性．左変形性膝関節症のため，人工膝関節全置換術を行った．しかしながら，術後創部感染を起こし，感染を起こしていると思われる部位を培養に出したところ，耐性の全くない緑膿菌が出てきた．比較的表層部における創部感染であったためシプロフロキサシン1回100 mg錠　1日3回を服用にて治療．しかしながら感染が進行してしまい，人工関節そのものまで感染が及んでしまったため，洗浄そして人工関節除去術，抗菌薬スペーサーを挿入しセフェピムによる静注抗菌薬治療となった．術中からの培養では再び緑膿菌が検出され，今度はシプロフロキサシン耐性を示した．

1. 各抗菌薬の特徴を学ぶ

　時間依存性抗菌薬とは「抗菌薬の血漿濃度がMIC（minimum inhibitory concentration：最小発育阻止濃度）を超えている時間が長ければ長いほど効果のある抗菌薬」のことである．
　濃度依存性抗菌薬とは「高い血中濃度をつくり出すことで効果を発揮する抗菌薬」のことであ

図1　PK/PDの考え方

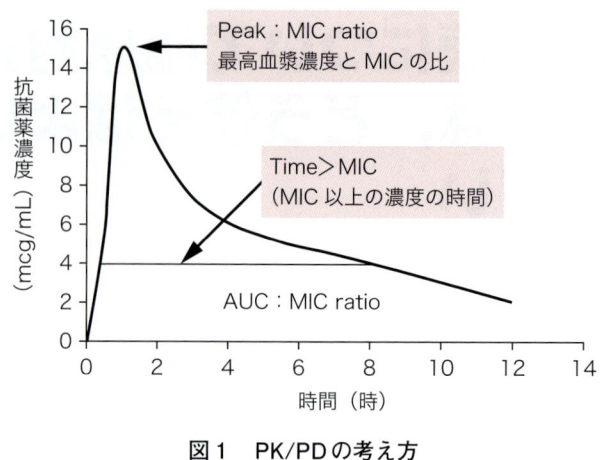

表1　各抗菌薬の特徴のまとめ

抗菌薬クラス	殺菌活性/効果の持続時間	治療目標	PK/PDの適切な評価指標
βラクタム系	時間依存性/持続性効果なし	なるべく長い時間MICを超える濃度を達成すること	Time ＞ MIC
ニューキノロン系	濃度依存	なるべく高い最高濃度（Peak）を達成すること	C_{max}：MIC, AUC_{0-24}：MIC
メトロニダゾール			
テトラサイクリン系 ドキシサイクリン	時間依存性/持続性効果あり	投与量が十分であるように適切な量を投与すること	AUC_{0-24}：MIC
マクロライド系 クラリスロマイシン アジスロマイシン			
クリンダマイシン			
リネゾリド			

り，1日1〜2回高い血中濃度ピークをつくる．これはまたpost antibiotic effectという抗菌薬が細菌と短時間接触したあと増殖抑制効果が持続する現象もあり投与間隔を広くすることができる．

1 薬物動態学（PK）と薬力学（PD）

　PK/PD（pharmacokinetics/pharmacodynamics）を考えるうえで重要になる指標はC_{max}（最高血漿濃度），MIC（最小発育阻止濃度），AUC（area under the curve：血漿薬物濃度曲線下面積），time above MIC（MIC以上の濃度の時間）である．またAUC_{0-24}とは24時間合計の血漿薬物濃度曲線下面積をさす．これに関しては図1を参照していただきたい．抗菌薬を投与した際の血漿濃度と時間のグラフである．それぞれの指標の意味がわかるかと思う．これらの指標がどのように臨床上活かされるのか？ 表1を参照していただきたい．主なクラスの抗菌薬がどの分類に属するかを示した．

　以下に原則を示す．

表2　キノロン系抗菌薬の比較

	肺炎球菌 Streptococcus pneumoniae			大腸菌 Escherichia coli		肺炎桿菌 Klebsiella pneumoniae	
	AUC₂₄	MIC₉₀	AUC：MIC	MIC₉₀	AUC：MIC	MIC₉₀	AUC：MIC
シプロフロキサシン 1回500 mg1日2回	20.2	2.0	10.1	0.25	81	0.06	337
レボフロキサシン 1回500 mg1日1回	48.0	1.0	48.0	0.12	400	0.12	400
モキシフロキサシン 1回400 mg1日1回	33.8	0.25	135.0	0.5	68	0.50	68

文献3を参考に作成
MIC₉₀ → 90％の菌株の発育を阻止する濃度
AUC₂₄：24時間合計の血漿薬物濃度曲線下面積

1. **βラクタムなど時間依存性抗菌薬**は投与間隔の少なくとも**50％以上**の時間がMICを超えるようにする．
2. **濃度依存性抗菌薬**はC_{max}：MICもしくはAUC_{0-24}：MICが指標とされる．抗菌薬の最高血漿濃度をなるべく高く狙うことで最大限の効果を発揮する．
3. マクロライドなど**持続効果のある時間依存性抗菌薬**はAUC_{0-24}：MICが指標とされる．なるべく長い時間MICを超えると同時に，できるだけ濃度を上げることを目標とする．そのためこれらの抗菌薬は投与量，投与間隔ともに正しく用いなければ臨床的に最大限の効果を得ることは難しい．

　例えばシプロフロキサシンで呼吸器感染症におけるグラム陰性菌（特に緑膿菌）を治療する場合，AUC_{0-24}：MICは125以上となるように投与するのが効果ある．シプロフロキサシンはタンパク結合が40％程度あるため，臨床上効果のある分を計算した$fAUC_{0-24}$：MIC（fはfree drug）は75程度となる[1]．肺炎球菌による肺炎を治療する場合，$fAUC_{0-24}$：MICは35以上となるように投与することで効果のある治療ができることが期待される[2]．抗菌薬の種類，用量，投与間隔とターゲットとなる細菌によりこれらの値は異なる．AUC_{0-24}：MICの値が高いほどよいというわけではない．治療に一定数値を超えると治療効果は同一である．キノロン系抗菌薬の呼吸器感染症におけるPK/PDを参考までに表2に示す[3]．

2 その他注意しなければならないこと

1）生体利用率

　経口抗菌薬がどの程度吸収されるかを示す数値である．効果のある血漿濃度を得るためには注射薬よりも多い量を使用する．例えばシプロフロキサシンは生体利用率が70％程度なので，経口抗菌薬に移行する際，同様の効果を得ようと思うのならば，注射薬よりも30％程度多い用量を用いることになる．

2）組織移行性

　抗菌薬を使用するときには血管外組織における感染症が治療対象となることが多い．一般的によほど生体利用率が高くなければ静脈注射抗菌薬と同じように扱うのは難しく，移行性が悪い場所の感染を経口で治療するのは難しい．

3) 他の薬物との相互作用，食事の影響

一緒に服用すると吸収が著しく低下して，治療域に達することのできない抗菌薬がある．代表的な相互作用は以下の通り．もちろん他にも多くの原因が存在する．

1. 鉄剤など陽イオン性のものが抗菌薬と結合してしまい吸収を低下させてしまう．
2. 肝代謝にてチトクロームP450（CYP450）が影響を受けるもの．このCYP450の構成する酵素のうち，CYP3A4が最も重要であり，この酵素が阻害されることもあれば誘発されることもあり，抗菌薬の生体利用率に大きな影響を及ぼす．
3. 胃酸抑制によるpHの変化も生体利用率に影響を及ぼす．

実際には複雑であり，薬剤師でもすべてを覚えているわけではない．薬物の飲み合わせを確認できるソフトなどを積極的に利用すること．食事の影響も各抗菌薬により異なるので注意を要する．

●覚えておくべき相互作用

キノロン系（特にシプロフロキサシン），テトラサイクリン系
カルシウム，アルミニウム，マグネシウム，鉄剤は著しく吸収を低下させるので同時に服用してはならない．これらはビタミン剤にも含まれていることがあるので注意すること．また牛乳，ヨーグルトもダメ．
　解決策：鉄剤などの服用1〜2時間前に抗菌薬を服用．もしくは鉄剤など服用してから4時間以上間隔を空けて抗菌薬を服用する．

セフェム系
第三世代セフェム系を中心としてヒスタミンH_2受容体拮抗薬や制酸薬により吸収が低下するものがある．経口セフェム系抗菌薬を使用の際には胃薬が使用されているか確認する．
　解決策：ヒスタミンH_2受容体拮抗薬や制酸薬がどうしても必要な場合は2時間以上の間隔を空ける．

2. 経口抗菌薬を実際に臨床的効果のあるように使う

経口抗菌薬の多くの失敗は薬物動態に即した用量と投与間隔が守られていなかった場合である．under-dosing（本来治療に必要な量よりも低い用量）はその抗菌薬が「キレが悪い」と言われてしまう大きな原因の1つである．時間依存性の抗菌薬は1日の投与回数を多く，濃度依存性の抗菌薬は最大限の用量をガツンと一気に使用することをお勧めする．残念ながら添付文書通りの用量・用法ではunder-dosingとなる抗菌薬が多いので処方の際は注意を要する．参考までに代表的な抗菌薬の処方例を**表3**に示す．

表3 研修医が習得すべき経口抗菌薬の使用例

抗菌薬	生体利用率	タンパク結合率	効果のある使い方
アモキシシリン	80%	17%	1回500 mgを1日3回
アモキシシリン・クラブラン酸	80%/ 30〜98%	18/25%	1錠（250/125）にアモキシシリン250 mgを併用，アモキシシリン・クラブラン酸（500/125）として1日3回
セファレキシン	90%	5〜15%	軽度：1回500 mgを1日2回（12時間ごと） 中等度〜重度：1回500 mgを1日4回（6時間ごと）
セファクロル	93%	22〜25%	1回500 mgを1日3回（8時間ごと）
セフポドキシム	46%	40%	1回200 mgを1日2回（12時間ごと）
シプロフロキサシン	70%	20〜40%	1回200〜400 mgを1日2回（12時間ごと）
レボフロキサシン	99%	24〜38%	1回500 mgを1日1回
クリンダマイシン	90%	85〜94%	1回300 mgを1日3回（8時間ごと）
ドキシサイクリン	100%	93%	1回200 mgを初回投与，その後1回100 mgを1日2回
リネゾリド	100%	31%	1回600 mgを1日2回

3. 感受性を考えながら使う

　経口抗菌薬に限った話ではないが，治療しようと思っている感染症の起因菌が自分の地域でどのような薬剤感受性を示すのか意識すること．筆者の勤める病院における2013年のデータは肺炎球菌の88％がマクロライド耐性であった．肺炎球菌をカバーするために経験的治療としてアジスロマイシンは使用できない．この傾向は日本各地でみられているようである．また大腸菌のキノロン耐性（2013年では外来株の32％が耐性）やST合剤耐性（2013年では外来株の23％が耐性）も進んでいる．大腸菌を起因菌とする尿路感染症の経験的治療には耐性が20％以上認められる場合にはその抗菌薬は使用しづらい．必要に応じて第三世代セフェム系経口抗菌薬（80〜85％の感受性）を使用して対応している．セフェム系を使用する場合の例：セフポドキシム（100 mg）を1回1〜2錠・1日2回や，セフィキシム（100 mg）を1回1〜2錠・1日2回，7日間の服用（セフェム系で尿路感染症治療の場合には3日でなく，7日が推奨されている）．

本症例へのアプローチ

　まずは抗菌薬と他の服用薬との相互作用がないかどうかを調べる必要があった．この患者は軽度の貧血のために経口鉄剤が，また便秘のためにカマ（酸化マグネシウム）が処方されており，すべての薬を一緒に服用していたため，シプロフロキサシンの吸収を著しく阻害していた．また用量が低かったために常に治療域に血中濃度が到達せず，緑膿菌は長い間低濃度の抗菌薬に曝露されていたことになる．これによって簡単に耐性を獲得してしまった．少なくともシプロフロキサシン1回400〜500 mgにて1日2回服用が望ましかった．このようにシプロフロキサシン1回100 mgを1日3回投与というのは薬物動態を考えると効果の得られる抗菌薬の投与方法でなかったことを認識する必要がある．

おわりに

　実際には時間依存性抗菌薬で1日に何回も服用しなければ効果を認めにくいがこれが面倒くさいこと，濃度依存性抗菌薬で一度に多い用量を服用しなければいけない抵抗感，添付文書と違う服用方法に対する医師と患者の抵抗感などさまざまな要因で経口抗菌薬の服用を難しくしている．このため「キレが悪い」抗菌薬に出会うこともあるかと思う．多くの理論，臨床研究から裏付けられるように正しい用法と用量を使えば必ず臨床的に効果はみられる．本稿を通じて各抗菌薬をどのように使えばいいのかというセンスを身につけていただければ幸いである．さらに余裕のある学習者のために文献4～6を推奨する．

文献・参考文献

1) Forrest A, et al：Pharmacodynamics of intravenous ciprofloxacin in seriously ill patients. Antimicrob Agents Chemother, 37：1073-1081, 1993
2) Ambrose PG, et al：Pharmacodynamics of fluoroquinolones against Streptococcus pneumoniae in patients with community-acquired respiratory tract infections. Antimicrob Agents Chemother, 45：2793-2797, 2001
3) Zhanel GG, et al：A critical review of the fluoroquinolones：focus on respiratory infections. Drugs, 62：13-59, 2002
4) Ambrose PG, et al：Pharmacokinetics-pharmacodynamics of antimicrobial therapy：it's not just for mice anymore. Clin Infect Dis, 44：79-86, 2007
　　↑PK/PDの理論の実際を学ぶには最適の論文．有益な知見がよくまとまっている．
5) Craig WA：Basic pharmacodynamics of antibacterials with clinical applications to the use of beta-lactams, glycopeptides, and linezolid. Infect Dis Clin North Am, 17：479-501, 2003
6) Pai MP, et al：Antibiotic drug interactions. Med Clin North Am, 90：1223-1255, 2006
　　↑抗菌薬の相互作用に関してまとめたレビュー．情報量が多いが目を通す価値はある．

プロフィール

谷口俊文（Toshibumi Taniguchi）
千葉大学医学部附属病院・感染症管理治療部/国際医療センター
一般感染症，HIV/AIDS，感染制御，渡航医学，一般内科．米国内科専門医，米国感染症専門医，国際旅行医学会旅行医学認定，日本感染症学会専門医

第8章 抗菌薬

4. 静脈注射で使用している抗菌薬の内服への移行のしかたを教えてください

中村 造

Point

- バイタルサインが安定し，感染症治療が改善傾向にあるタイミングで変更する
- 静脈注射よりも，経口の抗菌薬は，薬剤投与量が少ないことを認識する
- バイオアベイラビリティが良好な経口の抗菌薬を選択する

はじめに

　静脈注射は入院患者，つまり重症患者に使用し，内服抗菌薬は外来患者，軽症患者に使用することが多い．つまり，感染症治療の要は静脈注射による抗菌薬投与である．しかしながら，抗菌薬を理解するうえでは，静脈注射で使用する抗菌薬よりも，内服で使用する抗菌薬の方が，難しく，ある意味では「上級」な知識を要する治療薬である．本稿では，このことが理解できるようにしたい．

症例

　50歳男性．既往歴は統合失調症．台所にあった包丁で自分の腹部を刺し，部屋で倒れているところを発見され，救急搬送となり，緊急手術となった．腸管は漿膜損傷のみで，血管損傷も認めず，刺創の先端は左腸腰筋に達していた．術後経過は良好であったが，入院第14病日に発熱がみられた．第15病日に，ショック状態となったため血液培養を採取後，セフォペラゾン・スルバクタム（CPZ/SBT）が投与開始された．同日施行したCT検査で左腸腰筋内に膿瘍形成を認め，同部位に穿刺ドレナージ術を施行した．血液培養と膿瘍の穿刺液からは同様の菌が検出された（表1）．CPZ/SBT（1回2g 6時間ごと）を2週間投与した後に，内服薬への変更について感染症科にコンサルテーションがあった．

1. 感染症診療の原則を踏まえる

　感染症診療の原則である「①どこに，②何の病原体がいて，③どんな方法で治療するか」を明確にすることを忘れないようにしたい．しかし，実際の臨床現場では，この原則が崩れている場面に遭遇することは多く，どこに感染のフォーカスがあるかを検討せず，加えて，病原体を検索する努力が不十分ともいえる状態で，抗菌薬を投与している症例は少なくない．抗菌薬投与の前

表1　菌名・感受性結果

菌名：*Enterobacter aerogenes*			
ABPC	R	CPZ/SBT	S
PIPC	S	CPR	S
AMPC/CVA	R	GM	S
CEZ	R	AZT	S
CTM	R	IPM/CS	S
CMZ	R	LVFX	S
CTX		ST	S
CAZ	S		

感受性結果の詳しい読み方は割愛するが，感受性の検査薬剤には多数の薬剤があるため苦手意識を感じる方も多いと思う．この症例でも，報告された感受性薬剤はこれより多くあったが，実際には感受性を読む際には不要なものは飛ばしながら読んでいる．上記のもの中心に読んでみてはどうか．
ABPC：アンピシリン，PIPC：ピペラシリン，AMPC/CVA：アモキシシリン・クラブラン酸，CEZ：セファゾリン，CTM：セフォチアム，CMZ：セフメタゾール，CTX：セフォタキシム，CAZ：セフタジジム，CPZ/SBT：セフォペラゾン・スルバクタム，CPR：セフピロム，GM：ゲンタマイシン，AZT：アズトレオナム，IPM/CS：イミペネム・シラスタチン，LVFX：レボフロキサシン，ST：スルファメトキサゾール・トリメトプリム
S：感受性，R：耐性

に培養検体（特に血液培養）を必ず採取してから，抗菌薬投与を行うことが重要であり，標的（病原体）がわからなければどの武器（抗菌薬）で治療したらよいのかわからない．ましてや，経口の抗菌薬に変更することも困難である．培養が採られていない場合には，いとも簡単に，その症例の治療が「難問」に変わる．

　CRPやプロカルシトニンの上昇は，感染部位や起因菌を教えてはくれない．感染症かもしれないと，警告はしてくれているが，感染部位や起因菌の同定はいつまでたっても評価しない限り，わからない．また，熱や炎症反応高値の原因が感染症でないことも少なくない．「感染症」であるかどうかを判断するためにも，「培養」をはじめとする微生物検査が重要となる．

2. この症例で選択した内服抗菌薬は

　この症例では，発熱がみられ血圧も安定しない状態となったため感染症が疑われ，抗菌薬投与が開始された．抗菌薬の投与前に採取された血液培養と，その後，採取された膿瘍検体の培養結果は合致した結果となった．身体所見，検査所見，画像検査所見から膿瘍が感染のフォーカスであり，その膿瘍が原因で敗血症になったと考えられた．

　培養結果は*Enterobacter aerogenes*であり，セフォペラゾン・スルバクタムから経口薬に変更する際には，その感受性結果（表1）をもとに，レボフロキサシン（LVFX）を選択した．また，この症例では，感染のフォーカスが「膿瘍」であったため嫌気性菌の関与も否定できないと判断し，血液培養・膿瘍の穿刺液の培養から嫌気性菌は検出されなかったが，嫌気性菌に対して抗菌力のあるクリンダマイシン（CLDM）を併用して投与することとした．嫌気性菌については，実際は関与していても検体の採取方法や培養過程で検出されないことがある．実際は検出されていなくとも「偽陰性」の可能性を念頭に置き，個々の症例で嫌気性菌に対する抗菌薬が必要であるかを検討する必要がある．

この考え方から，再度症例をみてみると，菌の感受性結果からはセフォペラゾン（CPZ）単剤でも感受性は良好であるが，セフォペラゾン・スルバクタムはスルバクタム（SBT）の作用によりセフォペラゾンに嫌気性菌に対する抗菌作用を付加した薬剤であるため，この症例にセフォペラゾン・スルバクタムを使用したのは納得のいく抗菌薬の選択であるといえる．

まとめると，本症例での経口抗菌薬の処方は，

●処方例
　レボフロキサシン（LVFX）500 mg　1日1回
　クリンダマイシン（CLDM）900 mg　1回300 mg 1日3回
　の併用とした．
　注意①レボフロキサシンは必ず1日1回投与．
　注意②クリンダマイシンについては理想であれば1,800〜2,400 mg/日の投与が必要であるが現在の保険用量では900 mg/日が最大投与量となっている．

その他の，内服抗菌薬の候補は，ST合剤やメトロニダゾールの使用も可能である．ST合剤はスルファメトキサゾールとトリメトプリムの合剤で，トリメトプリム量で用量を表現する．グラム陰性桿菌の治療の際には，通常，トリメトプリム量で5〜10 mg/kg/日となるように使用するとよい．また嫌気性菌に対する治療薬としてクリンダマイシン以外にも，メトロニダゾールが有用な薬剤であり，かつ本剤が無効な耐性菌が少ない，という利点がある．

3. 内服の抗菌薬へ変更するタイミング

本症例では，抗菌薬の投与に並行して穿刺ドレナージが施行された．感染症の治療においては，抗菌薬が到達しにくい膿瘍などに対しては物理的な治療，つまりドレナージが最も重要である．有効なドレナージがなされず抗菌薬のみの投与を行っていては治療に難渋する可能性が高い．内服抗菌薬を使用する場合に，**ドレナージなどの外科的治療が適切に行われていること**が前提となる．

10日ほどの経過でドレナージからの排液も減少し，画像検査では膿瘍も縮小していた．抗菌薬の内服への変更の際には，**感染症の病勢が改善傾向であると判断できるか？** も判断のポイントである．病勢を反映する1つの参考として使用しうるのが，培養の陰性化である．血液培養が陽性となった症例において，病勢が改善していれば，通常，血液培養も陰性化することが多い．血液培養が陽性となった全例に対し，血液培養の陰性化を確認する必要はないが，参考値として使用できることは覚えておくとよい．

また**バイタルサインの安定化**は必須である．バイタルサインが不安定な時期には，抗菌薬の十分量の投与が優先される必要があり，内服抗菌薬で十分量の抗菌薬投与を行うことは困難である．また，バイタルが不安定なときや，カテコラミンなどの昇圧薬を使用しているときには，のちに述べる腸管吸収率が低下していると考えるべきであるため，内服抗菌薬は期待通りには吸収されないと推定される．

表2　経口抗菌薬への変更例

市中肺炎			
菌名	薬品名	略語	
S.pneumoniae	アモキシシリン	AMPC	1回250 mgを1日3～4回
H.influenzae *M.catarrhalis*	アモキシシリン・クラブラン酸	AMPC/CVA	1回250/125 mg（1錠）を1日3～4回
Mycoplasma spp.	クラリスロマイシン	CAM	1回200 mgを1日2回
Chlamydophila spp.	ドキシサイクリン（ミノマイシンでもOK）	DOXY	1回100 mgを1日2回
Legionella	レボフロキサシン（他のニューキノロン系でもOK）	LVFX	1回500 mgを1日1回

尿路感染（特に腎盂腎炎）			
腸内細菌	スルファメトキサゾール・トリメトプリム	ST	1回2錠を1日2回
	レボフロキサシン	LVFX	1回500 mgを1日1回
	シプロフロキサシン	CPFX	1回300 mgを1日2回

文献4を参考に作成

4. 経口の抗菌薬の対象疾患とは

　どの感染症疾患ならば経口薬への変更をしてもよいのか，を明確にすることは難しいが，一般的な感染症である肺炎や尿路感染症（特に腎盂腎炎）の処方例を表2に簡単にまとめた．記載した薬剤以外にも使用可能な薬剤はあるし，今回のテーマのポイントとしてあげた点などを参考にしながら，個々の症例で検討する必要がある．それ以外には，軽症の皮膚軟部組織感染症なども経口薬での治療が可能な疾患である．

　基本的には，難治例，劇症例の感染症は対象疾患としては考えない方が妥当であろう．例えば，感染性心内膜炎は血管内に菌塊が付着している状態であり，抗菌薬治療が不十分な場合，塞栓症や心不全を起こす致死的な疾患である．感染性心内膜炎では静脈的な抗菌薬投与で治療を最後まで行うことが通常である．

　また，上記の疾患別の観点の他に細菌の観点から抗菌薬の経口への変更が考慮されるもしくは慎重であるべき状況がある．腸内細菌による血流感染症などはバイオアベイラビリティなど（後述参照），抗菌薬の状況が許されれば，経口への変更が考慮される状況がある．一方黄色ブドウ球菌による菌血症においては原則点滴抗菌薬での治療が推奨され，経口への変更が行われる場面は非常に少ない．

5. 経口抗菌薬に変更できる患者とは？

　バイタルサインが安定していても，下痢を認める場合や腸炎（潰瘍性大腸炎やCrohn病を含む），肝硬変で腹水貯留が著明な症例などでは腸管に浮腫があるため腸管からの抗菌薬の吸収率が低下する可能性がある．また，腸管の切除後には，本来，薬剤を吸収するはずの腸管が存在しないため，経口での抗菌薬投与は適応にならない．

6. 経口抗菌薬選択のポイント

1 経口抗菌薬1錠・カプセルの用量は？

　一部の抗菌薬を除いて，多くの経口抗菌薬は，点滴用の抗菌薬に比較して，容量が少なくつくられる傾向にある．ペニシリン系，セフェム系などのβラクタム系抗菌薬の多くは，点滴で使用する場合，

> 1回「○g」を△時間ごとに投与

となっていることがほとんどである．しかし，経口の抗菌薬は

> 1錠「●mg」を，1日に▲錠内服

となっていることが多い．例えば，点滴でアンピシリン（ABPC）を使用する場合には1〜2gを1日6時間ごとに投与することが通常であり，1日量としては4〜8gとなる．一方で，日常診療でよく使用されるアモキシシリン（AMPC）は，1カプセルが250 mgとなっており，保険用量の最大量である8カプセルを1日に内服しても，合計で2gにしかならない．しかも，1日に3錠とか4錠で処方されているケースも少なくなく，1日量として750 mgや1gなどの投与量で治療されていることになる．アンピシリンとアモキシシリンは，全く同じ薬剤ではないため直接の比較はできないが，経口の抗菌薬は概して少ない容量であるという「感覚」が重要である．
　抗菌薬を経静脈的投与から経口的投与に変更する場合には，投与量が減少しがちであることに注意し，可能な範囲で経静脈的投与と同等の量を経口薬でも投与するか，後述のバイオアベイラビリティのよい経口抗菌薬を選択するようにしたい．

2 その経口抗菌薬のバイオアベイラビリティはどうか？

　バイオアベイラビリティ（bioavailability）とは，生物学的利用能と訳されるが，投与した薬剤がどれくらい血液中に移行するかという概念である．また治療のうえでは，標的臓器にどれだけ抗菌薬が到達するか，が治療のうえでは重要な要素となる．
　経口薬が血管内に薬剤が移行するためには，消化管粘膜を通過し肝臓で代謝を受ける大きな関門があり，この「通過能力」が経口薬を選択するうえでの重要なポイントとなる．経口の抗菌薬の場合，**バイオアベイラビリティは腸管吸収率や肝臓初回通過効果などにより決定される**．そのため，バイオアベイラビリティがよい薬剤とは，簡単に表現すると，この腸管吸収がよい薬剤といえる．
　ここで，バイオアベイラビリティが良好な薬剤を表3に示す．バイオアベイラビリティがよい薬剤を使用し，適切な経口投与量が確保される状況があるとき，経口抗菌薬で点滴による抗菌薬投与に劣らない治療効果が期待できるわけである．

表3　バイオアベイラビリティのよい薬剤

薬剤名		腸管吸収率（％）
アモキシシリン	AMPC	75
セファレキシン	CEX	90
セファクロル	CCL	93
レボフロキサシン	LVFX	98
メトロニダゾール		100
クリンダマイシン	CLDM	90
スルファメトキサゾール・トリメトプリム	ST	85
リネゾリド	LZD	100
ミノサイクリン	MINO	約100 [3]
抗結核薬		70～100

経口の抗菌薬を使用する際には，これらの薬剤が使えないか検討してみるとよい．バイオアベイラビリティのよい経口の抗菌薬はそれほど多くないため，これだけ押さえれば臨床現場ではかなり役立つ．またニューキノロン系の抗菌薬はレボフロキサシンだけでなく，その他のニューキノロン系の薬剤も同様に腸管吸収率は良好である．文献1〜3より作成

表4　βラクタム系抗菌薬（内服剤）一覧表

	薬品名	略語	腸管吸収率（％）
ペニシリン系			
	ペニシリンV	PC-V	60～73
	アモキシシリン	AMPC	75
	アモキシシリン・クラブラン酸	AMPC/CVA	―
セフェム系			
第一世代	セファレキシン	CEX	90
第二世代	セファクロル	CCL	93
	セフォチアム	CTM	―
第三世代	セフィキシム	CFIX	50
	セフチブテン	CETB	80
	セフカペン	CFPN	―
	セフジトレン	CDTR	16
	セフジニル	CFDN	25
	セフポドキシム	CPDX-PR	46

文献1を参考に作成

Advanced Lecture

1. 経口のβラクタム系抗菌薬について（表4）

　ペニシリン系のアモキシシリンや第一世代セフェムのセファレキシン（CEX），第二世代セフェムのセファクロル（CCL）薬剤で消化管吸収率は50％以下となっている．これらの薬剤を使用する場合にはこの消化管吸収率の「低さ」に注意して使用したい．不十分な投与は治療効果も低下するうえに，耐性菌の出現リスクにもなりうる．

2. 経口のニューキノロン系抗菌薬について

　経口のニューキノロン系抗菌薬の大きな特徴は，抗緑膿菌作用をもつ唯一の薬剤ということである．ニューキノロン系のなかでも，シプロフロキサシン（CPFX）は抗緑膿菌作用がもっとも強く，緑膿菌が起因菌とわかっていて経口投与する場合の第一選択薬となる．レボフロキサシンも抗緑膿菌作用をもつが，緑膿菌が起因菌の場合には第二選択薬となる．ただし，レスピラトリーキノロンとして使われているモキシフロキサシン（MFLX）は抗緑膿菌作用をもたないので注意が必要である．

　加えて，ニューキノロン系抗菌薬の大腸菌への感受性低下は深刻である．約30％の大腸菌がニューキノロンに耐性を獲得している．尿路感染の起因菌の多くを占める大腸菌はニューキノロン系抗菌薬が無効であり，尿路感染症に対し，頻繁に使用されている薬剤ゆえ大きな問題である．また加えて，ESBL（基質拡張型βラクタマーゼ）産生大腸菌の検出頻度が増加しており，このESBL産生大腸菌の場合にはほとんどの菌でニューキノロンは耐性である．基礎疾患のない患者に同菌による市中感染が広がっており，尿路感染症に対するニューキノロン系抗菌薬の使用は，決して賢明な選択ではなくなってきている．

文献・参考文献

1) 「サンフォード感染症治療ガイド2014（第44版）」（Gilbert, DN, 他/編，菊池 賢, 他/日本語版監修），ライフサイエンス出版，2014
2) Lau AH, et al：Clinical pharmacokinetics of metronidazole and other nitroimidazole anti-infectives. Clin Pharmacokinet, 23：328-364, 1992
3) 「Mandell, Douglas, and Bennett's Principles and Practice of Infectious Diseases 7th edition」（Gerald LM, et al），Churchill Livingstone, 2009
4) 「レジデントのための感染症診療マニュアル（第2版）」（青木 眞/著），医学書院，2008

プロフィール

中村　造（Itaru Nakamura）
東京医科大学病院感染制御部・感染症科

第8章 抗菌薬

5. けがの患者さんへの予防的抗菌薬投与の基準について教えてください

林　寛之

●Point●

- 抗菌薬の有無より創傷処置をきっちり行うべし
- きれいな単純切創には抗菌薬は不要
- 抗菌薬が必要となる創傷を見逃さない！

はじめに

　けがの患者が来院したとき，創の洗浄，縫合閉鎖，そして感染の予防は創の治癒過程において非常に重要なファクターになる．感染予防のために抗菌薬を投与することで事がすむはずもなく，**創感染の予防のためには創洗浄などの創処置が最も大事**であり，創縫合にばかり気をとられて十分な創洗浄を怠ると後でとんでもない感染を起こしてくる．創の汚染程度や受傷からの経過時間，受傷部位，患者の免疫状態などによって感染の危険度は変わってくる．それらを総合的に考慮したうえで，どんな細菌が感染を起こしやすいかを予想して抗菌薬を投与しなければならない．

症例

　35歳男性A．右手背第3 MP関節の約8 mm大の創を主訴に真夜中来院．荷物をもったまま転倒したという．比較的小さい傷であり，研修医Pは創を消毒し，2針創縫合をした．抗菌薬は第一世代セフェム系抗菌薬を処方した．その5日後，再度患者Aが夜中に来院してきた．今度は，右の縫合部位が真っ赤に腫れあがっていた．糸をはずすと，悪臭の膿が大量に出てきた．上級医Tが「これは喧嘩でしょう」と指摘したところ，患者Aは酔っ払って喧嘩をしたことを認めた．すぐに創を開き，手術室で大量の生理食塩液でMP関節を含め洗浄し，全身抗菌薬投与を行い入院加療となった．

1. そもそも抗菌薬をしておけば創感染が防げるか

　創感染を予防するためには，創の洗浄が最も大事である．抗菌薬さえ出せば予防できるわけではない．消毒液は創傷治癒を妨げる恐れがあり，健常皮膚には消毒液を使用するが，創内にはなるべく入れないようにしたい．
　創そのものの合併症を考慮に入れた対応が必要であり，ただ創を洗って，縫合して，抗菌薬という手順だけではダメ．専門医へ早期コンサルトすべき創を表1に示す．

表1　コンサルトすべき創

神経血管損傷の合併
腱損傷，関節損傷
開放骨折
摘出困難な異物
複雑な形状の創，汚染が高度で手術室で処置に長時間を要する創
高圧で薬液が注入された創

1 創洗浄…洗え，洗え，洗え！

　日本の誇る上水道は十分にきれいである．通常の創であれば，大量の水道水で洗浄し，加えてブラッシングを加えるとよい[1]．生理食塩液を使用し，20 mLの注射器に18 Gサーフローをつないでの高圧洗浄も創洗浄の方法として推奨されるが，最低200 mL以上の生理食塩液で洗浄する必要がある．残念ながら砂や泥などは注射器による高圧洗浄では取りきれないことも多く，**むしろ数Lの大量の水道水でしっかり洗浄・ブラッシングする**方が感染を起こさない．穿通創は消毒も洗浄も困難であり，感染のリスクが高く必ず抗菌薬投与が必要になる．

2 異物は残すな，壊死組織も残すな！

　必ず創内異物を探しておく．**特に木やトゲなど有機物は感染を起こしやすく，X線にも写らないので，病歴から異物を予想する癖をつけたい**．1×2 mm以上の大きさの異物なら，高周波数のエコーで皮下組織を調べると，感度95～98％，特異度89～98％でみつけられる．
　ガラスで怪我した場合に，X線を撮っていないと，訴訟になった場合には60％の確率で負けるという．ガラスも2 mm以上の大きさならX線で99％みつけることができ，1 mm大なら83％，0.5 mmなら61％と報告されている[2]．**ガラスで怪我をした場合は，ルーチンにX線を撮影すべき**である．金属の異物はX線に容易に写るが，停留針は摘出に困難を極めることがしばしばであり，深追いすると血管や神経を損傷する恐れがある．20～30分を目安に，ある程度時間をかけても摘出できない場合は，専門医に任せるべきである．
　壊死組織は感染防御の観点からなるべく除去する．しかしながら血流が豊富で治癒しやすい顔面・頭部はむやみに皮膚を切除しないで温存する．

3 抗菌薬を考慮

　創処置をきちんと行って初めて抗菌薬が決め手になってくる．反対に，きれいな受傷機転で挫滅組織もない，かつ血流のよいきれいな創では抗菌薬は不要である．縫合部への抗菌薬軟膏塗布はエビデンスが乏しい（賛否両論あり）が，悪影響もなく慣習的に使用されている．受傷3時間以上経過した創，リンパ浮腫など血流低下の部位の創，宿主が免疫低下の場合には予防的抗菌薬は必要となる．

2. 感染を起こしやすい創とはどんな創？

　感染を起こしやすい創の場合は抗菌薬の投与適応となる（表2）．代表的な創の抗菌薬を表3に示す．

表2　抗菌薬予防投与適応となる創

	エビデンスレベル
開放骨折，関節に達する開放創	class Ⅰ
動物咬症（犬，猫，人）	class Ⅱ
口腔内裂創	class Ⅱ
人工異物がある	class Ⅲ
免疫不全患者	class Ⅲ
汚染の強い創（泥，便，挫滅創など）	class Ⅲ
心内膜炎の予防の必要性がある場合	class Ⅲ

表3　予防投与抗菌薬の選択：まだ感染徴候なしの場合（成人）

開放骨折	全例受傷3時間以内に抗菌薬を開始 成人　Type ⅠandⅡ：第一世代セフェム（セファゾリン1〜2g静注，8時間ごと）創閉鎖後24時間まで TypeⅢ：第一世代セフェム（セファゾリン1〜2g静注，8時間ごと）＋アミノグリコシド（ゲンタマイシン7 mg/kg 1日1回または1.75〜3mg/kg静注 8〜12時間ごと）3日間または創閉鎖後24時間 農場での受傷（便やクロストリジウム感染疑い）高用量ペニシリン追加
口腔内裂創	全層または貫通層 ペニシリンVK 500 mg 経口6時間ごと 5日間 または クリンダマイシン1回150〜450 mg 経口6時間ごと[※1]5日間
人咬症	初回：アンピシリン・スルバクタム（3g静注）またはセフォキシチン（1g静注） 続いてアモキシシリン・クラブラン酸（1回875/125 mg 経口 12時間ごと）3〜5日間 または 初回：クリンダマイシン（600 mg静注） 続いてクリンダマイシン（1回300 mg 経口 8時間ごと）＋フルオロキノロン抗菌薬 （シプロフロキサシン1回500 mg 経口 12時間ごと[※3]，またはレボフロキサシン1回750 mg経口 1日1回投与[※2]）3〜5日間 または 注射ができなければアモキシシリン・クラブラン酸，1回875/125 mg 経口 12時間ごと 3〜5日間
猫・犬咬症	猫咬症は全例．犬咬症は感染リスクが高い場合に投与 初回：アンピシリン・スルバクタム（3g静注）またはセフトリアキソン1g静注またはカルバペネム（イミペネム/シラスタチン500 mg or メロペネム1 g静注） 続いてアモキシシリン・クラブラン酸（250/125 mg 経口1日3回）とアモキシシリン（1回250 mg 経口1日3回）3〜5日間 または 初回：クリンダマイシン600 mg静注 続いてクリンダマイシン（300 mg 経口 8時間ごと）＋キノロン系抗菌薬（シプロフロキサシン1回500 mg 経口 1日2回[※3]またはレボフロキサシン[※2] 750 mg 経口 1日1回またはモキシフロキサシン400 mg 経口 1日1回）3〜5日間 または 注射ができなければ，アモキシシリン・クラブラン酸（1回250/125 mg 経口1日3回）とアモキシシリン（1回250 mg 経口1日3回）3〜5日間

※1　日本では1日900 mgまでしか保険適用はない
※2　日本では500 mg 1日1回が保険適用となっている
※3　日本では200 mg 1日3回までが保険適用となっている

1 開放骨折，関節に達する開放創

　開放骨折は骨髄炎を予防するために抗菌薬投与を受傷3時間以内に開始する必要がある．開放骨折は以下の3つのtypeに分類される．

表4 感染を起こしやすい動物咬症

患者要因
・アルコール,ステロイド,リウマチ,糖尿病,放射線性リンパ浮腫 *Pasteurella infection*
・肝硬変,無脾症 *Capnocytophaga canimorsus* ・女性

創要因
・受傷＞6時間 ・挫滅創 ・縫合の既往のある創
・腱損傷,靱帯損傷,関節損傷を伴う全層性創
・四肢の創…特に手(感染30％)

Type I 1 cm以下のきれいな裂創を伴う開放骨折
Type II 1 cm以上の裂創であるが,広範な軟部組織損傷,皮弁化,または剥脱を伴わない開放骨折
Type III 分節型開放骨折,または広範囲組織挫滅を伴う開放骨折,外傷性切断肢

　開放骨折における抗菌薬予防投与の効果は,プラセボでの感染率13.9％,ペニシリン10％,セファロスポリン系抗菌薬2.3％であり,第一世代セフェム系が第一選択となる[3].Type IおよびIIでは黄色ブドウ球菌,ストレプトコッカス,好気性グラム陰性菌による感染が多く,第一世代または第二世代セフェムの抗菌薬を投与する.Type IとIIはグラム陽性菌およびグラム陰性菌に対応するようにセファゾリンで対応する.Type IIIになると,グラム陰性菌も関与してくるためアミノグリコシドを加える.泥や便など汚染が強い場合,また農場での受傷の場合は,クロストリジウムなど嫌気性菌の関与も考慮し,ペニシリン高用量またはクリンダマイシンを加える.
　抗菌薬はType IおよびIIでは創閉鎖後24時間まで投与し,Type IIIでは創閉鎖後72時間まで投与する.

2 動物咬症（犬,猫,人）

　動物咬症では多くは好気性菌のみならず嫌気性菌も関与し,平均5種類もの細菌が同定されたと報告されている.したがって動物咬症は感染のハイリスクであるが,なかでも表4にあげる要因は感染に関係してくる.破傷風予防も行う必要がある.
　一般に犬咬症の感染率は5～15％とそれほど高くないが,症例にあわせ抗菌薬を投与する.実は顔面の犬咬症の場合は,血流がよく治癒しやすいこともあり,しっかりと洗浄し異物さえなければ,一期的に縫合をしてもよい.開放創にしておき,二期的に縫合しても感染率は変わらない[4,5].また,別の報告では,犬咬症の感染率は約6～8％であり,通常の創傷と頻度が変わらず,抗菌薬の使用の有無に感染率は左右されない[6].ただし受傷時間は重要であり,受傷8時間以内の感染率4.5％と比べると,受傷8時間を超えると感染率は22％と跳ね上がるため,安易に一期的縫合を行うべきではない[7].一期的縫合の方が二期的縫合より有意に治癒が早いが,一定の確率で感染が起こることは必ず患者さんに話しておくべきである.また日本の犬咬症からの狂犬病は1957年以降報告はないが,海外で犬咬症にあった場合は狂犬病も考慮すべき必要がある.
　一方,**猫咬症は穿通創になりやすく,感染は約40％にも認め,全例抗菌薬が必要となる**.*P. multocida*は猫や犬に特有な感染であり,早期に蜂窩織炎の形で発症してくる.アモキシシリン・クラブラン酸やセフトリアキソンが第一選択になる.エリスロマイシンは*Pasteurella*には無効で

ある．

　人咬症は幼児が遊んで噛むなどの浅い表皮のみの場合は感染はほとんど起こさないが，けんかで相手の歯にパンチをうって握りこぶしにできる clenched-fist injury（fight bite）は感染率が30〜40％であり全例適切な創処置および抗菌薬投与が必須である[8]．病歴に信憑性がないことがあり，常に疑うことが重要である．MP関節に達し，腱損傷を伴いやすく，手術室で広範囲に洗浄しないといけない．診察時には握りこぶしをつくって診察しないと見逃される．溶連菌60〜80％，黄色ブドウ球菌37〜46％，嫌気性菌43〜60％が関与し，半数以上が混合感染である．抗菌薬はアモキシシリン・クラブラン酸やセフトリアキソンが第一選択になる．

3 口腔内裂創

　人間の口腔内は細菌の温床であり，すべて感染のリスクが高いと心得ておく必要がある．口腔内裂創や舌裂創は予防的抗菌薬は必要である．

　幸い頭部や顔面は血流がよく，治癒もしやすい．デブリードメンも大きくしてはならない．粘膜のみの裂創では感染率が12％であるのに対し，貫通創（粘膜から皮膚まで突き抜けた創）では感染率は33％と跳ね上がる．粘膜のみの小さい裂創（2 cm未満）で創が開しなければ，縫合は不要であり，予防的抗菌薬も必ずしも必要ない．常に口腔内を清潔に保つためにうがいを励行する．

　ほかの創と同じように，異物の有無を調べ，創を十分洗浄する．2 cm以上の粘膜の創になると食事の異物が入り込むので縫合した方がよい．貫通創なら内側から外側に縫合していく．粘膜側を縫合したあと，皮膚側から再度十分洗浄する．唾液腺やStensen管損傷を疑えば，専門医にコンサルトをする．

　Steeleらによると，ペニシリン使用により創感染は20％から6.7％に減らすことができたと報告している[9]．この報告では全例，全層性の裂創や貫通創であった．特に創を閉鎖縫合した場合には抗菌薬は有用である．しかしながら小児の場合はそのエビデンスに乏しい．また創が浅い場合は抗菌薬による予防効果は認められていない．

　舌の裂創において，予防的抗菌薬投与の効果に関するエビデンスは乏しい．舌裂創に関して縫合の是非はテキストによって適応が異なる．舌裂創の予防的抗菌薬の有効性は認めなかったという28人の小規模スタディ報告もある[10]．筆者は縫合を要した場合は抗菌薬を投与している．

　口腔内裂創では嫌気性菌も必ずカバーするような抗菌薬を選択する必要があり，ペニシリン系抗菌薬が第一選択になる．ペニシリンアレルギーがあれば，クリンダマイシンでもよい．

おわりに

　抗菌薬投与のタイミング，種類の選択の重要性に加えて，創を十分洗浄処置しないと感染は減らすことはできない．

表5 破傷風になりにくい創, なりやすい創

破傷風になりにくい創（きれいな創）
受傷後6時間以内, 線状, 深さ1 cm以下, 鋭的損傷, 感染（−）, 壊死組織（−）, 汚染（−）
破傷風になりやすい創（汚染創）
受傷後6時間以上, 挫滅創, 深さ1 cm以上, 鈍的損傷, 爆裂創, 凍瘡, 感染（＋）, 壊死組織（＋）, 汚染（＋）（糞便, 土, 唾液など）, 神経血管損傷合併

表6 破傷風予防の戦略

予防接種歴	きれいな創		汚染創	
	Td	TIG	Td	TIG
2回以下〜不明	＋	−	＋	＋
3回以上	−※	−	−★	−

Td：破傷風トキソイド, TIG：破傷風免疫グロブリン
＋：投与, −：非投与
※最後から10年以上経過していたら施行
★最後から5年以上経過していたら施行

Advanced Lecture

■ 破傷風ご用心〜どんな小さい傷でも破傷風予防を！〜

　創傷処置において忘れてはならないのが破傷風予防．破傷風の発生率は年間160万人に1人と非常に稀であるが，予防処置をせずに発症するとかなり問題になる．小さい傷でも破傷風は考慮すべきである．潜伏期間（3〜21日）を経て，破傷風毒素により，強直性痙攣，痙笑，開口障害，嚥下困難，呼吸困難や後弓反張となってしまう．

　まず破傷風になりにくい創かなりやすい創かを表5を参照に区別する．さらに，過去の破傷風予防接種歴を考慮して，破傷風トキソイドだけを投与するのか，破傷風免疫グロブリンまで投与するのかを表6を参照して考える．過去に3回の予防接種歴がないまたは不明であれば，成人ならまず破傷風トキソイドは必要になる．2種，3種，4種混合ワクチンを受けていても，ブースターを受けていなければ，多くの人は20歳には免疫が残っていないと考えられる．

　破傷風トキソイドは受動免疫であるため，感染の可能性が高い場合は，破傷風免疫グロブリンを投与するしかない．本来救急外来で破傷風トキソイドを施行した場合，ブースターのために1カ月後，6カ月後と合計3回の追加投与しないといけない．ただし2回目，3回目は任意予防接種であり保険が通らないので料金が高めになることを説明し，説明用紙を渡すとよい．

文献・参考文献

1) Moscati RM, et al：A multicenter comparison of tap water versus sterile saline for wound irrigation. Acad Emerg Med, 14：404-409, 2007
2) Courter BJ：Radiographic screening for glass foreign bodies–what does a "negative" foreign body series really mean? Ann Emerg Med, 19：997-1000, 1990
3) Patzakis MJ, et al：The role of antibiotics in the management of open fractures. J Bone Joint Surg Am, 56：532-541, 1974

4) Rui-feng C, et al：Emergency treatment on facial laceration of dog bite wounds with immediate primary closure：a prospective randomized trial study. BMC Emerg Med, 13 Suppl 1：S2, 2013
5) Paschos NK, et al：Primary closure versus non-closure of dog bite wounds. a randomised controlled trial. Injury, 45：237-240, 2014
6) Chen E, et al：Primary closure of mammalian bites. Acad Emerg Med, 7：157-161, 2000
7) Medeiros I & Saconato H：Antibiotic prophylaxis for mammalian bites. Cochrane Database Syst Rev：CD001738, 2001
8) Turner TW：Evidence-based emergency medicine/systematic review abstract. Do mammalian bites require antibiotic prophylaxis? Ann Emerg Med, 44：274-276, 2004
9) Steele MT, et al：Prophylactic penicillin for intraoral wounds. Ann Emerg Med, 18：847-852, 1989
10) Lamell CW, et al：Presenting characteristics and treatment outcomes for tongue lacerations in children. Pediatr Dent 21：34-38, 1999
11) Moran GJ, et al：Antimicrobial prophylaxis for wounds and procedures in the emergency department. Infect Dis Clin North Am, 22：117-43, vii, 2008
12) Nakamura Y & Daya M：Use of appropriate antimicrobials in wound management. Emerg Med Clin North Am, 25：159-176, 2007
13) Abubaker AO：Use of prophylactic antibiotics in preventing infection of traumatic injuries. Oral Maxillofac Surg Clin North Am, 21：259-264, vii, 2009

プロフィール

林　寛之（Hiroyuki Hayashi）
福井大学医学部附属病院救急総合診療部
動物咬症ならくまやダニまでいろいろ来院する大学病院ER総診です．さらに腕を極めたい後期研修医を大募集中！脳ミソまで筋肉のあなたでも大丈夫！一緒にアカデミックに学びましょう．

付表 第8章で掲載されている抗菌薬一覧

一般名	商品名	掲載されている項
アシクロビル	ゾビラックス, ビクロックス	8-2
アジスロマイシン	ジスロマック	8-2, 8-3
アズトレオナム	アザクタム®	8-3, 8-4
アミカシン	アミカマイシン®, プルテッシン® など	8-2
アモキシシリン	サワシリン®, パセトシン®	8-3, 8-4, 8-5
アモキシシリン・クラブラン酸	オーグメンチン®, クラバモックス®	8-2, 8-3, 8-4, 8-5
アンピシリン	ビクシリン® など	8-2, 8-4
アンピシリン・スルバクタム	ユナシン®, ピスルシン® など	8-2, 8-5
アンホテリシンB	アムビゾーム®, ファンギゾン® など	8-2
イミペネム・シラスタチン	チエナム®, イミスタン	8-4, 8-5
エリスロマイシン	エリスロシン®	8-1, 8-5
カスポファンギン	カンサイダス®	8-2
クラリスロマイシン	クラリシッド®, クラリス® など	8-3, 8-4
クリンダマイシン	ダラシン®, クリダマシン® など	8-3, 8-4, 8-5
ゲンタマイシン	ゲンタシン®, エルタシン	8-2, 8-4, 8-5
シプロフロキサシン	シプロキサン®, シバスタン®	8-2, 8-3, 8-4, 8-5
スルファメトキサゾール・トリメトプリム	バクタ®, バクトラミン® など	8-4
セファクロル	ケフラール®, ザルツクラール® など	8-3, 8-4
セファゾリン	セファメジン® α, セフマゾン® など	8-4, 8-5
セファレキシン	ケフレックス®, ラリキシン® など	8-3, 8-4
セフィキシム	セフスパン®, セキスパノン® など	8-3, 8-4
セフェピム	マキシピーム® など	8-2
セフォタキシム	クラフォラン, セフォタックス®	8-1, 8-2, 8-4
セフォチアム	パンスポリン®, ハロスポア® など	8-4
セフォペラゾン・スルバクタム	スルペラゾン®, スペルゾン®	8-4
セフカペン	フロモックス®	8-4
セフジトレン	メイアクトMS®, セフジトレンピボキシル	8-4
セフジニル	セフゾン®, セフニール® など	8-4
セフタジジム	セパダシン®, モダシン など	8-4
セフチブテン	セフテム®, モダケミン®	8-4
セフトリアキソン	セフキソン, ロセフィン® など	8-1, 8-2, 8-5
セフピロム	CMX, マイラン	8-4
セフポドキシム	バナン®, バナセファン® など	8-3, 8-4
セフメタゾール	セフメタゾン®, リリアジン など	8-4
デキサメタゾン	レナデックス®	8-1
ドキシサイクリン	ビブラマイシン®	8-2
トブラマイシン	トブラシン®, トービイ®	8-3, 8-4
破傷風トキソイド	アクトヒブ®, DTビック® など	8-2
バンコマイシン	塩酸バンコマイシン	8-5
ピペラシリン	ピシリアント®, ペントシリン など	8-2
ピペラシリン・タゾバクタム	ゾシン	8-2, 8-4
フルコナゾール	ジフルカン®, ニコアゾリン® など	8-2
注射用ペニシリンG	‒	8-2
ペニシリンV（ベンジルペニシリンベンザチン水和物）	バイシリン®G	8-4
ペニシリンVK	‒	8-5
ミカファンギン	ファンガード®	8-2
ミノサイクリン	ミノマイシン®, 塩酸ミノサイクリン など	8-1, 8-4
メトロニダゾール	フラジール®, アスゾール	8-2, 8-3, 8-4
メロペネム	メロペン®,	8-5
モキシフロキサシン	アベロックス®, ベガモックス®	8-3, 8-4
リネゾリド	ザイボックス®	8-2, 8-3, 8-4
レボフロキサシン	クラビット® など	8-2, 8-3, 8-4, 8-5

索引 Index

数　字

1 FTU	200
5-FU	168
5-HT₃受容体阻害薬	176

欧　文

A～C

ABO型不適合	190
ABX	169
ACE	38
ACE阻害薬	40, 114
ACE阻害薬とARBの作用部位	41
activation syndrome	253
acute kidney injury	111
ADAガイドライン	146
adefovir	107
ADV	107
α-GI	142
AKI	111
AMR	170
angiotensin Ⅱ receptor blockers	39
angiotensin converting enzyme	38
ARB	39, 40
area under the curve	282
asunaprevir	106
ASV	106
AUC	282
αアドレナリン受容体	59
α-グルコシダーゼ阻害薬	142
BG	142
bioavailability	291
BOT療法	129, 147
βアドレナリン受容体	60
B型肝炎ウイルス	103
βラクタム系抗菌薬	293
CBDCA	167
CDDP	167
chronic kidney disease	111
chronic obstructive pulmonary disease	14
CIN	116
CKD	111
*Clostridium difficile*関連下痢症	100
C_{max}	282
contrast induced nephropathy	116
COPD	14
COPD重症度の総合評価	16
COPDの気流制限による病期	16
COX	212
COX-1	212
COX-2	212
CPR index	140
CPT-11	170
CSII	138
CYP3A4	284
CYP450	284
C型肝炎ウイルス	103

D～L

DAAs	105
daclastasvir	106
DAPT	75
de-escalation	268
direct acting antivirals	105
disease modifying anti-rheumatic drugs	233
DLV	106
DMARDs	233
DOX	170
DPI	24
DPP4阻害薬	144
DTX	169
dual anti-platelet therapy	75
EGDT	64
eGFR	112
entecavir	108
ETV	108
finger tip unit	200
fire and forget	122
floating anxiety	252
FRAX®	155
GEM	168
GLP-1受容体作動薬	137
H2RA	84
H2RAの副作用	88
hANP	69
HBV	103
HCV	103
hepatitis B virus	103
hepatitis C virus	103
histamine H₂ receptor antagonists	84
HOMA-R	145
IFN α	104
IL-6受容体阻害薬	238
international normalized ratio	75
IS	143
LAM	107
lamibudine	107

M～P

MAP	59
MASCC	174
MDI	24
mean arterial pressure	59
MIC	281, 282
minimum inhibitory concentration	281
Multinational Association of Supportive Care in Cancer	174
NaSSA	251
NERD	82
NK-1受容体	176
NOAC	73
non-erosive reflux diseases	82
noradrenergic and specific serotonergic antidepressant	251
Novel Oral AntiCoagulant	73
NSAIDs	180, 212
NSAIDs/COX-2選択的阻害薬	211
NSAIDs潰瘍の一次予防	84
NSAIDs潰瘍の予防	87
OHA	140

Onco-nephrology	117	
oral hypoglycemic agent	140	
patient controlled analgesia	219	
PCA	219	
PD	282	
PD-1	171	
PEG-IFN	104	
PEGylated interferon	104	
periodic limb movement disorder	241	
pharmacodynamics	282	
pharmacokinetics	282	
PK	282	
PLMD	241	
post antibiotic effect	282	
PPI	80, 84	
PPIと薬物相互作用	90	
PPIの副作用	88	
primary insomnia	243	
probiotics	100	
programmed cell death-1	171	
proton pump inhibitor	80, 84	
psychological insomnia	243	
PT-INR	75	
PTX	169	

R〜W

RBV	105
RCC	187
red cell concentrates	187
REM睡眠行動異常障害	241
restless legs syndrome	241
ribavirin	105
RLS	241
selective serotonin reuptake inhibitors	248
serotonin norepinephrine reuptake inhibitors	248
SGLT2阻害薬	144
simeprevir	106
SMART療法	25
SMV	106
SNRI	248
SOF	106
sofosbuvir	106

SSRI	248
SU薬	143
T790M	196
TAX	169
TDF	108
telaprevir	105
tenofovir disoproxil fumarate	108
time above MIC	282
TNF阻害薬	238
TRALI	190
treat to target	122
TVR	105
TXT	169
TZD	142
T細胞共刺激因子阻害薬	238
VAS	178
visual analog scale	178
VP-16	170
WHO 3段階除痛ラダー	179
WHO方式がん疼痛治療法	178

和文

あ行

アカシジア	99
アクチベーション症候	253
アザルフィジン® EN	235, 236
アスナプレビル	106
アスピリン喘息	27
アスピリン喘息の発作時の治療	28
アスピリン喘息の発作誘発物質	29
アセトアミノフェン	180, 215
アデホビル	107
アトピー咳嗽	35
アドリアシン®	170
アバスチン®	194
アービタックス®	194
アファチニブ	193, 195
アブラキサン®	169
アプレピタント	175
アミオダロン	56
アミサリン®	55
アミティーザ®	95

アムルビシビン	170
アリムタ®	168
アレクチニブ	195
アレセンサ®	195
アロキシ®	175
アローゼン®	96
アンカロン®	56
アンジオテンシンII受容体拮抗薬	39
アンジオテンシン受容体阻害薬（ARB）	114
アンジオテンシン変換酵素	39
アンジオテンシン変換酵素阻害薬	114
安定期のCOPD重症度別治療薬	17
胃食道逆流症	36, 86, 87
胃食道逆流症の治療	86
イソプロテレノール	63
依存形成	218, 220
一次予防	120
胃腸炎	98
イマチニブ	195
イメンド®	175
イリノテカン	170
イレッサ®	193, 195
インターフェロンα	104
院内肺炎	276
インフォームドコンセント	217, 218, 220
インフュージョンリアクション	162
インペアード・パフォーマンス	210
うつ病	242, 251
運動誘発喘息	30
壊死性筋膜炎	277
エスシタロプラム	250
エトドラク	214
エトポシド	170
エピネフリン	62
エルロチニブ	193, 195
エンテカビル	108
エンピリックセラピー	269
嘔気・嘔吐	98
オキシコドン	182, 219, 220
オテラシルカリウム	168
オピオイド	217, 218, 220
オピオイド換算	183

オピオイドローテーション ……… 183
オプジーボ® ……………………… 195
オメプラゾール ………………… 80
オンダンセトロン ……………… 98, 99

か行

咳嗽治療薬 ……………………… 35
カイトリル® …………………… 175
開放骨折 ………………………… 296
潰瘍の治療 ……………………… 87
外来化学療法 …………………… 161
外来化学療法加算 ……………… 161
顎骨壊死 ………………………… 159
活性代謝物 ……………………… 219
カテコラミン …………………… 59
カテーテル関連血流感染 ……… 277
カルシウム拮抗薬 ……………… 38
カルシウム製剤 ………………… 157
カルセド® ……………………… 170
カルペリチド …………………… 67, 69
カルボプラチン ………………… 167
カルメロースナトリウム ……… 95
カロナール® …………………… 215
カンプト® ……………………… 170
緩和医療のモデル ……………… 222
気管支喘息 ……………………… 20
気管支喘息の長期管理 ………… 22
気管支喘息発作の治療 ………… 21
キシロカイン® ………………… 56
キシロカイン®ポンプスプレー … 257
機能性ディスペプシア ………… 83
機能性便秘 ……………………… 92
キノロン系抗菌薬 ……………… 283
ギメラシル ……………………… 168
急性悪心・嘔吐 ………………… 173
急性腎障害 ……………………… 111
強オピオイド ………………… 182, 220
薬力学 …………………………… 282
グラニセトロン ………………… 175
グラム陰性桿菌 ………………… 278
クリゾチニブ …………………… 195
グリニド薬 ……………………… 143
グリベック® …………………… 195
クリンダマイシン ……………… 288

経口血糖降下薬 ………………… 140
経口抗凝固薬 …………………… 76
経口抗菌薬 ……………………… 285
桂枝加芍薬大黄湯 ……………… 96
血液培養 ………………………… 273
血行動態モニタリング ………… 64
血小板濃厚液 …………………… 188
血漿薬物濃度曲線下面積 ……… 282
ゲフィチニブ ……………… 193, 195
ゲムシタビン …………………… 168
下痢 ……………………………… 98
抗CTLA-4抗体 ………………… 171
抗PD-L1抗体 …………………… 171
降圧目標 ………………………… 49
降圧薬配合剤 …………………… 42
抗凝固薬 ………………………… 74
抗菌薬関連下痢症 ……………… 100
抗菌薬スチュワードシップ …… 266
口腔内裂創 ……………………… 298
高血圧緊急症 …………………… 45
高血圧性急性左心不全 ………… 48
高血圧性脳症 …………………… 46
高血圧切迫症 …………………… 45
抗血小板薬 ……………………… 74
抗血栓薬 ……………… 73, 74, 75, 76, 77
抗てんかん薬 …………………… 261
抗ヒスタミン薬 ………………… 205
抗ヒスタミン薬の選択 ………… 206
後鼻漏 …………………………… 36
抗不整脈薬 ……………………… 53
抗リウマチ薬 …………………… 233
高齢者の不安 …………………… 245
骨折リスク ……………………… 151
骨粗鬆症 ………………………… 150
骨粗鬆症性骨折 ………………… 151
骨粗鬆症薬の使い分け ………… 155
骨密度 …………………………… 153
コデインリン酸塩 ……………… 181
コペカス® ……………………… 105
五苓散 …………………… 98, 101, 102
コロネル® ……………………… 95
混合型インスリン ……………… 132
コントローラー（長期管理薬） … 20

さ行

最高血漿濃度 …………………… 282
最高血中濃度到達時間 ………… 208
最小発育阻止濃度 ………… 281, 282
サイトテック® ………………… 214
サインバルタ® ………………… 251
ザーコリ® ……………………… 195
サラゾスルファピリジン …… 234, 236
サルファアレルギー …………… 236
酸化マグネシウム ……………… 95
ジェイゾロフト® ……………… 250
ジェムザール® ………………… 168
ジオトリフ® ………………… 193, 195
時間依存性抗菌薬 ……………… 281
シクロオキシゲナーゼ ………… 212
持効型インスリン ……………… 134
自己調節鎮痛法 ………………… 219
脂質異常症治療薬 ……………… 119
シスプラチン ………………… 164, 167
持続皮下インスリン注入療法 … 138
ジソピラミド …………………… 55
湿疹・皮膚炎群 ………………… 197
シベノール® …………………… 55
シベンゾリン …………………… 55
シメプレビル …………………… 106
弱オピオイド …………………… 220
弱オピオイドを内服 …………… 181
周期性四肢運動障害 …………… 241
潤腸湯 …………………………… 96
症候性てんかん ………………… 264
ジルチアゼム …………………… 51
腎盂腎炎 ………………………… 276
新規経口抗凝固薬 ……………… 73
心気症 ………………………… 242, 248
身体症状症 ……………………… 248
心不全 …………………………… 67
蕁麻疹 …………………………… 204
蕁麻疹の病態 …………………… 204
心理的原因による不眠 ………… 243
新レシカルボン®坐剤 ………… 95
錐体外路症状 …………………… 99
髄膜脳炎 ………………………… 276
睡眠時無呼吸症候群 …………… 241
数値による尺度 ………………… 178

スタチン … 124		ドパミン受容体 … 60
ステロイド外用薬 … 197	**た行**	ドブタミン … 61
ステロイド外用薬の強さ … 198	大黄甘草湯 … 96	トポテシン® … 170
ステロイドストレス時 … 231	大建中湯顆粒 … 96	ドライパウダー吸入器 … 24
ステロイド投与前後のベースライン	耐性菌 … 274	トラスツズマブ … 193
チェック … 228	耐性グラム陽性球菌 … 278	トラゾドン … 251
ステロイドのＢ型肝炎対策 … 229	タキソテール® … 169	トラマドール … 220
ステロイドの結核対策 … 228	タキソール® … 169	トルバプタン … 71
ステロイドの種類とその使い分け	ダクラタスビル … 106	トレドミン® … 251
… 224	ダクルインザ® … 106	ドンペリドン … 98, 99
ステロイドの投与法・減量方法 … 226	タルセバ® … 193, 195	
ステロイドの副作用と注意点 … 227	胆管炎 … 277	**な行**
ステロイド併用薬 … 232	炭酸水素ナトリウム／無水リン酸二水素	ナイキサン® … 214
スルホニル尿素薬 … 143	ナトリウム … 95	内服抗菌薬 … 287
スンベプラ® … 106	蛋白尿 … 236	ナウゼリン® … 98, 99
生体利用率 … 283	チアゾリン薬 … 142	ナプロキセン … 214
整腸剤 … 98, 100	チトクローム P450 … 284	軟膏 … 200
制吐薬 … 98, 99	遅発性悪心・嘔吐 … 173	ニカルジピン … 48, 50
生物学的製剤 … 238	中間型インスリン … 133	二次性便秘 … 92
咳喘息 … 33	中建中湯 … 96	二次予防 … 120
セツキシマブ … 194	中枢型睡眠時無呼吸症候群 … 241	ニトログリセリン … 48, 51
赤血球濃厚液 … 187	中断症候群 … 253	ニトロプルシド … 48, 51
ゼフィックス® … 107	中毒 … 218	ニボルマブ … 171, 195
セルトラリン … 250	超速効型インスリン … 131	乳剤性軟膏 … 200
セレコキシブ … 214	ティーエスワン® … 168	ニューキノロン系抗菌薬 … 293
セレコックス® … 214	ディフィニティブセラピー … 269	脳血管障害 … 261
セロトニン症候群 … 220, 248, 252	定量噴霧式吸入器 … 24	濃度依存性抗菌薬 … 281
セロトニン・ノルアドレナリン	デカドロン … 175	ノルアドレナリン … 62
再取り込み阻害薬 … 248	テガフール … 168	
全人的苦痛（痛み） … 222	デキサメタゾン … 175	**は行**
喘息の治療 STEP … 23	デクスメデトミジン … 257	肺炎球菌 … 274
選択的セロトニン再取り込み阻害薬	デジレル® … 251	バイオアベイラビリティ … 291
… 248	テノゼット® … 108	敗血症 … 272
センナ … 96	テノホビル … 108	敗血症性ショック … 64, 274
センノシド … 96	デプロメール® … 250	ハイペン … 214
全般性不安障害 … 242	デュロキセチン … 251	パキシル® … 250
造影剤腎症 … 116	テラプレビル … 105	パキシル®CR … 250
創感染 … 294	てんかん波 … 261	パクリタキセル … 169
早期抗菌薬投与 … 272	天井効果（ceiling effect） … 221	パクリタキセル注射剤（アルブミン
創洗浄 … 295	転倒 … 152	懸濁型） … 169
組織移行性 … 283	動物咬症 … 297	破傷風 … 299
速効型インスリン … 131	動脈硬化性心血管疾患 … 120	ハーセプチン® … 193
ゾフラン® … 98, 99	ドキソルビシン … 170	バソプレッシン … 62
ソブリアート® … 106	ドセタキセル … 169	発熱性好中球減少症 … 273, 278
ソホスブビル … 106	ドパミン … 60	パニック障害 … 252

バラクルード®	108	
バルコーゼ®	95	
パロキセチン	250	
パロノセトロン	175	
ハンプ®	67	
非癌性疼痛	217, 218	
脾機能低下	278	
ビグアナイド薬	142	
ピコスルファートナトリウム水和物	96	
ヒスタミンH₂受容体拮抗薬	84	
非ステロイド性抗炎症薬	180, 212	
ビスホスホネート	156	
脾臓摘出後	273	
ビタミンD製剤	156	
ヒドララジン	51	
非びらん性食道炎	82	
非溶血性副作用	189	
ピロリ菌感染	87	
ピロリ菌除菌	88	
不安障害	248	
フェイスペインスケール	178	
フェンタニル	182, 219, 255	
フェンタニル®	255	
賦活症候群	253	
副鼻腔気管支症候群	36	
不原発性不眠	243	
ブシラミン	236	
浮動性不安	252	
ブプレノルフィン	221	
プリンペラン®	98, 99	
フルオロウラシル	168	
プルゼニド®	96	
フルボキサミン	250	
プレセデックス®	257	
プレドニゾロン	215	
プレドニン®	215	
プロカインアミド	55	

フロセミド	67, 68	
プロトンポンプ阻害薬	80, 84	
分子標的薬	192	
平均動脈圧	59	
ペグインターフェロン	104	
ペニシリンアレルギー	278	
ベバシズマブ	194	
ペプシド®	170	
ヘプセラ®	107	
ペメトレキセド	168	
ベンゾジアゼピン受容体系薬剤	241, 252	
ペンタゾシン	221	
便秘のred flag sign	92	
ポリカルボフィルカルシウム	95	

ま行

マグミット®	95
麻子仁丸	96
慢性咳嗽	32
慢性腎臓病	111
慢性閉塞性肺疾患	14
ミソプロストール	214
ミヤBM®錠	101
ミルタザピン	251
ミルナシプラン	251
メトクロプラミド	98, 99
メトトレキサート	234, 237
免疫療法	171
モニラック®	95
モルヒネ	182, 218, 219, 220, 257

や行

薬剤性腎障害	113
薬剤性高カリウム血症	114
薬物動態学	282
輸血関連急性肺障害	190
油脂性軟膏	200
溶血性副作用	189

予測性悪心・嘔吐	173

ら行

ラキソベロン®	96
ラクツロース	95
ラシックス®	67
ラステット®	170
ラミブジン	107
ラモトリギン	263
リウマトレックス®	235, 237
利水剤	101
リスク評価	120
リズムコントロール	57
リスモダン®P	55
リツキサン®	193
リツキシマブ	193
リドカイン	56
利尿作用	68
リバビリン	105
リフレックス®	251
リマチル®	235, 236
緑膿菌	274
リン酸コデイン	181
ルビプロストン	95
ルボックス®	250
レクサプロ®	250
レストレスレッグス症候群	241
レートコントロール	57
レベトール®	105
レボフロキサシン	288
レリーバー（発作治療薬）	20
ローカルファクター	268
ロキソニン®	214
ロキソプロフェン	214
ロラゼパム	176

わ行

ワイパックス®	176

編者プロフィール

本村和久 (Kazuhisa Motomura) ⇒総編集，第4章，第7章

沖縄県立中部病院プライマリケア・総合内科
1997年に沖縄県立中部病院プライマリ・ケア医コースの研修医となり，その後，伊平屋診療所，沖縄県立宮古病院，津堅診療所勤務と離島診療を経験，2006年より王子生協病院勤務（地域総合内科）．2008年より現職．地域のニーズ，家庭の事情で所属を転々としてきましたが，ニーズに合わせて自分を変えていく仕事はとても刺激的で面白いと思っています．

徳田安春 (Yasuharu Tokuda) ⇒第2章

独立行政法人地域医療機能推進機構（JCHO）本部顧問
1988年琉球大学医学部卒業．
沖縄県立中部病院，聖路加国際病院，水戸協同病院などを経て，2014年4月より独立行政法人地域医療機能推進機構（JCHO）本部の研修センター長，同年12月より本部顧問およびJCHO東京城東病院総合内科顧問．
総合内科研修を希望する医師を広く募集しています！連絡先はこちら．jotosec@gmail.com

岸本暢将 (Mitsumasa Kishimoto) ⇒第3章，第6章

聖路加国際病院 Immuno-Rheumatology Center
卒後，沖縄県立中部病院，在沖縄米国海軍病院を経て，2001年よりハワイ大学内科レジデント，2004年よりニューヨーク大学リウマチ膠原病科フェロー，2006年から亀田総合病院リウマチ膠原病内科，2009年より現職．日本・米国内科専門医および日本・米国リウマチ科専門医　医学博士．
研修医の皆さん，今が肝心です．目標を定めて突き進んでいってください．私もエネルギーが許す限り研修医教育を熱く行っていきます！

堀之内 秀仁 (Hidehito Horinouchi) ⇒第1章，第5章

独立行政法人国立がん研究センター中央病院呼吸器内科　医長，医療連携室室長，人材育成センター　副センター長，専門教育企画室　室長
2003年鹿児島大学医学部卒業後，聖路加国際病院内科，2006年より同呼吸器内科，2009年より国立がん研究センター中央病院呼吸器内科，2013年より同医療連携室長，2014年より現職．
がん医療の Generalist である Medical Oncologist が，診療，研究等多くの分野で求められています．日本最高のがん医療教育施設で皆さんをお待ちしています．国立がん研究センター教育・研修のページ　http://www.facebook.com/CancerEducation/

本田 仁 (Hitoshi Honda) ⇒第8章

東京都立多摩総合医療センター感染症科　医長
2007年ハワイ大学内科プログラムにて内科修了．2009年 Washington University にて感染症フェローシップ修了，2010年同大学病院疫学フェローシップ修了．米国内科専門医，米国感染症専門医．
2010年 CDC-Society for Healthcare Epidemiology of America（SHEA）Jonathan Freeman Scholarship 受賞，2012年 SHEA International Ambassador に選出，2013年米国感染症学会（ID week）にて International Investigator Award 受賞．
専門は臨床感染症，病院疫学と医療関連感染症対策．若手医師の方には医師になってからも長期的に継続して医学を勉強していただきたく思います．

医学とバイオサイエンスの 羊土社

羊土社 臨床医学系書籍ページ　http://www.yodosha.co.jp/medical/

- 羊土社では,診療技術向上に役立つ様々なマニュアル書から臨床現場ですぐに役立つ書籍,また基礎医学の書籍まで,幅広い医学書を出版しています.
- 羊土社のWEBサイト"羊土社 臨床医学系書籍ページ"は,診療科別分類のほか目的別分類を設けるなど書籍が探しやすいよう工夫しております.また,書籍の内容見本・目次などもご覧いただけます.ぜひご活用ください.

▼ メールマガジン「羊土社メディカルON-LINE」にご登録ください ▼

- メディカルON-LINE(MOL)では,羊土社の新刊情報をはじめ,お得なキャンペーン,学会・フェア情報など皆様に役立つ情報をいち早くお届けしています.
- 登録・配信は無料です.登録は,上記の"羊土社 臨床医学系書籍ページ"からお願いいたします.

レジデントノート　Vol.17　No.2（増刊）

新・日常診療での薬の選び方・使い方
日頃の疑問をズバッと解決！

編集／本村和久, 徳田安春, 岸本暢将, 堀之内秀仁, 本田 仁

レジデントノート 増刊

Vol. 17　No. 2　2015〔通巻204号〕
2015年4月10日発行　第17巻　第2号
ISBN978-4-7581-1549-0
定価　本体4,500円＋税（送料実費別途）

年間購読料
　24,000円＋税（通常号12冊,送料弊社負担）
　51,000円＋税（通常号12冊,増刊6冊,送料弊社負担）
郵便振替　00130-3-38674

© YODOSHA CO., LTD. 2015
Printed in Japan

発行人　一戸裕子
発行所　株式会社　羊 土 社
　　　　〒101-0052
　　　　東京都千代田区神田小川町2-5-1
　　　　TEL　03（5282）1211
　　　　FAX　03（5282）1212
　　　　E-mail　eigyo@yodosha.co.jp
　　　　URL　http://www.yodosha.co.jp/
装幀　野崎一人
印刷所　広研印刷株式会社
広告申込　羊土社営業部までお問い合わせ下さい.

本誌に掲載する著作物の複製権・上映権・譲渡権・公衆送信権（送信可能化権を含む）は（株）羊土社が保有します.
本誌を無断で複製する行為（コピー,スキャン,デジタルデータ化など）は,著作権法上での限られた例外（「私的使用のための複製」など）を除き禁じられています.研究活動,診療を含み業務上使用する目的で上記の行為を行うことは大学,病院,企業などにおける内部的な利用であっても,私的使用には該当せず,違法です.また私的使用のためであっても,代行業者等の第三者に依頼して上記の行為を行うことは違法となります.

JCOPY　＜（社）出版者著作権管理機構　委託出版物＞
本誌の無断複写は著作権法上での例外を除き禁じられています.複写される場合は,そのつど事前に,（社）出版者著作権管理機構（TEL 03-3513-6969, FAX 03-3513-6979, e-mail : info@jcopy.or.jp）の許諾を得てください.

羊土社のオススメ書籍

救急ICU薬剤ノート
希釈まで早わかり！

清水敬樹／編

救急・ICUで頻用する180の薬剤が使いこなせる！「何で溶かして何分で投与する？」といった超具体的な希釈・投与方法がわかり，計算なしでも投与ができます．エキスパートからのアドバイスも盛りだくさん！

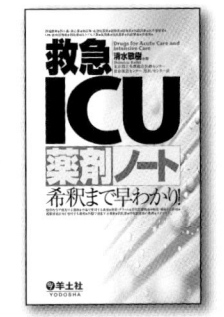

- 定価（本体4,500円＋税）　■ B6変型判
- 375頁　■ ISBN 978-4-7581-1764-7

研修チェックノートシリーズ
麻酔科研修チェックノート 改訂第5版
書き込み式で研修到達目標が確実に身につく！

讃岐美智義／著

「麻酔科研修に必須！」と支持され続けるロングセラーの改訂第5版．麻酔科医に必須の知識と手技・コツを簡潔に整理し，図表も豊富．しかも，持ち歩きできるポケットサイズ！重要点を確認できるチェックシート付き．

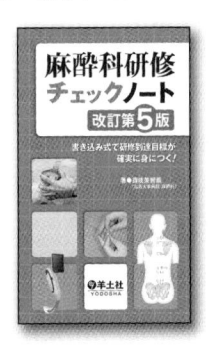

- 定価（本体3,300円＋税）　■ B6変型判
- 443頁　■ ISBN 978-4-7581-0574-3

頼れる主治医になるための高齢者診療のコツを各科専門医が教えます

木村琢磨, 松村真司／編

廃用症候群やうつなど高齢者が抱える身体や心の様々な問題について，一般臨床医の疑問に各科専門医がズバリお答え！認知症がある方の診察のしかた，外来で可能な処置法，患者紹介のコツなど診療のヒントが満載です．

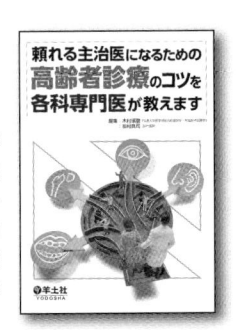

- 定価（本体3,900円＋税）　■ A5判
- 207頁　■ ISBN 978-4-7581-1771-5

亀田流 驚くほどよくわかる呼吸器診療マニュアル

青島正大／編

呼吸器疾患の診断から検査, 治療法までを具体的に解説し, 後期研修医・一般内科医に最適！熱意あふれる執筆陣が「亀田流の診療のコツ」も教えます！多様なケースに対応できる"呼吸器 generalist"になろう！

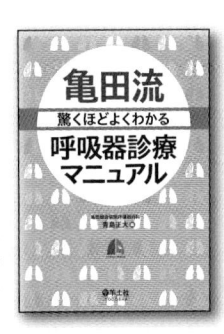

- 定価（本体5,500円＋税）　■ B5判
- 343頁　■ ISBN 978-4-7581-1770-8

発行　羊土社 YODOSHA
〒101-0052　東京都千代田区神田小川町2-5-1　TEL 03(5282)1211　FAX 03(5282)1212
E-mail : eigyo@yodosha.co.jp
URL : http://www.yodosha.co.jp/

ご注文は最寄りの書店, または小社営業部まで

増刊 レジデントノート バックナンバー

Vol.16 No.17 増刊（2015年1月発行）
糖尿病診療でみんなが困る疑問を集めました。
血糖コントロールがうまくいくコツ

悩ましい場面の具体的な解決策が満載！症例や医師・患者の実際の会話例を交え，専門家の診かた・考え方を実践的に解説．薬選び，インスリン療法，食事療法，周術期対応，合併症対策，患者指導…等，様々な疑問に答えます！

編集／坂根直樹
- □ 定価（本体4,500円＋税） □ 245頁
- □ ISBN978-4-7581-1546-9

Vol.16 No.14 増刊（2014年12月発行）
90疾患の臨床推論！
診断の決め手を各科専門医が教えます

編集／大西弘高，福士元春，木村琢磨
- □ 定価（本体4,500円＋税）
- □ 236頁
- □ ISBN978-4-7581-1543-8

Vol.16 No.11 増刊（2014年10月発行）
知らないままでいいですか？
眼・耳鼻のど・皮膚・泌尿器疾患の診かた
救急・外来・病棟でよく出会う症例にもう困らない！

編集／岩田充永
- □ 定価（本体4,500円＋税）
- □ 218頁
- □ ISBN978-4-7581-1540-7

Vol.16 No.8 増刊（2014年8月発行）
わずかな異常も見逃さない！
救急での頭部画像の読み方
解剖をふまえた読影の手順からMRI適応の判断まで

編集／山田 惠
- □ 定価（本体4,500円＋税）
- □ 213頁
- □ ISBN978-4-7581-1537-7

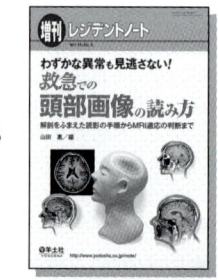

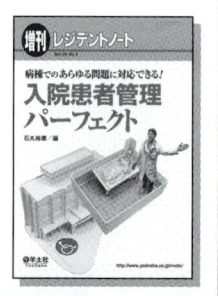

Vol.16 No.5 増刊（2014年6月発行）
病棟でのあらゆる問題に対応できる！
入院患者管理パーフェクト

編集／石丸裕康
- □ 定価（本体4,500円＋税）
- □ 253頁
- □ ISBN978-4-7581-1534-6

発行 羊土社 YODOSHA
〒101-0052 東京都千代田区神田小川町2-5-1　TEL 03(5282)1211　FAX 03(5282)1212
E-mail：eigyo@yodosha.co.jp
URL：http://www.yodosha.co.jp/
ご注文は最寄りの書店，または小社営業部まで